입문 상한론

입문 상한론

森 由 雄 지음

정 창 현
백 유 상
장 우 창
한 윤 석 옮김

신흥메드싸이언스

입문 상한론

2011년 10월 1일 발행

지 은 이 : Yoshio MORI(森 由雄)
옮 긴 이 : 정 창 현 · 백 유 상 · 장 우 창 · 한 윤 석
발 행 인 : 홍 성 혁
발 행 처 : **(주)신흥메드싸이언스**
편　　집 : 인 선 남
디 자 인 : 서 은 미

주　　소 : 서울시 영등포구 양평동 3가 15-1번지
월드메르디앙 비즈센터 501호
등록번호 : 제318-2007-000077호
전　　화 : 02) 2165-8670~4
팩　　스 : 02) 2165-8675
홈페이지 : www.shmed.co.kr

I S B N : 978-89-6498-015-6　　93510
정　　가 : 45,000원

역자소개

정창현(丁彰炫)

- 경희대 한의과대학 졸업, 한의학박사.
- 경희대 한의과대학 원전학교실 주임교수.
- 대한한의학원전학회 이사, 한의학고전연구소 소장.
- 『國譯溫病條辨』譯, 『國譯溫病縱橫』共譯
- '神에 대한 研究', '『黃帝內經』의 思惟體系와 그 特徵', '한의학의 특징과 노자철학의 연관성' 등 논문 다수

백유상(白裕相)

- 경희대 한의과대학 졸업, 한의학박사.
- 경희대 한의과대학 원전학교실 교수.
- 대한한의학원전학회 이사, 한의학고전연구소 부소장.
- '五味와 三陰三陽의 관계에 대한 고찰', '東武 李濟馬의 性情論에 대한 해석', '『黃帝內經』 運氣理論의 순환조합적 특성에 대한 소고' 등 논문 다수

장우창(張祐彰)

- 경희대 한의과대학 졸업, 한의학박사.
- 경희대 한의과대학 원전학교실 교수.
- 대한한의학원전학회 이사.
- '柯琴 『傷寒附翼』 飜譯 研究', '『黃帝內經素問 · 生氣通天論』의 陰陽體用觀에 대한 試論', '『東醫壽世保元』의 三陰三陽 認識'

한윤석(韓潤錫)(松濼)

- 서울대 외교학과 졸업, 서울대 외교학과 석사 수료, 고려대 국제대학원 석사수료, 고려대 의과대학 졸업.
- 의사, 경희대 한의대 재학 중.
- 『집중강의 병리학』 공역

역자서문

일본 한방의학의 역사는 이미 고대부터 한국과 중국에서 유입된 의학을 바탕으로 발전해 오다가, 무로마치(室町, 1336~1573년)시대에 이르러 명나라를 유학하고 돌아온 다시로산키(田代三喜) 등의 후세파(後世派)들이 금원의학을 본격적으로 들여오면서 크게 발전하게 된다. 이후 무로마치 말기에 사카죠우운(阪淨運)이 『상한잡병론(傷寒雜病論)』을 들여와 소개하면서 송명(宋明)의학보다는 『상한론(傷寒論)』을 중심으로 한 고방(古方) 위주의 의학을 주창하는 고방파(古方派)가 나타나 이후 일본 한방의학의 중요한 특징을 형성하는 계기가 된다.

장중경(張仲景)의 『상한론(傷寒論)』은 기원후 2세기 무렵에 저술된 이후 남북조(南北朝)와 수(隨), 당(唐)시대를 지나는 동안 진전된 연구가 이루어지지 못하다가, 송대(宋代)에 이르러 학술문화가 발달하면서 근본으로 돌아가자는 원리주의의 사조 속에서 본격적으로 연구되기 시작하였다. 이 시기의 대표적인 저작으로 이론 면에서는 성무기(成無已)의 『주해상한론(注解傷寒論)』을, 임상 면에서는 주굉(朱肱)의 『남양활인서(南陽活人書)』를 들 수 있다.

역대로 많은 의가들이 『상한론(傷寒論)』을 추종한 이유는 단순히 저작 연대가 오래되어서가 아니라 그 속에 담긴 의학사상과 육경(六經)의 원리를 중시하였기 때문이며, 일본의 고방파(古方派)도 이러한 의식을 바탕으로 출발하였다고 할 수 있다. 또한 화제국방(和劑局方)으로 대표되는 방서(方書) 중심의 송대(宋代)의학과, 자칫 사변적으로 흐를 수 있는 장부변증(臟腑辨證) 중심의 금원(金元)의학과 명대(明代)의학이 수많은 새로운 처방과 가감법들을 만들어낸 것에 대하여, 무로마치시대로부터 에도(江戶)시대로 이어지는 당시의 일본 의가들은 많은 혼란을 느꼈던 것이며 따라서 좀 더 원리에 가깝고 간결하며 임상에 있어서도 분명한 효과를 낼 수 있는 『상한론(傷寒論)』 고방(古方)을 선호하고 발전시키게 된 것이다.

원리를 선호하면서도 임상에서 효과를 낼 수 있는 실용성을 추구한 것은 의학 외적인 일본의 전통적인 학술 문화 풍조 때문이라고도 할 수 있으며, 이러한 측면은 역대 중국의 『상한론(傷寒論)』 연구의 흐름과는 분명히 다른 것이다. 후대 일본 상한의학(傷寒醫學)의 중요한 특징으로 인식되는 복진법(腹診法)도 이미 17세기 초 후세파에서 발달된 형식이 나타나고 있는 점은 바로 이러한 일본 고유의 실용성을 뒷받침해주는 것이며, 이것이 후세파에서 고방파로 의학의 주류가 넘어오게 되는 중요한 이유라 할 수 있다.

일본 고방파의 흐름은 18세기 길익동동(吉益東洞)을 정점으로 이후 절충파(折衷派), 고증파(考

역자서문

證派) 등으로 변화되어 갔으나, 1868년 명치유신을 계기로 일본 한방의학은 급격한 쇠락을 겪게 되었다. 그러나 『상한론(傷寒論)』 고방(古方)을 중심으로 한 일본의 오랜 한방(漢方) 전통은 이후 명맥이 이어져 오다가 전후(戰後)를 중심으로 대총경절(大塚敬節) 선생의 깊은 임상연구를 통하여 다시 부흥의 길을 걷게 되었으며, 최근 한국에서도 복치학회(腹治學會)를 중심으로 고방(古方)에 대한 새로운 해석과 응용이 이루어지고 있다.

본 서는 내과의사인 모리 요시오(森由雄) 씨가 서문에서 밝힌 것처럼 대총경절(大塚敬節)의 학풍을 계승하여 직접 임상진료를 통하여 습득한 경험과 지식을 바탕으로, 『상한론(傷寒論)』 원문을 해석하고 자신의 임상치험례를 부가한 책이다. 또한 제목에서 알 수 있듯이 『상한론(傷寒論)』을 처음 접하는 사람을 위하여 알기 쉬운 설명과 다양한 그림들을 첨부함으로써 편리를 도모하고 있다.

비록 『상한론(傷寒論)』의 해석에 있어서 한국, 중국과 다른 일본의학 특유의 설명들이 있기는 하나, 고방파(古方派)와 대총경절(大塚敬節)로 이어지는 일본 황한의학(皇漢醫學)의 특색을 느껴 보고자 하는 독자들은 임상례를 중심으로 생각을 해보고, 『상한론(傷寒論)』을 처음 접하는 독자들은 세세한 부분보다는 전체적인 틀에 익숙해진다는 가벼운 목표를 가지고 읽는다면 본서는 여러 가지 면에서 입문서로서의 역할을 할 것이라 생각한다.

2011년 9월
역자 일동

저자서문

내과의로써 연수를 마친 후에 바쁜 봉직의로서의 생활을 보내면서 많은 난치병 환자를 진료과정에서 만났습니다. 매일 환자분과 접촉하면서 어떻게든지 환자의 상태를 조금이라도 개선하고 싶다, 좋은 진료를 하고 싶다고 마음속으로 다짐하였습니다. 그러던 와중에 우연하게 대학도서관에서 대총경절(大塚敬節)선생님께서 창원사(創元社) 발행으로 출판하신 『한방진료 30년』이라는 책을 보게 되었는데, 이 책을 읽어가는 과정에서 본인이 추구하고 있는 것과 만났다는 감동을 느꼈습니다.

독학으로 한방(漢方) 공부를 시작하면서 일부는 한방약을 임상에 활용하였지만 생각했던 효과는 얻을 수 없었습니다. 한방이라는 전통적인 의술을 배우기 위해서는 기초로부터 스승에게 배우는 것이 빠른 것이라고 깨닫고, 대총경절(大塚敬節) 선생님 제자인 사사목종(寺師睦宗) 선생님께 부탁드렸습니다. 그 후에 산전광윤(山田光胤) 선생님의 의술을 배울 수 있는 기회를 얻을 수 있었고, 연이 있어서 정종철(丁宗鐵) 선생님의 호의에 의하여 대학에서 한방을 연구할 수 있는 기회를 가질 수 있었습니다. 그러한 한편, 저 자신으로는 한방을 배우는 과정에서 『상한론(傷寒論)』을 어떻게 실제로 임상에 응용할 수 있는가 하는 것이 배우는 과정에서 가장 중요한 과제가 되었습니다.

『상한론』은 한방의학(漢方醫學)의 원전(原典)입니다. 한방의학을 배우기 위해서는 반드시 독파하지 않으면 안 되는 기본서입니다. 『상한론』에 있어서는 급성 열성질환의 발현으로부터 치유, 내지 사망까지의 과정에 대해서 진단(診斷)과 치료(治療)에 관하여 상세하게 기록되어 있습니다. 그래서 『상한론』의 내용은 급성 열성질환뿐만 아니라 여러 가지 만성 질환에 대해서도 응용할 수 있습니다. 의사가 현대의학상의 질병을 치료하는 경우에 반드시 기초의학의 지식과 임상의학의 지식 위에 서서 치료를 해야 하지만 한방의학에 있어서도 이 점은 마찬가지 구조입니다. 『상한론』이라고 하는 기초와 임상을 포함한 한방의학의 치료 원칙에 기초하여 적확한 한방치료를 행해야 하는 것입니다.

이 책은 『상한론(傷寒論)』을 처음 배우는 사람을 위한 해설서입니다. 『상한론』의 원문과 실제 임상 사이의 중계점을 제공하는 것을 목적으로 하여, 저자의 경험을 기본으로 하여 이 책을 저술하였습니다. 『상한론』은 실제 임상과 관련된 가운데 읽어가면서 보다 이해가 깊어진다고 생각합니다. 저 자신으로는 『상한론』을 서재에서 의자에 앉아서 자세를 반듯하게 하면서 본 적이 있지만, 이렇게 하면 머리엔 많이 남지는 않는 것 같습니다. 환자가 아파하는 병상에 의해서 어떻게 풀

저자서문

어야 하나 괴로워하며 몸을 써서 읽은 조문만이 잊어버리려 해도 잊을 수 없는 것입니다.

이 책은 분량이 많은 책은 아닙니다. 책의 분량이 작아서 접근하기가 쉽고, 지하철을 타고 가면서도 한쪽 손에 편히 들 수 있는 책을 연상하면서 책을 저술하였습니다. 이 책이 한방의학(漢方醫學)을 배우는 사람에게 조금이라도 도움이 되었으면 하는 것이 저의 바람입니다.

이 책의 저본은 삼립지(三立之)가 저술한 『상한론고주(傷寒論考注)』(中國, 學苑出版社), 『번각송판상한론(飜刻宋版傷寒論)』(自然과 科學社), 『상한잡병론(傷寒雜病論)』(日本漢方協會學術部編, 東洋學術出版社)입니다. 그 이외에 목촌박소(木村博昭) 저 『상한론강의(傷寒論講義)』, 대총경절(大塚敬節) 저 『상한론해설(傷寒論解說)』, 등평건(藤平健) 저 『상한론연습(傷寒論演習)』, 오전겸삼(奧田謙三) 저 『상한론강의(傷寒論講義)』, 다기원간(多紀元簡) 저 『상한론집의(傷寒論輯義)』, 오겸(吳謙) 저 『의종금감(醫宗金鑑)』입니다. 훌륭하신 여러 선생님들의 『상한론』 저술을 참고하였습니다.

2007년 5월

Yoshio MORI

본서의 내용

1. 내용은 『상한론(傷寒論)』 원문과 이를 해석한 문장, 주(注), 해설(解說), 응용(應用), 증례(症例), 명의(名醫)의 논설(論說), 참고(參考)로 구성되어 있습니다. 일본판에서는 『상한론』 원문은 삭제되어있지만, 한국판에서는 조개미(趙開美)판 송판(宋板) 『상한론(傷寒論)』을 저본으로 하여 기재하였습니다.
2. 본문에 앞서 중요용어 해설(일본한방의 입장에서 바라본 해설)과, 총론 『상한론』에 대한 간단한 해설을 실었습니다.
   중요용어 해설은 본문의 주와 해설에도 설명되어 있지만 해설을 용이하게 하기 위하여 기재하였습니다.
   총론의 『상한론(傷寒論)』에 대한 간단한 해설은 본문의 해설을 도와주는 의미로써 『상한론』에 대하여 요점을 해설한 것입니다.
3. 원문을 적어 놓은 문장에는 저본(底本)을 참고하여 조문번호를 달았습니다.
4. 해설(解說)은 중복을 피하여 처음 접하는 사람에게 이해하기 쉽도록 기재하였습니다.
5. 증례(症例)는 저자가 지금까지 한 임상례를 될 수 있는 한 소개하였고, 자신의 임상례가 없는 경우에는, 선배 선생님들의 치험례를 차용하였습니다. 또한 문장 중의 선배 이름은 모두 경칭을 생략하였습니다. 인용문 자체가 한문인 경우에는 필자가 이를 번역하였습니다.
6. 본 서를 읽는 방법은 우선 원문 자체를 소리 내어 읽는 것이 좋습니다. 이후에 주(注)와 해설(解說)로써 본문을 이해하고, 응용(應用)과 증례(症例) 부분에서 실제 임상응용에 대해서 배우고, '명의(名醫)의 논설(論說)' 이라는 부분에서는 명의(名醫)의 처방응용의 뼈대와 구결(口訣)로써 이해를 심화시킨다는 구성으로 되어 있습니다.
7. 학습하는 방법은 우선 한번 쭉 통독해 주십시오. 이 경우에는 한방(漢方) 처방 중심으로 되어 있는 조문만을 읽어 주십시오. 이해하기 어렵거나, 아무리 해도 이해가 안 되는 부분은 일단 넘겨주세요. 증례와 '명의의 논설' 중에는 난해하다고 생각하는 부분이 있을지 모릅니다. 하지만 이와는 상관없이 일단 넘겨도 무리가 없습니다. 전체의 개관을 이해한 후에 다시 읽으면 지금까지 알 수 없었던 부분도 알 수 있게 됩니다.
8. 처방이 있는 조문은 암송하는 것이 좋습니다.
9. 흥미를 가진 한방을 자신에게 적용해보고, 또 자신의 가족에게도 사용해 보아 처방이 주는 의미인 방의(方義)를 학습해 주십시오.

본서의 내용

한방을 배우기 위한 기본서적

한방의 기초 지식에 대해서는 『한방의학(漢方醫學)』(大塚敬節 저 創元社)과 『한방진료의전(漢方診療醫典)』(大塚敬節, 矢數道明, 淸水藤太郎共著 南山堂)이 좋은 책입니다.

또한 복진(腹診)에 대해서는 『한방(漢方)의 진찰과 치료 기초편』(山田光胤 저, 谷口書店)이 가장 이해하기 쉽고 좋은 책입니다.

처방 해설에 대해서는 『한방처방응용의 실제』(山田光胤 저, 南山堂)가 좋습니다.

목 차

목 차

목 차

목 차

목 차

목 차

목 차

목 차

第8章 궐음병(厥陰病)의 맥증(脈證)과 치료를 변(辨)한다. 第326~381條 303

목 차

参考文献

森　立之　傷寒論攷注，中国，学苑出版社，2003
張　仲景　翻刻宋版傷寒論，自然と科学社，1991
日本漢方協会学術部編　傷寒雑病論，東洋学術出版社，1986
王　叔和　脈経，中華民国，五洲出版社，2004
呉　　謙　医宗金鑑，中国，人民衛生出版社，1988
大塚敬節　傷寒論解説，創元社，1988
大塚敬節　漢方医学，創元社，1985
大塚敬節　漢方診療三十年，創元社，1985
大塚敬節　症候による漢方治療の実際，南山堂，1988
大塚敬節，矢数道明，清水藤太郎　漢方診療医典，南山堂，1986
大塚敬節　漢方の珠玉，自然と科学社，2000
山田光胤　漢方処方応用の実際，南山堂，1990
山田光胤　漢方の診察と治療　基礎編，谷口書店，1995
中医研究院編　傷寒論，中国漢方，1989
奥田謙三　傷寒論講義，医道の日本社，1990
藤平　健　漢方臨床ノート論考篇，創元社，1986
藤平　健　漢方臨床ノート治験篇，創元社，1986
藤平　健　傷寒論演習，緑書房，1997
荒木性次　新古方薬嚢，方術信和会，1989
矢数道明　臨床応用漢方処方解説，創元社，1975
木村博昭　傷寒論講義，春陽堂，1991
長谷川弥人校注　浅田宗伯選集，谷口書店，1988
長谷川弥人校注　続浅田宗伯選集，谷口書店，1992
浅田宗伯　方函口訣，燎原，1983
浅田宗伯　橘窓書影，燎原，1976
李　中梓　診家正眼，中国，江蘇科学技術出版社，1984
李　心機　傷寒論通釈，中国，人民衛生出版社，2003
六角重任　古方便覧，浪萃書肆，1850
許　　慎　説文解字，中国，中華書局，2003
加藤謙齊　医療手引草，オリエント出版社，1989
塩田陳庵　橘黄録，オリエント出版社，1997
近世漢方医学書集成，名著出版，1984
近世漢方治験選集，全13巻，名著出版，1984
和刻漢籍医書集成，エンタープライズ，1992
日本漢方腹診叢書，オリエント出版社，1994
続日本漢方腹診叢書，オリエント出版社，1987
和漢医林新誌，杏雨社，オリエント出版社，1989
継興医報，継興医報社，同朋舎，1979
温知医談，温知社，同朋舎，1979

参考文献

日本漢方医学会　漢方と漢薬，春陽堂，1978

東亜医学協会　漢方の臨床，11巻，7号，1964

創医会学術部編　漢方用語大辞典，燎原，1991

西山英雄　漢方医語辞典，創元社，1976

森　由雄　症例から学ぶ傷寒論講義，谷口書店，2004

森　由雄　漢方処方のしくみと服薬指導，南山堂，2006

중요용어(重要用語) 해설

(일본한방의 입장에서의 해설)

경간(驚癎): 경간(驚癎)은 소아의 열성경련을 말한다.

경락(經絡): 경락은 수(手)와 족(足), 체간(體幹)과 장부(臟腑)를 연락하는 길을 말한다. 경락에는 기(氣)와 혈(血)이 운행하고 있다고 생각되어진다. 경락은 손에 태양경(太陽經), 양명경(陽明經), 소양경(少陽經), 태음경(太陰經), 소음경(少陰經), 궐음경(厥陰經) 등의 6개가 있고, 발에도 태양경(太陽經), 양명경(陽明經), 소양경(少陽經), 태음경(太陰經), 소음경(少陰經), 궐음경(厥陰經) 등의 6개가 있어서 모두 12개가 된다. 예컨대 족태양방광경(足太陽膀胱經)이라고 표현한다. 침구의 치료에는 경락 상의 경혈에 침과 뜸을 놓아 장부와 경락을 치료한다.

괴병(壞病): 잘못된 치료에 의해 병의 모양이 크게 변한 상태.

궐음병(厥陰病): 음증(陰證)이며 가장 위중한 상태인데, 심한 냉증, 하리(下痢, 설사), 구토(嘔吐), 발한(發汗), 구갈(口渴), 다뇨(多尿), 기(氣)가 가슴으로 치받는 것, 가슴 속이 뜨겁고 아픈 것 등의 증상이 있는 병증이다.

기(氣): 기(氣)라고 함은 형체가 없으나 움직임은 있는 것이다. 기라고 함은 살아있는 파워라고 간단하게 초심자들은 이해하면 된다. "좋아! 오늘도 열심히 해보자!" 할 때 나타나는 그 활력이라고 생각하면 좋다.

기(氣)의 상충(上衝): 기의 상충이라 함은 기의 순환이 장애되어 기가 위로 치고 올라와서 상기되고 얼굴이 후끈거리는 등의 증상이 나타나는 것을 말한다. 계지탕(桂枝湯)과 유사한 계지가계탕(桂枝加桂湯)과 영계감조탕(苓桂甘棗湯)을 사용할 수 있다.

기체(氣滯): 기체라고 함은 기의 순환이 나쁘게 된 상태를 말한다. 기가 인후(咽喉) 부근에 정체하여 인후 부위가 막혀있다는 느낌이 있다. 또한 먹은 고기조각이 인후에 막혀있는 느낌으로도 표현할 수 있다.

기허(氣虛): 기허는 생생한 활력이 줄어들어 있는 상태를 말하는 것인데, 원기(元氣)가 없는 상태이다. 예컨대, 피곤해지기 쉽고, 말하는 데에 힘이 없으며, 맥(脈)에도 힘이 없는 상태를 기허(氣虛)라는 병태로 이해할 수 있다. 기허(氣虛)할 때에는 한국인삼〔朝鮮人蔘〕을 주약(主藥)으로 하여 기를 보충하는 한방약을 치료에 사용할 수 있다.

긴맥(緊脈): 긴맥은 힘이 있고, 좌우에 손가락을 튕기는 것 같고, 꼬아놓은 밧줄과 같은 맥이다.

번조(煩躁): 가슴이 괴롭고 손발을 안절부절 못하며 답답해하는 것을 말한다. 조번(躁煩)과 같다.

병병(并病): 원래 태양병(太陽病)에 걸려 있었는데, 낫지 않고 아직 증상이 남아있는 상태에서 양

중요용어(重要用語) 해설

(일본한방의 입장에서의 해설)

명(陽明)의 증상이 생긴 경우를 병병(并病)이라고 한다.

병위(病位)의 전변(傳變): 태양병(太陽病)에서 소양병(少陽病), 태양병(太陽病)에서 양명병(陽明病), 태양병(太陽病)에서 소음병(少陰病) 등으로 병기(病氣)가 이동하면서 변하는 전변(傳變)을 말한다.

부맥(浮脈): 가볍게 요골동맥(橈骨動脈)에 대면 맥을 잘 촉지할 수 있는데, 시술자의 손에 강하게 힘을 주어 요골동맥을 눌러서 요골(橈骨)까지 도달할 정도의 위치에서는 맥을 잡기 어려운 것을 말한다. [부맥(浮脈)의 부(浮)는 피모(皮毛)에 있고 물에 떠다니는 나무와 같아서 가볍게 만지면 강하게 느껴지나, 강하게 힘을 주어 누르면 만지기 어렵다.](李仲梓『診家正眼』)

분돈병(奔豚病): 아랫배로부터 인후에 걸쳐서 무엇인가가 막혀 오는 듯한 상태이며, 신경증(神經症), 발작성 빈박증(頻拍症) 등이 여기에 해당한다.

상한(傷寒): 태양병(太陽病)으로 오한(惡寒), 체통(體痛, 몸이 아픈 것), 토기(吐氣, 구역감)가 있고, 맥진으로는 긴(緊)한 것이다.

섬어(譫語): 헛소리하는 것을 말한다.

소양병(少陽病): 입이 쓰고 목구멍〔咽喉〕이 마르거나 혹은 어지러움〔眩暈〕이 느껴지는 병증이다.

소음병(少陰病): 단지 자고 싶어 하는 증상이 있고, 냉(冷)하면서 설사〔下痢〕를 하는 병증이다.

수독(水毒): 수독(水毒)은 병적인 체액(혈액 이외의)이 치우쳐 있음에 의한 것이다. 구체적인 병태로는 부종(浮腫, 붓는 것)과 울혈성 심부전, 위하수, 신장염, 흉막염 등이 있다.

심번(心煩): 가슴이 초조하면서 괴로운 것을 말한다.

심중오뇌(心中懊憹): 가슴 속이 답답하고 괴로운 것을 말한다.

심하만미통(心下滿微痛): 상복부가 팽팽하며 조금 아픈 것을 말한다.

심하비경(心下痞硬): 심와(心窩) 부위가 막혀서 저항감이 있는 것을 말한다.

심하지결(心下支結): 심와(心窩, 명치) 부위에 무언가 막혀서 개운하지 못한 것을 말한다.

양명병(陽明病): 변비(便秘), 복통(腹痛), 복만(腹滿), 구갈(口渴) 등이 있고 땀이 많이 나고 복력(腹力)은 충실하여 복부가 팽만한 병증이다.

어혈(瘀血): 어혈(瘀血)은 혈액순환장애와 유사한 병태라고 생각된다. 전신을 정상적으로 돌아야 하는 혈액이 국소적으로 울체(鬱滯)되어 병적인 상태로 변한다는 개념이다. 어혈(瘀血)의 증상에 대해서는 구갈(口渴, 목마름), 하복부통(下腹部痛, 아랫배 통증), 피부가 거칠어지는 것, 피부의 기

중요용어(重要用語) 해설

(일본한방의 입장에서의 해설)

미, 월경이상 등이 있다. 현대의학적으로는 혈관의 폐색성변병인 뇌경색과 심근경색이 어혈(瘀血)의 일종이라고 생각되어진다. 또한 타박상, 외상, 피하출혈, 종양, 고지혈증, 자궁내막증, 자궁근종 등의 질환이 어혈(瘀血)과 관계 있다고 생각된다.

오풍(惡風): 바람을 맞아서 한기〔寒〕를 느끼는 때를 말한다. 오풍(惡風)은 외부의 기온이나 바람 등에 의하여 평소보다 몸에 한기가 사무치는 것이다.

오한(惡寒): 바람을 맞지 않아도 한기〔寒〕를 느끼는 것을 말한다. 오한(惡寒)은 신체 내부로부터 한기〔寒〕를 느끼는 것이다.

완맥(緩脈): 완맥(緩脈)은 한 호흡에 4번 박동을 하는데, 맥이 오고 가는 것이 동일한 맥이다.

왕래한열(往來寒熱): 오한(惡寒)이 있을 때에는 열이 없고, 오한(惡寒)이 멈추면 열이 생기는 것이다.

위기불화(胃氣不和): 위기능이 저하하여 변비와 섬어(譫語) 등이 나타나는 것을 말한다. 조위승기탕(調胃承氣湯)의 적응증이 된다.

위중불화(胃中不和): 위의 움직임이 저하하여 상복부(上腹部)가 막히며 딱딱하게 되어 하리(下痢, 설사)를 하는데, 생강사심탕(生薑瀉心湯)의 적응증이 된다.

음양(陰陽): 1. 양증(陽證) 및 음증(陰證)을 가리킨다. 양증(陽證)과 음증(陰證)이라고 하는 상황은 병의 상태〔病態〕를 말한다. 양증의 환자는 활동적이고, 발양성(發揚性)과 열성(熱性)으로서 외부에 나타나는 경우가 있다. 얼굴은 붉고 맥은 부(浮)하다. 음증의 환자는 정적(靜的)이고, 침강성(沈降性), 한성(寒性)으로 외부에 나타나는 경우가 있다. 2. 양병(陽病) 음병(陰病)을 가리킨다. 양병(陽病), 음병(陰病)이라고 할 때는 병의 시기〔病期〕를 말한다. 양병(陽病)은 몸의 반응력이 충분히 있는 시기이고, 음병(陰病)은 반응력이 저하된 시기임을 말해 준다.

일포소(日晡所): 오후 4시경 해가 저물 때를 말한다.

조열(潮熱): 발열이 조수(潮水)와 같아서 일정한 시간에 체온이 상승하는 것을 말한다.

중풍(中風): 태양병(太陽病)의 허증(虛證, 체력이 약한 사람)으로서 발열(發熱), 발한(發汗), 오풍(惡風), 맥완(脈緩) 등의 증상을 가지고 있는 것을 말한다.

진액(津液): 혈액(血液) 이외의 체액(體液)을 말한다.

진열가한(眞熱假寒): 체표에 한기가 있어도 몸 안에 열이 있을 때를 말한다.

진한가열(眞寒假熱): 체표에 열이 있어도 몸 안에 한기가 있을 때를 말한다.

중요용어(重要用語) 해설

(일본한방의 입장에서의 해설)

침맥(沈脈): 가볍게 누르면 촉지하기 어렵고, 강하게 누르면 맥을 잘 촉지할 수 있는 맥을 말한다.

탈한(脫汗): 대량으로 땀이 나며 땀이 그치지 않는 상태를 말한다.

태양병(太陽病): 태양병(太陽病)이라 함은 맥이 뜨며〔浮〕 머리와 뒷목이 뻣뻣하고 아픈 것이 있고, 오한(惡寒)이 나는 병증이다. 감기 등의 급성열병의 초기에 잘 나타나는 병의 상태를 말한다.

태음병(太陰病): 복만(腹滿), 구토(嘔吐), 하리(下痢), 때때로 일어나는 복통(腹痛) 등의 증상이 있는 병증이다.

학(瘧): 학(瘧)은 말라리아를 말한다.

합병(合病): 태양병(太陽病)과 양명병(陽明病) 등의 2개의 병위(病位)가 모두 사기(邪氣)를 받아서 서로 합쳐져서 병든 것을 말한다. 병의 본체는 한 곳에 있는데, 동시에 병기(病氣)의 세력이 2, 3개 장소에 나타나는 것을 말한다.

해기(解肌): 기표(肌表)의 사기(邪氣)를 해산(解散, 흩어서 없애는 것)하는 것을 말한다.

허실(虛實): 실증(實證)이라 함은 체력이 충실한 상태를 말한다. 허증(虛證)이라 하면 그 반대로 체력이 떨어져 약한 상태를 말한다. 왜 허실(虛實)을 중요하게 여기는가라는 질문에 답하자면, 허실(虛實)이 치료에 직접 연관되기 때문이다. 허증(虛證)은 보제(補劑, 몸을 보하는 약)를 사용하며, 실증(實證)은 사제(瀉劑, 사기를 공격하는 약)를 사용하는 것이 한방(漢方)의 치료 원칙이다. 허증의 환자에게 잘못하여 실증에 주어야 하는 사제(瀉劑)를 주면 환자는 매우 괴로워하며, 실증

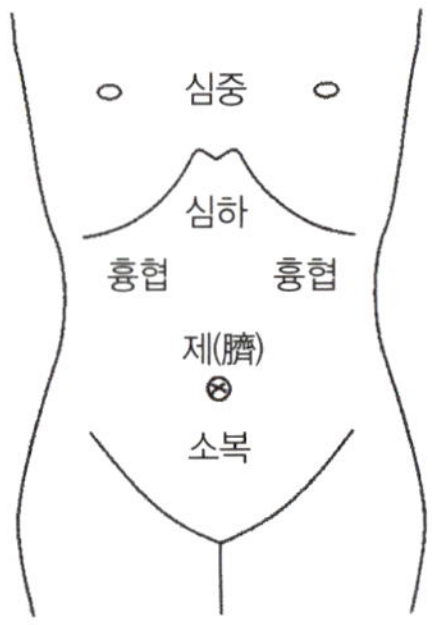

그림 복부의 명칭

심중(心中): 흉곽 안을 말한다.
심하(心下): 상복부로서 심와(心窩) 부위라는 말과 같다.
소복(小腹): 배꼽에서부터 아래 부분
복(腹): 횡경막에서부터 아래 부분
흉협(胸脇): 계륵(季肋) 부위 주변을 가리킨다.

의 환자에게 잘못하여 보제(補劑)를 주면 전혀 효과가 없다.

혈(血): 혈(血)이라는 것은 서양의학적으로 말하는 혈액(血液)과 마찬가지라고 생각해도 좋다. 혈의 병태에는 어혈(瘀血)과 혈허(血虛)가 있다.

혈허(血虛): 혈허(血虛)라는 것은 출혈과 혈의 생성 장애에 의해서 혈이 충만하지 못한 병태이고, 현훈(眩暈, 어지럼증)과 안면 창백 등의 증상이 있다.

홍대맥(洪大脈): 매우 크며 홍수와 같고, 올 때는 성(盛)하고 갈 때는 쇠(衰)한 맥이다.

화역(火逆): 뜸 등 온열자극의 치료수단을 잘못 사용해서 생긴 병적인 상태를 말한다.

활맥(滑脈): 구슬이 손가락 밑에 굴러가는 느낌의 맥이다.

흉만(胸滿): 가슴이 팽팽하여 괴로운 것을 말한다.

흉협고만(胸脇苦滿): 계륵(季肋, 갈비뼈 아래 부분) 부위에 그득한 느낌이 있어서 괴롭고, 손으로 누르면 압통과 저항감을 느낀다.

총설

상한론(傷寒論)에 대한 간단한 해설

『상한론(傷寒論)』은 후한(後漢)시대(서기 25~220년)에 장중경(張仲景)에 의하여 저술된 책이라고 생각되어진다. 『상한론』의 서문에는 "나의 일족은 원래 200명이 넘었으나 건안기년(建安紀年, 서기 196년) 이래 10년이 채 되지 않아서 3분의 2의 사람들이 사망하였고 그 7할은 상한병(傷寒病, 장티푸스류의 급성 열성병)이 원인이 되어 죽었다."라고 적혀있어서, 서력 206(196+10)년 이후에 『상한론』이 쓰여졌음을 보여주고 있다. 장중경(張仲景)은 장사(長沙, 中國 河南省 南陽市)의 태수(太守, 지방장관)이었으나, 상한병(傷寒病) 때문에 많은 수의 사망자가 나온 것을 애석하게 여겨 많은 서적과 약, 처방을 수집하여 『상한론』을 저술하였다고 서문에 기록되어있다. 즉 『상한론』은 장티푸스와 유사한 급성 열성병의 진단과 치료에 대하여 상세하게 적은 책이다. 이 시대(서기 105년경)에 채륜(蔡倫)이 제지법(製紙法, 종이 만드는 방법)을 발명하였다.

『상한론(傷寒論)』은 서진(西晉) 시대(265~316년)의 왕숙화(王淑和)[1]에 의하여 재편집되었다. 송(宋)나라(950~1279년) 시대에는 인쇄기술의 발달에 따라 의학서의 출판이 왕성하게 이루어져 임억(林億) 등은 이에 『상한론(傷寒論)』을 인쇄, 출판하였다. 송대(宋代)의 『상한론』 출판 이전에는 손으로 써서 사본(寫本)을 만들어 전했었는데, 많은 전사(傳寫) 상의 오류가 있었다고 생각할 수 있다. 그래서 명(明)나라(1368~1644년)의 조개미(趙開美)가 출판한 것을 선본(善本)으로 하여 현재에 전해지고 있다.

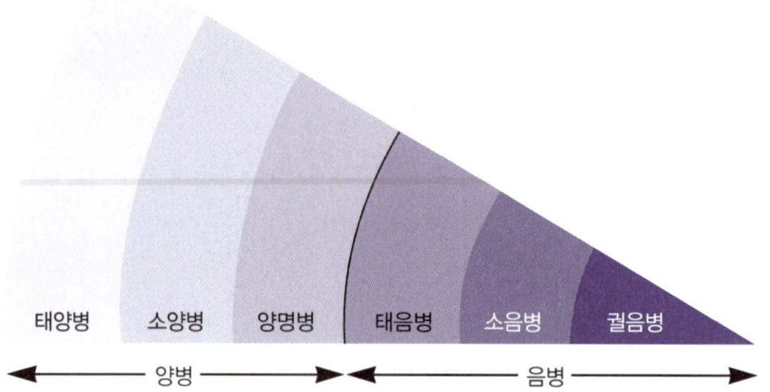

그림 1 병위(病位)의 schema

1) 왕숙화(王淑和): 3세기경 서진(西晉) 때의 의학자. 『맥경(脈經)』을 편집하고 『상한잡병론(傷寒雜病論)』을 정리하여 후대에 많은 영향을 끼쳤다.

표 1 병위(病位)의 비교

	병위	치료법	대표적인 맥	대표적인 처방
태양병(太陽病)	표(表)	발한(發汗)	부(浮)	계지탕(桂枝湯)
양명병(陽明病)	리(裏)	사하(瀉下)	침(沈)	대승기탕(大承氣湯)
소양병(少陽病)	반표반리(半表半裏)	화해(和解)	현(弦)	소시호탕(小柴胡湯)
태음병(太陰病)	리(裏)	온보(溫補)	침세(沈細)	소건중탕(小建中湯)
소음병(少陰病)	리(裏)	온보(溫補)	침세(沈細)	진무탕(眞武湯)
궐음병(厥陰病)	리(裏)	온보(溫補)	침세(沈細)	오매환(烏梅丸)

『상한론(傷寒論)』의 내용은 서문과 전체 10권, 22편으로 구성된다. 제 2권에서 제 6권까지가 주요한 부분이고 **태양병(太陽病) 상, 태양병(太陽病) 중, 태양병(太陽病) 하, 양명병(陽明病), 소양병(少陽病), 태음병(太陰病), 소음병(少陰病), 궐음병(厥陰病)**이 기재되어있다. 통상의『상한론』해설서에는 태양병(太陽病)으로부터 궐음병(厥陰病)까지가 해설되어있고, 이 책에도 태양병(太陽病)으로부터 궐음병(厥陰病)까지 해석하고 있으며, 편의상 태양병(太陽病) 상편으로부터 제 1조로 하여 조문 번호를 기재하고 있다.

태양병, 양명병, 소양병, 태음병, 소음병, 궐음병이라는 말은 장티푸스와 유사한 급성 열성병〔傷寒病〕의 진행에 따라 나타나는 병기(病期, 病位나 病氣의 단계)를 가리킨다.『상한론』에서는 상한(傷寒)이라는 질병을 태양병, 양명병, 소양병, 태음병, 소음병, 궐음병 6개의 병위(病位)로 나누고 각각의 병위의 증상과 치료법을 서술하며, 치료를 시행한 경우의 변화와 그 대처법에 대하여 상세하게 설명하고 있다. 처음에 태양병, 양명병, 소양병은 양(陽)의 병기(病期)이고, 태음병, 소음병, 궐음병은 음(陰)의 병기(病期)이다. 양(陽)의 병기(病期)에는 밖으로부터의 사기(邪氣)가 체내로 침입하여 생체의 저항력(면역력)과 왕성하게 다투며 활발한 발열(發熱)의 반응을 일으킨다. 태음병, 소음병, 궐음병의 음(陰)의 병기(病期)에는 생체의 저항력(면역력)이 저하되고 신체가 약해져

표 2 6병위(病位)의 병의 상태

태양병	맥이 부(浮)하고, 머리와 뒷목 부위가 뻣뻣해지면서 통증(痛證)이 있고 오한(惡寒)한다.
양명병	위가실(胃家實, 변비)
소양병	입이 쓰고〔口苦〕, 목이 건조하며〔咽乾〕, 눈이 아찔(目眩, 어지러움)하다.
태음병	복부가 팽팽하면서 구토를 하고, 음식물이 목구멍을 통과하지 못하고, 설사〔下痢〕, 복통(腹痛)이 있다.
소음병	맥이 미미하고 가늘며〔脈微細〕 단지 누워자려고만 한다.
궐음병	목이 마르고〔口渴〕, 가슴속이 뜨겁고, 배가 고파도 먹고 싶지 않고, 회충을 토한다.

서〔虛證〕 하리(下痢)와 복통(腹痛), 냉(冷) 등의 증상이 출현한다.

6개의 병위(病位)가 구체적으로 어떠한 것을 가리키는 것인지는 태양병편(太陽病篇), 양명병편(陽明病篇), 소양병편(少陽病篇), 태음병편(太陰病篇), 소음병편(少陰病篇), 궐음병편(厥陰病篇)의 첫머리에 정의되어 있다. 『상한론』 **태양병상편(太陽病上篇)**의 첫머리의 1조에는 "太陽病, 脈浮, 頭項强痛而惡寒"이라고 하여 태양병은 맥이 부(浮, 가볍게 요골동맥을 만지면 잘 촉지되고 강하게 누르면 촉지하기 어렵다.)하며 머리와 뒷목 부위가 뻣뻣해지면서 통증이 있고 오한(惡寒)을 하는 병이라고 기술하고 있다. 태양병은 병을 일으키는 사기(邪氣)가 신체의 표면〔表〕에 있고, 땀을 내서 사기를 한(寒)과 더불어 신체 밖으로 몰아내는 치료법(發汗法)을 행한다.

양명병편(陽明病篇)의 180조에는 "陽明病, 胃家實, 是也"라고 하여 양명병(陽明病)은 위장(胃腸)의 실증(實證)이(변비)라고 적혀 있다. 또한 181조에는 "不更衣, 內實, 大便難者, 此名陽明也"라고 하여 변비가 있어서 체내에 실사(實邪)가 있고 대변이 나오기 어려운 경우를 양명(陽明)이라고 칭하고 있다. 양명병(陽明病)은 병의 원인인 사기(邪氣)가 신체의 내부〔裏〕에 있고 발열과 변비가 있어서 하제(下劑)를 사용하여 사기를 대변과 더불어 신체 외로 배출해 버리는 치료법(瀉下法)을 행한다.

소양병편(少陽病篇) 첫머리의 263조에는 "少陽病, 口苦, 咽乾, 目眩"이라고 하여 소양병이라고 함은 입이 쓰고〔苦〕 목구멍〔咽〕이 마르며〔乾〕 눈이 아찔한〔目眩〕 병이라고 적혀 있다. 소양병은 병의 원인인 사기(邪氣)가 신체의 표면〔表〕과 신체의 내부〔裏〕의 사이〔半表半裏〕에 있고 시호제(柴胡劑, 小柴胡湯 등을 말함)를 사용하여 반표반리(半表半裏)에 있는 사기를 제거하는 치료법〔和法, 和解法〕을 행한다.

태음병편(太陰病篇) 첫머리의 273조에는 "太陰之爲病, 腹滿而吐, 食不下, 自利益甚, 時腹自痛, 若下之, 必胸下結硬"이라 하여 태음병은 배가 팽팽하면서〔腹張〕 구토를 하며 먹은 음식을 목구멍으로 넘기지 못하고 설사〔下痢〕가 심하며 때때로 배가 아프고〔腹痛〕 하제(下劑)로 설사를 시키면〔下〕 반드시 가슴 아래〔胸下, 心窩部〕가 딴딴하게 맺힌다〔結硬〕라고 적혀 있다. 태음병은 신체 내부〔裏〕의 위장(胃腸)이 약해져서〔虛〕 차가워지며〔冷〕 구토(嘔吐), 설사〔下痢〕, 복만(腹滿, 배가 그득한 것) 등의 증상을 일으키는 것으로 소건중탕(小建中湯) 등으로 위장(胃腸)을 따뜻하게 하여 보하는 치료법(溫補法)을 행한다.

소음병편(少陰病篇)의 첫머리의 281조에는 "少陰之爲病, 脈微細, 但欲寐也"라고 하여 소음병은 맥이 미세(微細, 실을 당기는 것과 같이 가늘고 연하며 똑바로 만져서 누르면 사라져 버리는 맥)하며 단지 자고만 싶어한다라고 적혀있다. 소음병도 신체 내부〔裏〕의 위장(胃腸)이 약하여〔虛〕 차가워져서〔冷〕 설사〔下痢〕의 증상을 일으키는 것으로 진무탕(眞武湯) 등으로 위장(胃腸, 裏)을 따뜻하게 하여 보하는 치료법〔溫補法〕을 행한다.

궐음병편(厥陰病篇)의 첫머리의 326조에는 "厥陰之爲病, 消渴, 氣上撞心, 心中疼熱, 飢而不欲食, 食則吐蚘, 下之, 利不止"라고 하여, 궐음병은 목마름〔口渴〕이 심하고 기가 올라가 심(心, 가슴)을

치고〔撞〕 가슴속을 뜨겁게 하여〔熱〕하여 견딜 수 없다. 배가 고파도〔飢〕 먹고 싶지 않고 먹는 경우는 바로 회충을 토하고 하제(下劑)를 쓰면 설사가 그치지 않는다라고 되어있다. 궐음병은 음증(陰證)의 마지막으로서 한(寒)이 가장 심한 상태이다. 궐음병의 치료도 신체의 내부〔裏〕가 약하여〔虛〕 차가워져서〔冷〕 오매환(烏梅丸)과 당귀사역가오수유생강탕(當歸四逆加吳茱萸生薑湯) 등으로 신체의 내부〔裏〕를 따뜻하게 하는 치료법(溫補法)을 행한다.

이상이 상한론(傷寒論)의 대강(大綱)이다.

일본에 있어서 한방의학(漢方醫學)의 발전은 에도(江戶)시대에 그 절정에 달하였다. 당시의 수많은 선철(先哲)의 경험 축적에 의하여 『상한론(傷寒論)』의 처방은 장티푸스와 유사한 급성열성병〔傷寒病〕뿐만 아니라 현재의 일반적인 내과질환(雜病, 難病)에 광범위하게 응용되기에 이르렀다. 예컨대 만성 간염에 소시호탕(小柴胡湯), 알레르기성 비염과 기관지 천식에는 소청룡탕(小青龍湯), 만성신장병에는 오령산(五苓散) 등이 광범위하게 사용되고 있다. 이 외에도 서양의학에서 해결하지 못한 많은 수의 난치병에 대하여 한방치료를 응용할 수 있는 가능성이 있는데, 『상한론(傷寒論)』에서는 이를 가능하게 하는 수많은 해결의 실마리를 발견할 수 있다.

제1장

태양병(太陽病) 맥증(脈證)과 치료를 변(辨)한다〈上〉.

辨太陽病脈證并治上

제1조

太陽之爲病, 脈浮, 頭項强痛而惡寒.

태양(太陽)의 병이 되는 것은, 맥(脈)이 뜨고, 머리와 뒷목이 뻣뻣하고 아프면서 오한이 난다.

解說 태양병(太陽病)은 맥(脈)이 뜨고〔浮〕 머리와 뒷목 부위가 뻣뻣하고 통증을 수반하고 오한이 나는 병이라고 기술하고 있다. 이 조문은 태양병이란 무엇인가 하는 정의를 말하는 것이다. 이것은 감기 등 급성열병(急性熱病)의 초기에 잘 나타나는 병의 상태이다. 부맥(浮脈)은 손가락을 가볍게 요골동맥(橈骨動脈)에 대면 맥이 잘 만져지지만 의사의 손가락에 강하게 힘을 넣어서 요골동맥을 압박하여 요골까지 도달하는 위치에서는 맥이 만져지기 어려운 것을 말한다. 중국 명나라의 『진가정안(診家正眼)[1]』(李仲梓)[2]에는 부맥이라 함은 부(浮)는 피모(皮毛)에 있고 물에 뜨는 나무와 같이 가볍게 만지면 강하게 느껴지고 힘을 넣어서 누르면 만져지기 어렵다고 적혀 있다(그림 2~5).

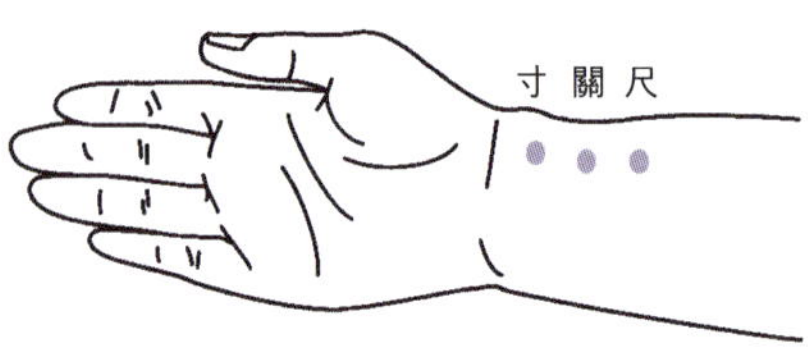

그림 2 촌관척(寸關尺)

요골경상돌기의 내측에 있는 요골동맥의 박동부위가 관(關)이며, 關에서 손끝방향으로 1横指 부위가 촌(寸), 關에서 체간방향으로 1횡지 부위가 척(尺)입니다.

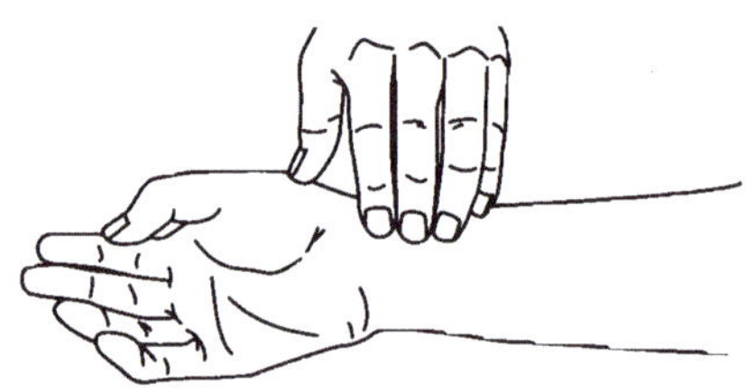

그림 3 진단 방법

요골경상돌기의 내측에서 요골동맥의 박동부위에 중지를 대고, 이 부위를 관(關)이라고 하며, 더 말단부에 식지를 두고, 이 부위를 촌(寸)이라고 하며, 중지 가까운 부위에 약지를 가장 마지막에 둡니다. 이 부위를 척(尺)이라고 합니다.

1) 진가정안(診家正眼): 중국 명나라 이중재(李仲梓)가 1642년에 편찬한 맥학서(脈學書).

2) 李仲梓: 중국 명나라의 의학자(1588~1655). 『황제내경(黃帝內經)』과 『상한론(傷寒論)』 등의 기본 이론에 밝았으며 임상에까지 적용하였다. 『내경지요(內經知要)』, 『의종필독(醫宗必讀)』, 『상한괄요(傷寒括要)』 등의 책을 지었다.

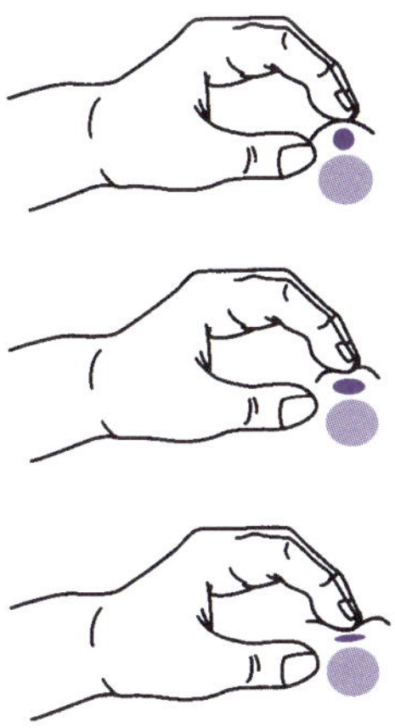

그림 4 맥을 보는 방법

약하게 요골동맥에 대는 것을 부취(浮取 또는 輕按, 擧), 시술자의 손가락에 강하게 힘을 넣어 시술자의 손가락이 요골동맥을 강하게 눌러서 요골까지 도달하는 것을 침취(沈取 또는 重按, 按)라고 합니다. 중간정도의 힘으로 요골동맥을 누르는 것을 중취(中取)라고 합니다.

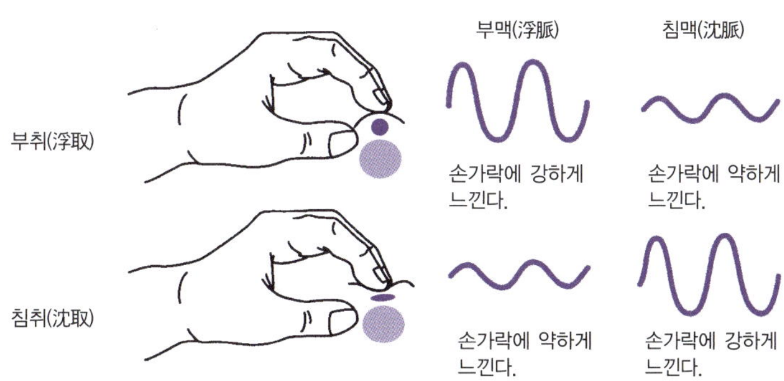

그림 5 부맥과 침맥

부맥이라고 하는 것은 부취로 맥을 잘 감지할 수 있으며, 침취로는 감지하기 어려운 맥을 말합니다.
덧붙여서, 음병(陰病)에서 나타나는 침맥은 부취로 맥을 감지하기 힘들며, 침취로는 맥을 잘 감지할 수 있는 것을 말합니다.

표 3 태양병의 요점

自覺症狀	두통, 목과 어깨의 뭉침, 오한
他覺症狀	부맥(浮脈, 약하게 요골동맥을 누르면 잘 감지되며, 강하게 누르면 맥을 감지하기 힘들다.)
대표적 처방	계지탕(桂枝湯), 갈근탕(葛根湯), 마황탕(麻黃湯), 대청룡탕(大靑龍湯)

제 2 조

太陽病, 發熱, 汗出, 惡風, 脈緩者, 名爲中風.

태양병(太陽病)으로 열이 나고 땀이 나고 바람을 싫어하고 맥이 늘어지는 것을 중풍(中風)이라 한다.

解說 태양병의 허증(虛證, 체력이 약한 사람)으로 발열, 발한(發汗), 오풍(惡風), 맥완(脈緩)의 증상을 가지는 사람은 중풍(中風)이라는 것이 조문의 내용이다.

오풍은 바람을 맞아서 한기(寒氣)를 느끼는 경우를 말하는데 오한은 바람을 맞지 않아도 한기를 느끼는 경우를 말한다. 오한은 신체 내부로부터 한기를 느끼는 것이며, 오풍은 바깥의 기온과 바람 때문에 평소보다 몸이 한(寒)에 더 취약한 것이다.

이 조문의 중풍은 급성열병(急性熱病)을 말한 것으로 뇌혈관장해와는 다르다. 『진가정안(診家正眼)』에는 완맥(緩脈)은 한 번 호흡할 때 4회의 박동이 있으며 맥이 가고 오는 것이 균등하여 이른 봄의 바람에 흔들리는 버드나무와 같다고 적혀있다.

표 4 오풍과 오한의 차이

오풍	풍(風)을 맞아서 한(寒)을 느낀다.
오한	풍(風)을 맞지 않아도 한(寒)을 느낀다.

제 3 조

太陽病, 或已發熱, 或未發熱, 必惡寒, 體痛, 嘔逆, 脈陰陽俱緊者, 名爲傷寒.

태양병(太陽病)으로 혹 이미 열이 나거나 혹은 아직 열이 나지 않았거나, 반드시 오한이 나며 온몸이 아프고 구역질이 나며 맥의 음양(陰陽)이 모두 긴(緊)한 것을 상한(傷寒)이라 한다.

解說 태양병으로 오한 체통(體痛) 구역감이 있고 맥으로는 촌맥(寸脈, 陽脈)과 척맥(尺脈, 陰脈)이 긴(緊)한(그림 6) 것을 상한(傷寒)이라 칭한다는 것이 조문의 내용이다.

이 조문은 상한에 대하여 서술하고 있는데 음양구긴(陰陽俱緊)에는 두 가지 의견이 있다. 그 하나는 이 음양(陰陽)을 부침(浮沈)이라 보는 설(청나라 柯琴[3] 『傷寒來蘇集』[4])이다. 즉 양맥을 부(浮)의 위치의 맥(가볍게 누르면 만져진다.), 음맥을 침(沈)의 위치의 맥(강하게 힘을 주어서 압박)이라고 보는 생각이다. 그러나 이러한 설은 모순이 있다. 태양병은 부맥인 것이 대전제이다. 부맥인 태양병의 가운데 가볍게 요골동맥을 만져도, 혹은 손가락에 강하게 힘을 넣어 요골동맥을 눌러도 긴(緊)한 것은 의미가 통하지 않는다. 다른 하나의 설은 음양(陰陽)을 촌척(寸尺)으로 간주하는 설(森立之 –『傷寒論考注』)이다. 삼립지(森立之)의 설이 이치에 합당하다고 생각된다. 중풍은 태양병의 허증(虛證)이며, 상한은 태양병의 실증(實證, 체력이 충실한 사람)이다. 중풍은 자한(自汗)이 있으나 상한은 무한(無汗)이다. 긴맥(緊脈)에 대해 『한방진료의전(漢方診療醫典)』에는 현(弦)과 유사하나 현(弦)보다 더 빡빡한 느낌의 맥이라고 되어 있다. 『진가정안(診家正眼)』에는 "긴맥(緊脈)은 유력하여 좌우로 손가락을 튕기는데, 새끼줄을 꼬듯이 비틀리고 팽팽한 노끈처럼 긴장감이 있다."라고 되어 있다.

표 5 태양병의 분류

태양병(脈浮, 頭項强痛, 惡寒) 분류

태양병 허증(虛證)

- 중풍(發汗이 있음)
  발열, 오풍, 두항강통(頭項强痛), 맥부완(脈浮緩)

태양병 실증(實證)

- 상한(發汗이 없음)
  발열, 오한, 체통(體痛) 구역(嘔逆), 맥부긴(脈浮緊)

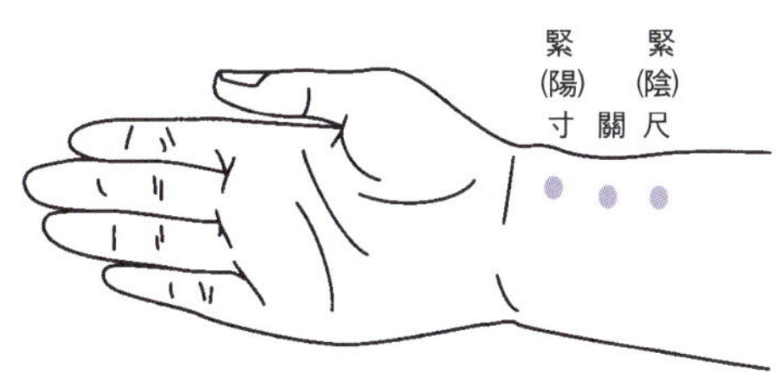

그림 6 음맥(陰脈)과 양맥(陽脈)이 모두 긴(緊)하다는 것

맥진(脈診)에서 촌맥(寸脈, 陽脈)과 척맥(尺脈, 陰脈)이 긴(緊, 유력하고 밧줄을 꼬아 놓은 것과 같다.)한 것이다.

3) 柯琴: 중국 청나라 초기의 의학자. 『내경』과 『상한론』을 연구하여 상한 및 잡병에 대하여 육경을 근거로 분류하고 주석함으로써 변증론치법이 더욱 실용적이고 따르기 쉽게 하였다.

4) 傷寒來蘇集: 가금이 편찬한 『상한론주(傷寒論注)』, 『상한론익(傷寒論翼)』, 『상한부익(傷寒附翼)』의 총칭.

제 4 조

傷寒, 一日, 太陽受之, 脈若靜者, 爲不傳, 頗欲吐, 若躁煩, 脈數急者, 爲傳也.

상한(傷寒) 첫날에는 태양(太陽)이 받으니 맥이 고요한 경우는 아직 태양경(太陽經)에 있어서 다른 경(經)으로 병이 전해지지 않는 것이나, 조금 토하고 싶거나 번거롭고 답답하며 맥이 빠르고 급한 경우는 사기(邪氣)가 이미 다른 경(經)으로 전변(傳變)하려는 것이다.

解說 상한에 걸려서 첫날에 태양(太陽)의 위치에 사기(邪氣)가 침입하여 태양병이 된다. 그러나 맥이 고요한 경우에는 사기가 기타의 병위(病位)로 전달되지 않는다. 구토느낌이 생기던지 가슴이 괴로워서〔胸苦〕 손발을 안절부절 못하며 답답해 하며〔躁煩〕 맥이 빨라서 급(急)한 경우는 사기가 다른 병위로 전위(傳位)된 것이라는 것이 조문의 내용이다. 이것은 말하자면 병위의 전변(傳變)에 대하여 서술하고 있다.

제 5 조

傷寒, 二三日, 陽明少陽證, 不見者, 爲不傳也.

상한(傷寒)이 발병한지 2, 3일이 경과했는데도 양명병증이나 소양병증의 증후가 나타나지 않는다면, 이는 아직 전변하지 않은 것이다.

解說 상한에 걸려서 2, 3일이 되어도 양명병과 소양병의 증(證)이 나타나지 않는 사람은 사기(邪氣)가 태양병으로부터 다른 병위(病位, 양명병과 소양병 등)에 전해지지 않았기 때문이라는 것이 조문의 내용이다. 이 조문은 태양병으로부터 어느 병위로 전달되는가 하는 병위 전변에 대하여 언급하고 있다.

실제의 임상에 있어서는 태양병으로부터 소양병으로의 병위가 전달되는 것이 대부분이다. 일부는 태양병으로부터 양명병으로 병위가 이전되는 경우도 있고 갈근탕증(葛根湯證)으로부터 백호가인삼탕증(白虎加人蔘湯證)이 나타나는 경우가 있다. 또한 냉증(冷症)으로서 허증(虛證)의 노인 등에는 직중(直中)이라고 하여 사기가 태양병위(太陽病位)를 거치지 않고 직접 소음병위(少陰病位)의 질병을 초래하는 경우도 있다(그림 7).

표 6 병위(病位)의 전변(傳變)

통상적인 병위의 전변
태양병 → 소양병

일부의 병위의 전변
태양병 → 양명병

직중(直中)
직접 소음병위에 증상이 나타난다.

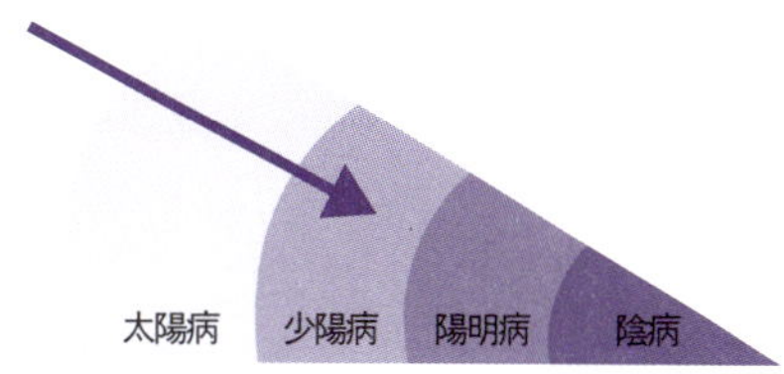

통상적으로는 태양병 → 소양병으로 진전된다.

그림 7 병위(病位)의 전변(傳變)

통상적으로는 태양병에서 소양병으로 병위가 옮겨간다.

제 6 조

太陽病, 發熱而渴, 不惡寒者, 爲溫病. 若發汗已, 身灼熱者, 名風溫. 風溫爲病, 脈陰陽俱浮, 自汗出, 身重, 多眠睡, 鼻息必鼾, 語言難出. 若被下者, 小便不利, 直視, 失溲. 若被火者, 微發黃色, 劇則如驚癎, 時瘈瘲.[5] 若火熏之, 一逆尙引日, 再逆促命期.

태양병(太陽病)으로 열이 나며 목이 마르고 오한이 나지 않는 것은 온병(溫病)이 되며, 만약 발한법(發汗法)을 쓴 후에 열이 더욱 심해져 마치 불사른 것과도 같은 것은 풍온(風溫)이라 한다. 풍온의 병은 맥의 음양(陰陽, 尺脈과 寸脈)이 모두 뜨고, 저절로 땀이 나며, 몸이 무겁고, 잠이 많아지고, 호흡할 때 코고는 소리가 나며, 말하는 것이 곤란한 것이다. 만약 잘못 하법(下法)[6]을 쓰게 되면 소변을 제대로 보지 못하고 눈을 똑바로 쳐다보며 소변을 흘리기도 한다. 만약 잘못 화법(火法)을 사용하게 되면 가볍게 피부 발황(發黃)을 일으킬 수 있고 심하면 경간(驚癎)과 같이 때때로 손발의 경련(痙攣)을 일으킬 수 있다. 만약 화훈법(火熏法)을 사용하여 한 번 오치(誤治)하면 치유기간을 더욱 연장시키고 거듭 오치하면 생명을 위급하게 한다.

5) 계종(瘈瘲): 팔다리가 펴지고 뒤틀어지는 것이 반복되면서 추동(抽動)이 멈추지 않는 병증.

6) 하법(下法): 사하(瀉下), 공축(攻逐), 윤하(潤下)의 약물을 사용하여 대변을 통하게 하여, 적체(積滯)를 없애고, 실열(實熱)을 내리며, 수음(水飮)을 몰아내는 치료법.

解說

태양병으로 발열(發熱)하여 입이 마르고 오한(惡寒)하지 않는 사람은 온병(溫病)이라 한다. 만약 발한(發汗)하여 신체가 매우 열이 나는 경우에는 풍온(風溫)이라 한다. 풍온병은 맥이 음양(陰陽) 모두가 부〔浮, 寸脈(陽脈)과 尺脈(陰脈)이 浮하다〕하여 땀이 저절로 나오고 몸이 무겁고 잘 때 코를 많이 골고 말하는 것이 힘들다. 만약 잘못하여 하제(下劑)를 준 경우에는 소변이 적고, 두 눈을 직시하며 소변실금〔失溲〕이 생긴다. 만약 잘못하여 화열(火熱)을 사용하여 치료한 경우에는 피부는 약간 황색으로 되고 심한 경우에는 소아의 열성경련(驚癎)과 같이 때때로 경련(痙攣, 瘈瘲)을 일으킨다. 만약 불로써 훈증(熏蒸)하면 한 번의 잘못된 치료(一逆)에 병의 일수(日數)를 연장시키고 두 번 실수하면(再逆) 수명(命期)을 단축한다는 것이 조문의 내용이다.

일역(一逆)이라 함은 하법(下法)과 화법(火法) 등의 잘못된 하나의 치료법, 재역(再逆)이라 함은 하법(下法)과 화법(火法), 화법(火法)과 훈법(熏法) 등의 두 가지 잘못된 치료법을 말한다.

표 7 온병(溫病)의 정의

온병	태양병, 발열, 구갈(口渴), 무오한(無惡寒)

제 7 조

病有發熱, 惡寒者, 發於陽也. 無熱, 惡寒者, 發於陰也. 發於陽, 七日愈, 發於陰, 六日愈, 以陽數七, 陰數六故也.

병에 발열(發熱)과 오한(惡寒)이 동시에 나타나는 것은 양(陽)에서 발생한 것이며, 발열(發熱)이 없고 단지 오한(惡寒)만 있는 것은 음(陰)에서 발생한 것이다. 양(陽)에서 발한 것은 7일만에 낫고, 음(陰)에서 발한 것은 6일만에 낫게 되는데, 이것은 7은 양수(陽數)에 속하고 6은 음수(陰數)에 속하기 때문이다.

解說

병의 증상으로 발열, 오한이 있는 사람은 양병(陽病: 태양병, 소양병, 양명병)으로부터 발병하는 것이다. 발열이 없고 오한하는 사람은 음병(陰病: 태음병, 소음병, 궐음병)으로부터 발병하는 것이다. 양병(陽病)으로부터 발병하는 것은 7일 만에 치료되고 음병(陰病)으로부터 발병하는 것은 6일 만에 치료된다. 양(陽)의 수는 7이고 음(陰)의 수는 6인 점이 이유라는 것이 조문의 내용이다.
실제의 임상적인 경우에는 6이라든가 7이라는 것에 집착할 필요가 없다.

표 8 양병(陽病)과 음병(陰病)의 발병에 대하여

발열, 오한하는 경우 – 양병(陽病: 태양병, 소양병, 양명병)으로부터 발병
무한(無汗), 오한하는 경우 – 음병(陰病: 태음병, 소음병, 궐음병)으로부터 발병

제 8 조

太陽病, 頭痛, 至七日以上自愈者, 以行其經盡故也. 若欲作再經者, 鍼足陽明, 使經不傳則愈.

태양병에 머리가 아픈 것이 7일 이상에 이르면 저절로 낫게 되는데 이것은 경(經)을 다 돌아 마쳤기 때문이다. 만약 병이 아직 낫지 않고 다시 계속 경을 도는 경우는 족양명경(足陽明經)의 혈(穴)에 침(鍼)을 놓아 사기(邪氣)로 하여금 전(傳)해지지 않도록 하면 병이 낫는다.

解說 태양병으로 두통이 7일 이상 경과하고 자연적으로 낫는 것은 그 경로(태양경, 소양경, 양명경, 태음경, 소음경, 궐음경의 三陽三陰經)를 다 거쳤기 때문이다. 만약 다시 경(經)에 침입하는 경우에는 족양명경(足陽明經)에 침을 놓아 경(經)으로 전달되지 않도록 하면 치유된다는 것이 조문의 내용이다.
침구학에서는 인체에는 경락(經絡)이라고 하는 손, 발, 체간(體幹)과 장부(臟腑)를 연락하는 길이 존재한다고 생각한다. 경락에는 기(氣)와 혈(血)이 운행하고 있다고 본다. 경락에는 손에, 태양경, 소양경, 양명경, 태음경, 소음경, 궐음경이라는 이름이 붙은 6경(經), 발에도 태양경, 소양경, 양명경, 태음경, 소음경, 궐음경이라는 6경(經), 합하여 수족(手足) 12경의 경락이 있는데 예컨대 족태양방광경(足太陽膀胱經) 등으로 표현한다. 침구(鍼灸) 치료에는 경락 상의 특정한 혈(穴, 經穴)에 침과 뜸을 놓아 장부(臟腑)와 경락(經絡)을 치료한다.

표 9 수족경락(手足經絡) 일람

수태양소장경(手太陽小腸經)	족태양방광경(足太陽膀胱經)
수소양삼초경(手少陽三焦經)	족소양담경(足少陽膽經)
수양명대장경(手陽明大腸經)	족양명위경(足陽明胃經)
수태음폐경(手太陰肺經)	족태음비경(足太陰脾經)
수소음심경(手少陰心經)	족소음신경(足少陰腎經)
수궐음심포경(手厥陰心包經)	족궐음간경(足厥陰肝經)

제 9 조

太陽病, 欲解時, 從巳至未上.

태양병(太陽病)이 나으려는 시간은 사시(巳時)부터 미시(未時)까지이다.

注 사시(巳時)는 오전 9시부터 오전 11시까지로, 미시(未時)는 오후 1시부터 오후 3시까지를 말한다.

解說 태양병이 낫는 시기는 오전 10시경부터 오후 2시경까지라는 것이 조문의 내용이다.

제 10 조

風家, 表解而不了了者, 十二日愈.

중풍(中風)을 자주 앓은 환자가 표증이 풀린 후에도 여전히 개운하지 않은 경우는 대개 12일이 지나야 낫게 된다.

解說 풍사(風邪)에 걸리기 쉬운 환자〔風家〕가 표증(表證)이 개선되어도 완쾌되지 않는 경우에는 12일이 지나면 치유된다는 것이 조문의 내용이다.

제 11 조

病人, 身大熱, 反欲得衣者, 熱在皮膚, 寒在骨髓也. 身大寒, 反不欲近衣者, 寒在皮膚, 熱在骨髓也.

환자가 크게 열이 나는데도 도리어 이불을 두텁게 덮으려 하는 것은 열은 피부(皮膚)에 있고 한기(寒氣)가 골수(骨髓) 속에 있는 것이며, 전신이 차가운 환자가 도리어 이불을 덮지 않으려 하는 것은 한기는 피부(皮膚)에 있고 열은 골수(骨髓) 속에 있는 것이다.

解說 체표(體表)에 열이 있는 사람이 다시 의복을 입고 싶어 할 때에는 체내(體內)에 한(寒)이 있다는 것을 말하는 것이다. 또한 체표에 한(寒)이 있는 사람이 오히려 의복을 입고 싶지 않다고 할 때에는 체내에 열(熱)이 있다는 것을 말하는 것이다.

이 조문은 중요하다. 한방치료원칙을 말해주고 있다. 체내에 한(寒)이 있으면 따뜻하게 하는〔溫〕치료법(眞武湯, 四逆湯)을 행하고, 체내에 열이 있으면 차게 하는〔冷〕치료법〔白虎湯〕을 행한다. 여기서 체표에 열(熱)이 있는 사람이 다시 의복을 입기를 원하는 때에는 체내에는 한(寒)이 있다는 것을 말해주고 있다. 체내에 한(寒)이 있으면 사역탕(四逆湯)으로 따뜻하게 하는 것이 올바른 치료이다. 또한 체표에 한(寒)이 있는 사람이 오히려 의복을 입고 싶지 않다고 표현할 때에는 체내에 열이 있는 것을 말해 준다. 이러한 때에는 백호탕(白虎湯)으로 차갑게 하는 것이 올바른 치료법이다. 체표에 열(熱)이 있어도 체내에는 한(寒)이 있는 경우도 있고〔眞寒假熱〕, 열(熱)이 있는 경우도 있다는 것을 말해주고 있다. 한편, 체표에 한(寒)이 있어도 체내에는 열(熱)이 있는 경우도 있고〔眞熱假寒〕, 한(寒)이 있는 경우도 있다는 것을 말해주고 있다. 체표의 한열(寒熱)만 보고 미혹(迷惑)되지 않도록 하고 체내에는 무엇이 진짜 사기(邪氣)인가를 파악하는 것이 중요하다.

표 10 진한가열과 진열가한

체표는 열(熱) 체내는 한(寒)〔眞寒假熱〕	치료 → 따뜻하게 하는〔溫〕치료〔眞武湯, 四逆湯〕
체표는 한(寒) 체내는 열(熱)〔眞熱假寒〕	치료 → 차게 하는〔冷〕치료〔白虎湯〕

제 12 조

太陽中風, 陽浮而陰弱,[7] 陽浮者, 熱自發, 陰弱者, 汗自出, 嗇嗇惡寒, 淅淅惡風, 翕翕發熱, 鼻鳴, 乾嘔者, 桂枝湯主之.

태양중풍(太陽中風)은 양(陽)은 뜨고[浮] 음(陰)은 약한데, 양(陽)이 부(浮)한 경우은 열이 저절로 나고 음(陰)이 약(弱)한 것은 땀이 저절로 나며 으슬으슬 춥고 바람을 싫어하며 후끈후끈 열이 나고 코가 막히며 마른 구역질을 하는 경우에는 계지탕(桂枝湯)으로 주로 치료한다.

桂枝湯方

계지(桂枝) 3냥 껍질을 제거한 것, 작약(芍藥) 3냥, 감초(甘草) 2냥 구운 것, 생강(生薑) 3냥 썬 것, 대조(大棗) 12개 쪼갠 것.

이상 다섯 가지 약재 중 3개를 썰어서〔㕮咀〕 물 7승을 써서 약한 불로 달여 3승을 취하고 찌꺼기를 버리고 온도를 적당히 하여 1승을 따뜻하게 복용한다. 복용한 후에 잠시 지나〔須臾〕 뜨거운 묽은 죽〔稀粥〕을 1승 정도 마셔서 약의 힘을 돕는다. 따뜻하게 이불을 덮어 2시간 정도 휴식을 취하는데 온몸에 축축하게〔漐漐〕 조금 땀이 나는 것 같게 하면 더욱 좋다. 물이 흐르듯이 땀이 나게 되면 좋지 않으니 병이 반드시 제거되지 않는다. 만약 한 번 복용하여 땀이 나서 병이 나으면 이후의 복용을 멈추니, 반드시 1제를 다 먹지 않아도 된다. 만약 땀이 나지 않으면 다시 복용하되 예전의 방법을 따른다. 다시 땀이 나지 않으면 이후의 복용은 약간 그 간격을 빨리하여 반나절 정도에 3번 복용을 마친다. 만약 병이 중한 경우는 하루 밤낮으로 복용시키고 24시간〔周時〕에 걸쳐 이를 관망한다. 1제를 다 복용하고 병이 여전히 있는 경우는 다시 지어서 복용한다. 만약 땀이 나지 않으면 복용하는 것을 2~3제까지 이르도록 한다. 날 것과 차가운 것, 점도가 높은 것, 고기와 면류, 매운 음식, 술과 발효음식, 냄새가 안 좋은 음식 등을 금한다.

注 색(嗇)은 취합하는 것으로 수확물을 집안으로 가지고 와서 그 물건들을 들이고 밖으로 내보내지 않는 모습을 의미한다. 색색(嗇嗇)은 오한(惡寒)이 쌓인 상태를 의미한다. 석(淅)은 쌀을 일 때 나는 소리를 뜻한다. 석석(淅淅)은 물의 흐름, 비, 바람, 딸랑이 등이 내는 소리를 형용한 것이다. 흡(翕)은 『설문해자(說文解字)』에서는 일어나는 것이라고 되어 있으며, 모여져서 놓여진, 많은 물건들이 한꺼번에 일어나는 모습을 의미한다. 흡흡(翕翕)은 한꺼번에 몸 안에서 발열(發熱)이 생기는 모습을 형용하고 있다. 부저(㕮咀)는 약을 깎아서 얇게 하

7) 陽浮而陰弱: 康平本作(이하 康作) "脈陽浮而陰弱"

는 것을 의미한다. 수유(須臾)는 잠시 동안을 의미한다. 칩칩(漐漐)은 물이 조금씩 나오는 모양이다. 주시(周時)는 하루 밤낮 24시간을 의미한다.

解說 태양병 중풍(中風)으로 촌맥(寸脈, 陽脈)이 부(浮)하고 척맥(尺脈, 陰脈)이 약(弱)하다(그림 8). 촌맥(寸脈, 陽脈)이 부(浮)한 것은 자연히 열이 나고, 척맥(尺脈, 陰脈)이 약(弱)한 것은 자연히 땀이 난다. 색색(嗇嗇)하여 오한(惡寒)이 있으며 물을 붓는 것 같은 모습으로〔淅淅〕 오풍(惡風)이 생기고, 동시에 몸 안에서 발열하고〔翕翕〕 코가 울리며, 헛구역질〔乾嘔〕하는 것은 계지탕(桂枝湯)이 주치한다는 것이 조문의 내용이다.
또한 약을 짓고 복용하는 방법도 중요하다. 계지, 작약, 감초, 생강, 대조 5약재를 얇게 썰어서〔㕮咀〕 물 7승(약 1,400ml)을 약한 불로 끓이고 3승(약 600ml)을 취하여 찌꺼기를 버리고, 마시기 쉬운 온도로 1승을 복용한다. 복용 후 얼마 안 되어 뜨거운 죽을 1승(약 200ml)정도 먹어 약의 효과를 돕는다. 담요를 덮고 따뜻하게 하여 두시간 정도 경과한 후에 전신으로부터 살짝 땀을 내는 것이〔漐漐〕 좋다. 땀이 나옴에 있어서 대량으로 발한시키는 것은 좋지 않으며 오히려 증상을 없앨 수 없게 된다. 만약 계지탕(桂枝湯)을 한 번 복용하여 발한하고 병이 나으면 더 이상 복용할 필요는 없다. 만약 발한하지 않는 경우에는 마찬가지로 계속 복용한다. 그래도 만약 발한하지 않는 경우에는 복용 간격을 짧게 하여 복용하여, 반나절에 3회 복용한다. 병이 중한 환자는 하루 24시간〔周時〕 중 복용하면서 의사가 관찰한다. 1일분(1제)을 다 먹었으나 아직 병세가 남아있는 경우에는 더 지어서 복용한다. 발한하지 않는 경우에는 2~3일분을 만들어서 복용한다. 날것, 차가운 것, 끈적끈적한 것, 미끌미끌한 것, 고기와 곡류, 매운 음식, 술과 유제품, 냄새가 심한 음식물은 먹어서는 안 된다는 것이 조문의 내용이다.

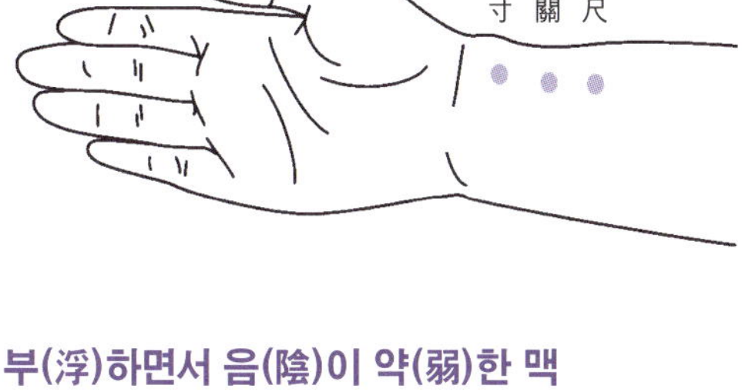

그림 8 양(陽)이 부(浮)하면서 음(陰)이 약(弱)한 맥

촌맥(寸脈, 陽脈)이 부(浮, 가볍게 누르면 촉지되고 강하게 누르면 맥이 촉지되지 않는 것)하며, 척맥(尺脈, 陰脈)이 약(弱, 아주 연하면서 가라앉고 가는 맥)한 것임.

제 13 조

太陽病, 頭痛, 發熱, 汗出, 惡風, 桂枝湯主之.

태양병(太陽病)에 머리가 아프고 열이 나고 땀이 나며 바람을 싫어하는 경우에는 계지탕(桂枝湯)으로 주로 치료한다.

解說 태양병으로 두통이 있고 발열하며 자한(自汗)과 오풍(惡風)이 있는 사람은 계지탕(桂枝湯)으로 주로 치료한다는 것이 조문의 내용이다. 자한(自汗)이 중요하다. 12조, 13조는 계지탕(桂枝湯)의 조문이나, 13조가 간결하고 암기하기에 좋은 조문이다.

應用 감기, 임산부의 감기, 두통, 신경염

症例

29세 여성. 주된 증상은 발열, 오한이다. 199X년 1월 24일부터 오한이 있고 38.2도의 발열이 있으며, 인두가 부어서 아프고, 오한과 해수는 없었다. 목이 뭉치고, 약간 땀이 났다. 1월 24일, 저자의 병원에 초진으로 왔다. 임신의 가능성이 있어서 한방약으로 치료를 희망하였다. 혀를 보니 설진(舌診)은 담홍색이며 설태(舌苔)[8]는 얇은 백태(白苔)[9]였다. 맥은 뜨고 약했다. 계지탕증(桂枝湯證)이라고 판단하였다. 계지탕(桂枝湯) 엑기스를 7.5g로 하여 주고, 계지탕(桂枝湯) 엑기스를 복용하여 우동을 끓여서 따뜻한 스튜를 먹은 후에 누워 있었더니 조금 있다가 약간 발한(發汗)하면서 인후통이 다소 개선되고 기분이 어느 정도 편안해졌다. 1월 25일 아침 일어날 때 기분이 좋게 되고 체온은 36.5도로 떨어졌다. 저녁에는 체온이 37도로 되었는데, 1월 26일에는 체온이 36.7도로 대부분의 증상은 개선되었다. 〔저자 치험례〕

名醫의 論說	[吉益東洞] 계지탕(桂枝湯)은 상충(上衝), 두통, 발열, 한출(汗出), 오풍(惡風), 배가 당기고 뒤틀리는 것[腹拘攣] 등이 있는 사람을 주로 치료한다.『方極』

8) 설태(舌苔): 혀 위에 낀 이끼 비슷한 것. 색깔, 진액, 후박(厚薄), 형태 및 분포 등의 변화는 병사(病邪)의 성질과 천심(深淺), 진액의 유무 등을 파악하는 데 도움이 되므로 설진(舌診)의 중요 내용 중 하나이다.

9) 백태(白苔): 정상적인 백태는 위기(胃氣)에 의한 것으로, 혀의 중앙과 뿌리 부분에 엷고 평평하게 덮여 있으며, 과립이 균일하고 적당히 윤기가 돈다. 병적인 백태는 풍한습사(風寒濕邪)와 표증을 반영하는데, 일반적으로 증상이 경미하다.

參考

계지탕(桂枝湯)은 한방처방의 가장 기본이 되는 방이다. 많은 가감방(加減方)이 여기서부터 나온다. 계지탕에 황기(黃耆)를 가한 계지가황기탕(桂枝加黃耆湯, 『金匱要略』)이라는 처방을 소개하겠다. 아토피성 피부염이라는 질환이 있는데 이 병은 양증(陽證)으로서 허증(虛證)이 많기 때문에 양증(陽證)으로 허증(虛證)에 쓰는 계지가황기탕이라는 처방이 아토피성피부염에 유용하다는 것을 산전광윤(山田光胤)이 보고하였다. 실제로는 계지가황기탕에 형개(荊芥) 2g, 박속(樸樕) 3g을 가미한다. 필자는 계지가황기탕에 여러 가지 약을 가감하여 다양한 아토피성 피부염의 치료에 응용하여 많은 수의 아토피성 피부염 환자를 치료한 경험이 있다.

桂枝湯의 요점	
自覺症狀	두통, 발열, 발한(發汗), 오풍(惡風)
他覺症狀	부맥(浮脈, 가볍게 압박하면 만질 수 있으나 강하게 압박하면 맥을 만지기 어렵다.)

參考文獻

山田光胤: 陰陽虛實에 기반한 피부질환의 治療, 漢方의 臨床
大塚敬節: 桂枝湯 漢方醫學, 128쪽, 創元社, 2003년

제14조

太陽病, 項背强几几, 反汗出, 惡風者, 桂枝加葛根湯主之.

태양병(太陽病)에 뒷목에서 등까지 뻣뻣하여 숙이지 못하고[几几] 도리어 땀이 나고 바람을 싫어할 경우에는 계지가갈근탕(桂枝加葛根湯)으로 주로 치료한다.

桂枝加葛根湯方

갈근(葛根) 4냥, 마황(麻黃) 3냥 마디를 제거한 것, 작약(芍藥) 2냥, 생강(生薑) 3냥 썬 것, 감초(甘草) 2냥 구운 것, 대조(大棗) 12개 쪼갠 것, 계지(桂枝) 2냥 껍질을 제거한 것.

이상 일곱 가지 약재를 물 1말을 써서 먼저 마황, 갈근을 달여서 2승을 줄여서 위의 거품을 제거하고 다른 약재들을 넣고 달여 3승을 취하고 찌꺼기를 버리고 1승을 따뜻하게 복용한다. 이불을 덮고 조금 땀을 내고 죽을 먹지 않아도 좋다. 나머지는 계지탕의 방법과 같이 조리하고 금기한다.

解說 태양병에서 깃털이 짧은 날짐승이 날아가는 모습처럼 하고 있고〔几几〕 뒷목과 등 가운데기 뻣뻣히며, 땀이 나고 한기(寒氣)가 있는 사람은 계지가갈근탕(桂枝加葛根湯)으로 주로 치료한다는 것이 조문의 내용이다.

이 조문은 계지탕의 적용증 가운데 머리와 뒷목과 등이 뻣뻣해지는 경우의 치료에 대하여 논하고 있다. 간단하게 말하면 계지가갈근탕은 갈근탕(葛根湯)의 허증(虛證)이다. 복약 방법도 중요하다. 약간 땀을 내는 것〔微似汗〕이 좋고 줄줄 땀을 흘리는 정도로 발한(發汗)시켜서는 안 된다. 계지가갈근탕의 경우에는 죽을 먹지 않아도 좋다고 되어있지만 그 이외에는 계지탕의 방법에 준용하여 치료해야 한다고 되어 있다.

이 조문의 계지가갈근탕의 약재의 구성은 갈근탕과 마찬가지이다. 마황이 포함되어있는 것은 오류이다. 실제 계지가갈근탕을 사용할 때에는 마황을 빼고 사용한다. 조리는 병의 상태를 고려하여 약의 분량과 복용시간을 조절하는 것을 의미한다.

應用 어깨결림, 두통, 사경(斜頸)[10)]

症例

55세 여성으로 감기. 199X년 4월 27일에 감기에 걸렸다. 몸 안이 아프고 기침이 심하여 괴로웠다. 37도 정도의 발열이 지속되고, 땀을 흘리고 있다가 5월 2일에 병원에 왔다. 맥은 뜨면서 약하고, 목에 뭉친 것이 있었다. 계지가갈근탕(桂枝加葛根湯)을 주어서 2일 만에 완쾌되었다. (저자 치험례)

症例

24세 여성으로 7개월 전에 실업자가 되었다. 실업 후 1개월이 지난 시점으로부터 두통이 있었다. 약 3개월 전으로부터 어깨 결림이 심하고 두통(頭痛)이 있어서 양방의원에서 근긴장성(筋緊張性) 두통이라고 진단받아 안정제를 복용한 적이 있다. 한방치료를 희망하여 199X년 7월 9일 병원에 와서 초진하였는데 맥은 침(沈)하고 복진한 결과 복부(腹部)는 연약하였다. 배꼽 바로 위에 무엇인가 뭉쳐져 있고 압통(大塚의 臍痛点 그림 10, 50쪽을 참조할 것)이 있다. 갈근탕(葛根湯)과 유사한 증으로서 허증(虛證)인 점으로 보아, 계지가갈근탕(桂枝加葛根湯)을 처방하였다. 8일 후에 어깨결림과 두통이 8할 정도 소실하였다. 배꼽 직상부의 압통은 미약해졌으나 뭉쳐진 부분은 있다. 14일 후에 두통이 없어져서 양호하게 되고 그 후 2주간 약을 중단하였다. (저자 치험례)

名醫의 論說	[吉益東洞] 계지가갈근탕(桂枝加葛根湯)은 계지탕증(桂枝湯證)으로 인하여 뒷목과 등이 단단하게 긴장된[項背强急] 경우를 치료한다.『方極』

10) 사경(斜頸): 경부(頸部)가 뒤틀려 두부(頭部)가 한쪽으로 기울어진 상태.

桂枝加葛根湯의 요점(桂枝加葛根湯은 葛根湯의 虛證에 쓴다.)	
自覺症狀	항배강(項背强), 두통, 발열, 발한(發汗), 오풍
他覺症狀	부맥(浮脈, 가볍게 압박하면 만질 수 있으나 강하게 압박하면 맥을 만지기 어렵다.)

제 15조

太陽病, 下之後, 其氣上衝者, 可與桂枝湯, 方用前法. 若不上衝者, 不得與之.

태양병(太陽病)에 사하(瀉下)시킨 후 환자가 기(氣)가 상충(上衝)함을 느끼는 경우에 계지탕(桂枝湯)을 줄 수 있으며 원래의 복약방법대로 한다. 만일 기(氣)가 상충(上衝)하지 않으면 처방을 줄 수 없다.

解說 태양병을 잘못 치료하여 하제(下劑)를 사용한 경우에는 기가 상충(上衝, 기가 오르고 격한 頭痛 등을 나타낸다.)한다. 이러할 때에는 계지탕(桂枝湯)을 주며, 상충(上衝)하지 않는 환자에게는 주어서는 안 된다는 것이 조문의 내용이다. 태양병의 기본적인 치료는 발한법(發汗法)이다. 태양병이라고 진단한 경우에 통상은 하제(下劑)를 사용해서는 안 된다.

제 16 조

太陽病, 三日, 已發汗, 若吐, 若下, 若溫鍼, 仍不解者, 此爲壞病, 桂枝不中與之也. 觀其脈證, 知犯何逆, 隨證治之. 桂枝本爲解肌. 若其人, 脈浮緊, 發熱, 汗不出者, 不可與之也. 常須識此, 勿令誤也.

태양병(太陽病) 3일에 이미 발한(發汗)을 시킨 후 다시 토하게 하거나 혹은 공하(攻下)하거나 혹은 온침(溫鍼) 등을 사용하여도 병이 여전히 풀리지 않는 경우는 괴병(壞病)이 된 것으로, 계지탕(桂枝湯)을 주는 것은 맞지 않다. 그 맥증(脈證)을 보고 어떠한 잘못을 범하였는지를 알아서 증에 맞게 치료해야 한다.

계지탕은 본래 해기(解肌) 작용을 하는데, 만약 환자의 맥이 부긴(浮緊)하고 열이 나면서 땀은 나지 않는 경우에는 처방을 줄 수 없다. 마땅히 이를 잘 알아서 잘못하지 않도록 해야 한다.

解說 이 장은 태양병(太陽病) 3일에 발한법(發汗法)과 토법(吐法)을 쓰거나, 혹은 하법(下法)을 사용하여 대변을 나오게 하거나, 온침(溫鍼)을 써도 낫지 않는 경우는 잘못된 치료에 의하여 병의 증상이 크게 변화한 상태〔壞病〕이므로 안일하게 계지탕을 주어서는 안 된다. 환자를 정성들여 진찰하여 맥을 보고 어떠한 오치를 하였는가를 알아서 증에 따라 치료하여야 한다. 계지탕은 본래 체표 기육(肌肉)의 사기(邪氣)를 흩어버리는 효능이 있는데〔解肌〕, 환자의 맥이 부긴(浮緊, 가볍게 압박하면 잘 촉지할 수 있으나 강하게 압박하면 맥을 촉지하기 어렵고 힘이 있고 꼬아놓은 밧줄 모양 같은 것)하고 발열하여도 땀이 나지 않는 경우는 계지탕을 주어서는 안 된다. 항상 이를 기억하고 잘못된 치료를 해서는 안 된다는 것이 조문의 내용이다.

온침(溫鍼)은 침을 놓고 온열자극을 가하는 치료법이다. 설문해자(說文解字)에는 "기(肌)는 육(肉)이다."라고 되어 있다. 해기(解肌)는 기표(肌表)의 사기(邪氣)를 해산하는 것이다(多紀元簡『傷寒論輯義』).

제 17 조

若酒客病, 不可與桂枝湯. 得之則嘔, 以酒客不喜甘故也.

만약 평소에 술을 자주 마시는 사람[酒客]에게는 계지탕(桂枝湯)을 줄 수 없다. 계지탕을 마시면 곧 구토를 하게 되는데 주객(酒客)은 단것을 좋아하지 않기 때문이다.

解說 술을 즐겨 마시는 자〔酒客〕의 병증에는 계지탕(桂枝湯)을 주어서는 안 된다. 계지탕을 주면 구토한다. 술을 자주 마시는 사람은 단 음식을 좋아하지 않기 때문이라는 것이 조문의 내용이다.

제 18 조

喘家, 作桂枝湯, 加厚朴, 杏子佳.

평소 천식이 있는 사람[喘家]에게 계지탕을 쓸 경우 후박(厚朴), 행인(杏仁)을 더하는 것이 좋다.

解說 천가(喘家)는 기관지 천식을 지병으로 갖고 있는 사람이라고 간단하게 이해하면 좋다고 생각한다. 감기에 걸려서 곧 바로 천식(喘息)이 나타나는 사람은 계지탕에 후박(厚朴)과 행인(杏仁)을 가하면 좋다는 것이 조문의 내용이다.

桂枝加厚朴杏子湯方

계지(桂枝) 3냥을 껍질을 제거한 것, 감초(甘草) 2냥 구운 것, 생강(生薑) 3냥 썬 것, 작약(芍藥) 3냥, 대조(大棗) 12개 쪼갠 것, 후박(厚朴) 2냥 구워서 껍질을 제거한 것, 행인(杏仁) 50매 피첨(皮尖)[11]을 제거한 것, 이상 일곱 가지 약재를 물 7승을 써서 약한 불에 달여서 3승을 취하고 찌꺼기를 버리고 1승을 따뜻하게 복용한다. 이불을 덮어서 조금 땀을 낸다.

11) 피첨(皮尖): 껍질과 뾰족한 끝부분을 가리킨다.

應用	감기, 기관지염, 기관지천식

症例

41세 남성. 200X년 6월에 갑자기 호흡곤란 증상이 나타나, 모 양방병원 내과에서 기관지 천식(喘息)이라는 진단을 받고, 기관지 확장제 등의 약을 받았다. 기관지 천식 발작은 빈번하게 출현하기 때문에 11월 지인의 소개로 한방치료를 희망하여 저자의 병원에 찾아왔다. 171cm, 67kg에 피부는 약간 거무튀튀한 편이다. 땀을 쉽게 흘리고 맥이 부약(浮弱)하였다. 저자는 계지가후박행자탕(桂枝加厚朴杏子湯, 달인 약)을 주었다. 한방약을 복용하고 호흡이 원활하게 되어 발작은 전혀 일어나지 않았다. 약 1년 이상 복용하여 양호한 경과를 보였다. (저자 치험례)

名醫의 論說	[淺田宗伯] 이 처방[桂枝加厚朴杏子湯]은 감기에 걸리기 쉬운 사람[風家]이 천식 기침을 하는 경우에 사용한다. 노인의 경우 감기가 걸려 매번 천식하는 사람은 이 계지가후박행자탕을 평소에 복용하면 효과가 있다.『方函口訣』

桂枝加厚朴杏子湯의 요점	
自覺症狀	천식, 두통, 발열, 발한(發汗), 오풍
他覺症狀	부맥(浮脈, 가볍게 압박하면 촉지할 수 있으나 강하게 압박하면 맥을 촉지하기 어렵다.)

參考文獻	大塚敬節: 咳嗽가 잘 떨어지지 않는 幼兒, 漢方診療三十年, 111쪽, 創元社, 1985년

제 19 조

凡服桂枝湯, 吐者, 其後, 必吐膿血也.

보통 계지탕을 복용하고 나서 구토를 하는 경우에는 그 후에 반드시 농혈(膿血)을 토한다.

解說 계지탕을 복용하고 구토하는 사람은 그 후에 반드시 농(膿)을 포함한 피를 토한다는 것이 조문의 내용이다.

제 20조

太陽病, 發汗, 遂漏不止, 其人惡風, 小便難, 四肢微急, 難以屈伸者, 桂枝加附子湯主之.

태양병(太陽病)에 땀을 많이 내서 흐르는 것이 그치지 않는데, 그 환자가 바람을 싫어하며 소변을 보기가 어렵고 팔다리가 조금 당겨서 굴신(屈伸)하기 어려운 경우에는 계지가부자탕(桂枝加附子湯)으로 주로 치료한다.

桂枝加附子湯方[12)]

계지(桂枝) 껍질을 제거한 것, 작약(芍藥), 생강(生薑) 썬 것 각 3냥, 감초(甘草) 구운 것, 대조(大棗) 12개 쪼갠 것, 부자(附子)[13)] 1개 포(炮)를 하여 껍질을 제거하고 8조각으로 쪼갠 것.

이상 여섯 가지 약재를 물 7승을 써서 약한 불로 달여 3승을 취하고 찌꺼기를 버리고 1승을 따뜻하게 복용한다. 책에서 말하기를 계지탕에 부자를 더한 것이라고 하였다. 조리는 예전의 방법과 같이 한다.

解說 태양병으로 발한제(發汗劑)를 사용한 경우에 대량으로 발한하여 땀이 멈추지 않게 되었다. 오한하고 소변이 적게 되고 사지(四肢)가 약간 당기고〔四肢微急〕, 관절을 굽히기가 어렵게 되었다. 이러한 상태는 계지가부자탕(桂枝加附子湯)으로 주로 치료하라는 것이 조문의 내용이다. 대량으로 발한하면 땀과 더불어 양기(陽氣)가 빠져나가며 체액(體液)도 빠져나간다. 양(陽)이 허(虛)한 것이 병태의 기본이기 때문에 '허(虛)는 이를 보(補)한다.' 는 치료원칙에 따라 양을 보(補)하는 치료가 기본이 된다. 부자를 주어 빠져나가는 양(陽)을 보충함으로써 치료가 가능하다. 부자는 미나리아재비과의 다년초 오두(烏頭)의 괴근으로 냉(冷)과 동통(疼痛)을 개선하는 효능을 가지고 있다. 계지가부자탕은 계지탕에 부자를 더한 처방이다. 대량으로 발한하여 땀이 멈추지 않는 상태를 탈한(脫汗)이라고 한다. 탈한(脫汗)에 사용되는 처방에는 계지가부자탕(桂枝加附子湯), 진무탕(眞武湯), 복령사역탕(茯苓四逆湯), 복령감초탕(茯苓甘草湯) 등이 있다. 이러한 처방은 상한론의 후반부에 나온다. 계지가부자탕, 진무탕, 복령사역탕은 부자를 포함한 처방으로, 부자제(附子劑)라고 말할 수 있는데, 탈한(脫汗)의 경증에는 계지가부자탕을,

12) 桂枝加附子湯方: 『상한론』 20조 계지가부자탕에 나오는 감초는 용량이 2냥으로 되어 있다.

13) 부자(附子): 미나리아재비과에 속하는 식물 오두(烏頭)의 옆뿌리. 맛과 성질은 맵고 더우며, 독이 있다.

중등증에는 진무탕, 중증에는 복령사역탕을 사용한다. 탈한(脫汗)이 가슴이 두근거리는 것〔動悸〕[14]을 수반한 때에는 복령감초탕(처방은 茯苓, 桂枝, 生薑, 甘草)을 사용한다. 실제로는 계지가부자탕에 창출(蒼朮)과 복령(茯苓)을 가하여 계지가령출부탕(桂枝加苓朮附湯)으로 하여 신경통과 류마티스 관절염에 사용하는 경우가 많다. 조리는 병의 상태를 고려하여 약의 분량과 복약의 시간을 가감하는 것이다.

應用 감기, 신경통, 류마티스 관절염, 냉증(冷症)의 복통, 반신불수, 소아마비

표 11 한방의 치료원칙

허증(虛證)은 보(補)하고, 실증(實證)은 사(瀉)한다.

표 12 탈한(脫汗)에 대하여

탈한(脫汗)	음증(陰證)	경증	계지가부자탕(桂枝加附子湯)
		중등증	진무탕(眞武湯)
		중증	복령사역탕(茯苓四逆湯)
	양증(陽證)	동계(動悸)를 동반한다.	복령감초탕(茯苓甘草湯)

症例

57세 남성. 주소증은 신체가 냉(冷)한 것이다. 땀을 흘리기가 쉽고 50세가 지나서부터 계절이 바뀌면 감기에 잘 걸린다. 3~4년 전부터 신체가 냉하고 땀을 흘리기 쉽게 되었다. 여름에는 냉방에 약하고 최근 1개월 전으로부터 아침에는 37.2도 전후의 미열이 있다. 10분간 걸으면 땀범벅이 되어서 언제나 갈아입을 옷을 가지고 다닌다. 199X년 6월 29일 저자의 병원에 소개받아 왔다. 안색은 나빴다. 혀는 얇은 백태(白苔)가 있었다. 맥은 침하고 가늘었다. 혈압은 140/90. 복부는 양측에 가볍게 흉협고만(胸脇苦滿)이 있었다. 계지가부자탕(桂枝加附子湯, 부자 0.4g)을 주었다. 6일간 복용하여 열은 정상이 되고 냉증(冷症)은 다소 개선되어 발한(發汗)도 감소하였다. 24일간 복용하여 증상은 매우 개선되었다. (저자 치험례)

14) 動悸: 환자 스스로 가슴이 뛰는 것을 느낄 뿐만 아니라 가슴의 박동이 옷 위에서도 볼 수 있을 정도로 뛰는 병증.

名醫의 論說	[吉益東洞] 계지가부자탕(桂枝加附子湯)은 계지탕증으로서 오한하고 또는 지절(肢節)이 미통(微痛)하는 사람을 치료한다. 『方極』 [淺田宗伯] 이 방(桂枝加附子湯)도 한출(汗出), 오풍에 사용하는 것뿐만 아니라 그 용법이 넓다. 『천금요방(千金要方)』에는 산후(産後)의 누한(漏汗), 사지미급(四肢微急)에 사용하고 있고, 후세방(後世方)에는 한산(寒疝)에 사용한다. 또한 이 방에 출(朮)을 가하여 풍습(風濕) 내지 유주매독(流注梅毒)의 골절동통(骨節疼痛)을 치료한다. 『方函口訣』

桂枝加附子湯의 요점	
自覺症狀	발한(發汗), 오풍(惡風), 소변난(小便難), 사지가 갑자기 뻣뻣해지는 것(四肢突張), 굴신(屈伸)이 어려움
他覺症狀	침맥(沈脈, 가볍게 압박하여 촉지하기 어렵고 강하게 압박하면 맥이 잘 촉지할 수 있다.)

參考文獻 大塚敬節: 發作的으로 上腹部에 통증을 호소하는 患者, 漢方診療三十年, 111쪽, 創元社, 1985년

제 21조

太陽病, 下之後, 脈促胸滿[15]者, 桂枝去芍藥湯主之.

태양병(太陽病)에 하법(下法)을 쓴 후에 맥이 촉급(促急)하고 가슴이 그득한 경우에는 계지거작약탕(桂枝去芍藥湯)으로 주로 치료한다.

桂枝去芍藥湯方

계지(桂枝) 3냥 껍질을 제거한 것, 감초(甘草) 2냥 구운 것, 생강(生薑) 3냥 썬 것, 대조(大棗) 12개 쪼갠 것. 이상 네 가지 약재를 물 7승을 써서 달여 3승을 취하고 찌꺼기를 버리고 1승을 따뜻하게 복용한다. 책에서 말하기를 계지탕(桂枝湯)에서 작약을 뺀 것이라고 하였다. 조리는 이전의 방법과 같이 한다.

15) 흉만(胸滿): 자각적으로 가슴속이 꽉 찬듯하고 불편한 것을 말한다.

解說 태양병으로 하제(下劑)를 준 후에 맥이 빠르고 가슴이 그득하여 괴롭게 되는〔胸滿〕 경우는 계지거작약탕(桂枝去芍藥湯)으로 주치한다는 것이 조문의 내용이다.

태양병의 치료원칙은 발한(發汗)이다. 하제(下劑)를 주는 것은 오치(誤治)이다. 촉(促)은 『說文解字』에 따르면 "촉(促)은 박(迫)이다."라고 하여 급(急)하게 하다, 재촉하다 등의 의미를 가지고 있다. 맥촉(脈促)은 한자가 의미하는 바와 같이 맥이 빠르다는 의미이다. 왕숙화(王淑和)의 『맥경(脈經)』에는 촉맥(促脈)은 올 때 빠르게 오는데 때때로 한 번 그쳤다가 다시 온다라는 문장이 있다. 상한론에도 마찬가지 문장이 있다. 후세의 사람은 이 문장을 근거로 계지거작약탕의 촉맥(促脈)을 빠른데 때때로 느리거나, 혹은 그쳤다가 다시 오는 맥이라고 해설하고 있는 사람이 있으나, 저자는 오류라고 생각하고 있다.

현대 중국의 이심기(李心機)가 저술한 『상한론통석(傷寒論通釋)』(인민위생출판사, 2003년)에 유도주(劉渡舟)의 치험례가 있다. 46세의 심근염의 여성으로써 흉만(胸滿), 숨가쁨 등의 증상이 있고, 맥이 현완(弦緩)한 환자를 유도주(劉渡舟)가 치료하고 있다. 필자는 계지거작약탕은 계지탕의 증상을 보이면서 가슴이 그득한〔胸滿〕 사람에게 사용한다고 생각하고 있다.

桂枝去芍藥湯의 요점	
계지거작약탕증	계지탕증 + 가슴이 그득한 것〔胸滿〕

제 22조

若微惡寒者, 桂枝去芍藥加附子湯主之.

만약 조금 오한(惡寒)이 나는 경우에는 계지거작약가부자탕(桂枝去芍藥加附子湯)으로 주로 치료한다.

桂枝去芍藥加附子湯方

계지(桂枝) 3냥 껍질을 제거한 것, 감초(甘草) 2냥 구운 것, 생강(生薑) 3냥 썬 것, 대조(大棗) 12개 쪼갠 것, 부자(附子) 1개 포(炮)하여 껍질을 제거하고 8조각으로 쪼갠 것.

이상 다섯 가지 약재를 물 7승을 써서 달여 3승을 취하고 찌꺼기를 버리고 1승을 따뜻하게 복용한다. 책에서 말하기를 계지탕에서 작약을 빼고 부자를 더한 것이라고 하였다. 조리는 이전의 방법과 같이 한다.

解說 계지거작약탕증(桂枝去芍藥湯證)의 환자 중 약간 오한(惡寒)하는 사람은 계지거작약가부자탕(桂枝去芍藥加附子湯)으로 주로 치료한다는 것이 조문의 내용이다.

症例

40세의 남성으로 인후통과 가슴이 답답한 것을 호소하였다. 평소 위에 통증이 있어서 소건중탕(小建中湯)을 자주 사용하였다. 199X년 12월 23일 전차를 타고 가다가 난방이 너무 뜨거워서 땀을 흘리고 이후에 냉기를 느꼈다. 12월 25일 인두통이 있고, 땀범벅으로 가슴이 괴로워서 가득 찬 느낌이 있어서 병원에 왔다. 발열은 없었고 혀는 담홍색으로 설태는 얇고 백태(白苔)였다. 맥은 침세(沈細, 가볍게 만지면 촉지하기 어렵고 강하게 압박하면 맥을 촉지할 수 있는데, 실을 잡아당겨 놓은 것처럼 가늘고 연약한 맥)하였고, 복부에는 특별한 소견은 없었다. 맥은 침(沈)하고 세(細)하나 오한(惡寒), 발한(發汗)의 감기 증상이 있어 계지탕증에 유사하나, 가슴이 답답하여 괴로워했기 때문에 계지거작약탕(桂枝去芍藥湯)의 증(證)일지도 모른다는 생각을 하였다. 나아가 맥과 오한(惡寒)을 고려하여 계지거작약가부자탕증(桂枝去芍藥加附子湯證)이라고 판단하였다. 계지거작약가부자탕(桂枝 4g, 乾生薑 1g, 大棗 4g, 甘草 2g, 附子 0.3g)을 달인 약을 주었다. 2일간 복용하여 대부분의 증상은 개선되었다. (저자 치험례)

제 23조

① 太陽病, 得之八九日, 如瘧狀, 發熱, 惡寒, 熱多寒少, 其人不嘔, 清便欲自可, 一日二三度發. ② 脈微緩者, 爲欲愈也. ③ 脈微而惡寒者, 此陰陽俱虛, 不可更發汗, 更下, 更吐也. ④ 面色反有熱色者, 未欲解也. 以其不能得小汗出, 身必痒, 宜桂枝麻黃各半湯.

① 태양병(太陽病)을 얻은지 8, 9일에 학질(瘧疾)의 양상처럼 오한(惡寒), 발열(發熱)하는데 발열(發熱)은 심하고 오한(惡寒)은 적으며, 환자가 구토 증상이 없고 묽은 변을 하루에 두세 번 보려고 한다. ② 만약 맥이 조금 완(緩)하다면 이는 나으려는 징조이다. ③ 만약 맥이 미약(微弱)하면서 오한(惡寒)이 있다면 이는 표리(表裏)가 모두 허(虛)한 것이므로 다시 한법(汗法), 하법(下法), 토법(吐法) 등을 사용해서는 안 된다. ④ 만약 도리어 얼굴에 열이 나는 색이 나타났다면 병이 아직 풀리지 않은 것이다. 그 원인은 땀을 조금도 내지 못한 때문이니 환자의 몸이 반드시 가려울 것이니 마땅히 계지마황각반탕(桂枝麻黃各半湯)으로 치료해야 한다.

(23조의 조문 가운데 이해를 쉽게 하기 위하여 ①, ②, ③, ④의 구분을 필자가 첨가하였다.)

桂枝麻黃各半湯方

계지(桂枝) 1냥 16수(銖)[16] 껍질을 제거한 것, 작약(芍藥), 생강(生薑) 썬 것, 감초(甘草) 구운 것, 마황(麻黃) 마디를 제거한 것 각 1냥, 대조(大棗) 4개 쪼갠 것, 행인(杏仁) 24개 탕에 담그고 피첨(皮尖) 및 씨가 두 개인 것을 제거한 것.

이상 일곱 가지 약재를 물 5승을 써서 먼저 마황을 넣고 달여 한두 번 끓으면 위의 거품을 제거하고 다른 약재를 넣어 달여 1승 8홉[17]을 취하고 찌꺼기를 버리고 6홉을 따뜻하게 복용한다. 책에서 말하기를 계지탕 3홉과 마황탕 3홉을 합하여 6홉을 만들어 돈복(頓服)[18]한다고 하였다. 조리는 위의 법과 같이 한다.

注 학(瘧)은 말라리아를 말한다.

解說 이 조문은 복잡하나 ②와 ③은 약을 복용한 후의 경우를 기재하고 있다. 이는 태양병으로 8~9일 경과하여 말라리아의 병기와 같이 발열하고, 구역감은 없고(곧 소양병이 아님을 말하고 있다.), 대변도 보통으로 나오고 있다(양명병이 아님을 말하고 있다.). 이 경우에 계지마황각반탕(桂枝麻黃各半湯)이 좋다고 말해주고 있다. ②는 계지마황각반탕을 복용한 후에 맥이 미(微)하고 완(緩)한 사람은 금방 치유될 상태에 있다는 것을 말해주고 있다. ③은 계지마황각반탕(桂枝麻黃各半湯)을 복용한 후에 맥이 약하고 오한(惡寒)하는 사람은 음양(陰陽)이 둘 다 허(虛)하므로 다시 발한(發汗), 토하(吐下) 등을 해서는 안 된다. 진무탕(眞武湯) 등으로 따뜻하게 하지 않으면 안 된다. ④는 안색이 붉을 때에는 열의 사기(邪氣)가 체내에 남아있어서 신체가 가렵다. 이때는 계지마황각반탕을 주어서 약간 발한(發汗)시키는 것이 좋다고 서술되어 있다.

실제 임상에서 저자는 계지마황각반탕을 두통, 오풍, 발열, 발한(發汗)의 증상과 더불어 맥이 부(浮)하되 계지탕보다도 긴장도가 좋고 힘이 있는 상태에 사용한다. 뒤에서 다루지만 계지마황각반탕과 유사한 처방으로 계지이마황일탕(桂枝二麻黃一湯), 계지이월비일탕(桂枝二越婢一湯) 두 개의 처방이 있다. 기본적으로 증상은 같으나 계지이마황일탕(桂枝二麻黃一湯)은 발한작용이 강하고, 계지이월비일탕(桂枝二越婢一湯)에는 목마른 증상이 있다.

16) 수(銖): 漢나라 때는 6수를 一分(3.9g)으로 하고, 24수를 1냥(15.625g)으로 하였으니 1수는 0.651g에 해당한다.

17) 홉: 한대(漢代)의 제량(劑量) 단위. 열 홉(十合)이 한 되(一升)이다. ① 무게 단위. 약 18~30g. ② 부피 단위. 약 60~100ml.

18) 돈복(頓服): 복약법의 하나. 한 첩을 진하게 달여서 한 번에 다 복용하는 것을 말한다.

표 13 계지마황각반탕, 계지이마황일탕, 계지이월비일탕의 비교

	汗	口渴	脈	비고
桂枝麻黃各半湯	+	−	浮하고 다소 유력	桂枝湯과 麻黃湯의 중간
桂枝二麻黃一湯	++	−	浮하고 다소 유력	桂枝麻黃各半湯보다 땀이 많다.
桂枝二越婢一湯	+	+	浮하고 다소 유력	大靑龍湯의 허증(虛證)

應用 감기, 피부소양증(皮膚瘙痒症)

症例

10세, 남자, 주요증상은 발열. 199X년 1월 24일 오전 6시 반부터 37.2도의 고열이 있으며, 오전 8시 반에는 38.2도로 발열하였다. 목이 아리는 느낌이 나며, 얼굴이 붉고, 약간 발한이 있으며, 구갈은 없다. 흉부에는 특별한 소견이 없다. 혀의 설질(舌質)은 담홍색이며 설태(舌苔)는 얇고 백태(白苔)이다. 맥진은 부(浮)하고 유력(有力)하다. 복진에서는 특별한 소견은 없다. 계지마황각반탕증(桂枝麻黃各半湯證)이라 판단하여 계지마황각반탕(달인 약)을 투여하였다. 낮부터 밤까지 소변이 6회 다량 배출되었으며 소변을 볼 때마다 기분이 좋아져서(병세가 호전되어서) 안면홍조도 옅어졌다. 발한은 없었다. 1월 25일 아침, 37도의 발열이 있었으나, 그 후에는 발열이 없고 대부분의 증상이 개선되었다. (저자 치험례)

名醫의 論說

[淺田宗伯] 이 처방[桂枝麻黃各半湯]은 외사(外邪)가 괴증(壞證)으로 변한 자에 활용해야한다. 학질(瘧疾, 말라리아)에 감염된 자는 물론 활용할 수 있으며, 그 외에 풍진(風疹)으로 인한 양통(痒痛)이 있는 자에게 적합하다. 한 남성이 풍사후요통(風邪後腰痛)이 멈추지 않아, 의사는 산증(疝症)[19]으로서 치료하였으나, 그 통증이 더욱 더 극심해졌다. 어느 날 저녁에 이 처방을 복용케 하였더니, 땀이 나며 씻은 듯이 나았다.『方函口訣』

參考文獻

藤平 健: 기침〔咳〕의 漢方治療經驗. 漢方臨床노트 治驗篇, 90쪽, 創元社, 1986년

桂枝麻黃各半湯의 요점	
自覺症狀	발한(發汗), 두통, 오풍, 발열, 열다한소(熱多寒少), 소양증(搔痒症, 가려움증)
他覺症狀	부맥(浮脈, 가볍게 누르면 잘 감지되지만, 강하게 누르면 맥을 감지하기가 힘들다.), 안면이 붉다.

19) 산증(疝症): 고환이나 음낭이 커지면서 아프거나 아랫배가 켕기며 아픈 병증.

제 24 조

太陽病, 初服桂枝湯, 反煩不解者, 先刺風池, 風府. 却與桂枝湯則愈.

태양병(太陽病)에 처음에 계지탕을 복용했는데 오히려 번조(煩燥) 증상이 풀리지 않는 경우에는 먼저 풍지(風池), 풍부(風府)를 자침한 후에 다시 계지탕을 복용시키면 곧 낫는다.

解說 태양병으로 처음으로 계지탕을 복용하였으나 번조(煩燥)하면서 증상이 개선되지 않는 경우에는 우선 풍지혈(風池穴)과 풍부혈(風府穴)에 침을 놓고 그 후에 계지탕을 주면 바로 낫는다는 것이 조문의 내용이다.

풍지혈(風池穴)은 족소양담경(足少陽膽經)의 혈(穴)이고 풍부혈(風府穴)은 독맥(督脈)의 혈(穴)이다(그림 9).

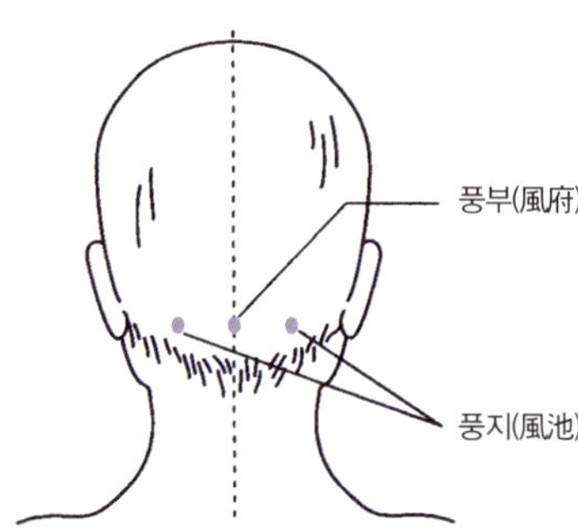

그림 9 풍지(風池), 풍부(風府)

풍부는 후두부 정중에서 발제(髮際)로부터 1촌 위에 위치하고 있다. 풍지는 풍부보다 2횡지 외측(흉쇄유돌근과 승모근의 상단부착부의 함요부의 중앙)에 위치하고 있다.

제 25 조

服桂枝湯, 大汗出, 脈洪大者, 與桂枝湯如前法. 若形似瘧, 一日再發者, 汗出必解, 宜桂枝二麻黃一湯.

계지탕을 복용한 후에 땀을 많이 흘리고 맥이 홍대(洪大)한 경우에는 다시 계지탕을 예전의 방법대로 복용시킨다. 만약 학질(瘧疾)과 비슷한 형상이 나타나고 하루에 두 차례 발작을 하는 경우에는 마땅히 계지이마황일탕(桂枝二麻黃一湯)으로 치료해야 한다.

桂枝二麻黃一湯方

계지(桂枝) 1냥 17수 껍질을 제거한 것, 작약(芍藥) 1냥 16수, 마황(麻黃) 16수 마디를 제거한 것, 생강(生薑) 1냥 6수 썬 것, 행인(杏仁) 16개 피첨을 제거한 것, 감초(甘草) 1냥 2수 구운 것, 대조(大棗) 5개 쪼갠 것.

이상 여섯 가지 약재를 물 5승을 써서 먼저 마황을 넣고 달여 한두 번 끓여 위의 거품을 제거하고, 다른 약재를 넣어 끓여서 2승을 취하고 껍질을 제거하고 1승을 따뜻하게 복용한다. 하루에 2번 복용한다. 책에서 말하기를 계지탕 2, 마황탕 1의 비율로 합하여 2승이 되게 하여 나누어 2번 복용한다. 여기서는 합하여 하나의 처방으로 만들었다. 조리는 앞의 방법과 같이한다.

解說 계지탕을 복용하여 크게 땀이 나고〔大汗〕 맥이 홍대(洪大, 맥이 올 때는 크게 성하고 맥이 갈 때는 쇠하는 느낌의 맥)한 것은 계지탕을 이전과 동일하게 준다. 만약 증상이 말라리아와 같이 열이 다시 상승하는 것은 계지이마황일탕(桂枝二麻黃一湯)으로 발한하면 반드시 낫는다. 계지이마황일탕을 사용한 증례에 대해서는 17세의 남자로서 계지마황각반탕(桂枝麻黃各半湯)의 적응증과 유사한 감모(感冒)의 환자로 땀을 많이 흘리는 경우에 효과가 좋았던 적이 있었다.

桂枝二麻黃一湯의 요점	
自覺症狀	발한(發汗)이 많다, 발열(發熱), 해수(咳嗽)
他覺症狀	맥부(脈浮, 가볍게 압박하면 잘 촉지할 수 있으나 강하게 압박하면 잘 촉지하기 어렵다.)

제 26 조

服桂枝湯, 大汗出後, 大煩渴不解, 脈洪大者, 白虎加人蔘湯主之.

계지탕을 복용하여 크게 땀을 낸 다음에 크게 번조(煩燥)하고 목마른 것이 풀리지 않고 맥이 홍대(洪大)한 경우에는 백호가인삼탕(白虎加人蔘湯)으로 주로 치료한다.

白虎加人蔘湯方

지모(知母) 6냥, 석고(石膏) 1근 부순 것을 면으로 싼 것, 감초(甘草) 2냥 구운 것, 멥쌀 6홉, 인삼(人蔘) 3냥. 이상 다섯 가지 약재를 물 1말〔斗〕[20]을 써서 쌀을 끓여서 익힌다. 탕이 만들어지면 찌꺼기를 버리고 1되〔升〕를 따뜻하게 복용한다. 하루에 3번 복용한다.

解說 계지탕을 복용한 후에 대량으로 땀이 나고 매우 목이 말라서 병세가 낫지 않는다. 맥이 홍대(洪大)한 자는 백호가인삼탕(白虎加人蔘湯)으로 주로 치료한다는 것이 조문의 내용이다. 백호가인삼탕은 중요한 처방이다.

백호가인삼탕은 양명병의 약이고 백호탕류(白虎湯類)의 증상은 일반적으로 사대증(四大證: 大熱, 大汗, 大渴, 脈洪大)으로 요약할 수 있다. 간단하게 말하면 백호가인삼탕은 신체 중에 열의 사기〔熱邪〕가 충만한 상태라고 이해하면 좋겠다. 번갈(煩渴)은 가슴이 답답하고 목이 마르는 것을 말한다. 진가정안(診家正眼)에는 홍맥(洪脈)은 극히 크고 홍수의 모습과 같으며 올 때는 성하고 갈 때는 쇠한 맥이라고 되어 있다.

症例

68세의 주부로 주된 증상은 발열, 섬어(譫語), 구갈이다. 199X년 6월 21일 밤부터 갑자기 38도로부터 39도의 발열을 나타내고 야간에는 의미를 알 수 없는 헛소리를 했다. 해수는 없었고 두통과 구토도 없었다. 약 7일간 대변을 보지 못했다. 해열제를 복용하였어도 열은 떨어지지 않았다. 이러한 상태가 5일간 지속되었다. 6월 25일 오후 3시 무렵에 발이 춥다고 호소하였다. 오후 7시에 왕진의 요청이 있어서 진찰하였다. 환자는 매우 목마름을 호소하였고 물을 대량으로 마셨다. 소변은 소량으로 여러 차례 보았다. 얼굴은 붉은색이고 전신에는 발한을 볼 수 있었다. 특히 이마에 대립(大粒) 크기의 땀을 볼 수 있었다. 진찰 시에는 요실금의 상태여서 스스로 변소까지 보행할 수 없었다. 혀는 물을 마신 직후라서 습기를 머금고 있었고 동시에 황색의 설태를 볼 수 있었다. 맥진한 결

---

20) 말〔斗〕: 용량 단위. 10되〔升〕가 1말〔斗〕이다. 약 600g, 2,000ml에 해당한다.

과 홍(洪), 대(大), 삭(數)하였고 복진상 전부 연약하였다. 뭉친 것과 압통은 볼 수 없었다. 환자를 한 번 다 진찰한 후에 다시 망진(望診)하여 10분간 맥진을 하면서 『유취방광의(類聚方廣義)』를 참고하면서 살펴본 결과 백호가인삼탕증(白虎加人蔘湯證)일지도 모른다고 생각하였다. 환자의 증상을 검토하였는데 발이 차갑다고 하는 호소는 백호가인삼탕증의 진열가한(眞熱假寒) 같기도 하고 진무탕증(眞武湯證)의 가열진한(假熱眞寒) 같기도 하여 이것이 문제가 되었다. 망진(望診)에서는 얼굴이 붉고 설진(舌診)에서는 황색의 설태(舌苔)가 보여지고 맥은 홍대(洪大)하면서 삭(數)한 것을 보아 진열가한(眞熱假寒)이라고 생각되었다. 또한 섬어(譫語), 발열, 변비라는 증상으로부터 승기탕류(承氣湯類)와의 감별이 필요하였다. 복진 소견상 전체가 연약하고, 뭉친 것과 압통은 보이지 않았기 때문에 승기탕류(承氣湯類)로써 하(下)하는 하법(下法)을 쓸 증은 아니라고 판단하였다. 이상의 소견을 참작하여 백호가인삼탕증이라고 판단하였다.

오후 8시경에 백호가인삼탕(白虎加人蔘湯, 石膏 30g, 知母 10g, 粳米 16g, 甘草 4g, 人蔘 6g)을 한 번 전탕하여 그 2/3를 복용하였다. 20분 후에 "기분이 좋다, 편안해졌다."라고 말하면서 발한은 그 즉시 멈췄다. 약 1시간 후에 구갈도 심하였으나 완쾌되었다. 오후 10시 전에 백호가인삼탕을 복용하였고 오후 10시가 지날 무렵에는 환자는 편안한 모습으로 잠이 들었다. 다음날 6월 26일 아침에 백호가인삼탕을 더 복용하였는데 환자는 원기(元氣)가 살아나고 변소도 혼자서 다닐 정도로 되었다. 6월 26일 낮 무렵에 왕진을 갈 예정이었으나 환자와 가족이 함께 병원에 왔다. 안색은 붉은 기운을 띄고 맥은 침하고 실하고 혀는 설태가 없어져서 담홍색을 띄었다. 복부는 연약하였고 변비가 계속되고 있었기 때문에 대황감초탕(大黃甘草湯)을 처방하였고 배변 후에 치유되었다. (저자 치험례)

名醫의 論說	[尾台榕堂] 곽란(霍亂, 嘔吐下利症)으로서 토사(吐瀉)한 후에 대열번조(大熱煩燥), 대갈인음(大渴引飮), 심하비경(心下痞硬), 맥은 홍(洪)하고 대(大)한 사람을 치료한다.『類聚方廣義』

白虎加人蔘湯의 요점	
自覺症狀	대한(大汗), 대번갈(大煩渴), 발열(發熱)
他覺症狀	맥홍대(脈洪大, 맥이 올 때는 大하고 성하고 맥이 갈 때는 쇠한 느낌의 맥이다.)

參考文獻

矢數道明: 白虎加人蔘湯, 臨床應用漢方處方解說, 521쪽, 創元社, 1975년

제 27 조

太陽病, 發熱惡寒, 熱多寒少, 脈微弱者, 此無陽也, 不可發汗, 宜桂枝二越婢一湯.

태양병(太陽病)에 발열(發熱)과 오한(惡寒)이 있는데 열이 많고 한(寒)이 적으며 맥이 미약(微弱)한 경우에는 양기(陽氣)가 없는 것이므로 발한법(發汗法)을 사용할 수 없으니 마땅히 계지이월비일탕(桂枝二越婢一湯)으로 치료해야 한다.

桂枝二越婢一湯方

계지(桂枝) 껍질을 제거한 것, 작약(芍藥), 마황(麻黃), 감초(甘草) 구운 것 각 18수, 대조(大棗) 4개 쪼갠 것, 생강(生薑) 1냥 2수 자른 것, 석고(石膏) 24수 부수어 면에 싼 것.

이상 일곱 가지 약재를 물 5승을 써서 마황을 달여 한두 번 끓여 위의 거품을 제거하고 다른 약재를 넣어 끓여서 2승을 취하고 찌꺼기를 버리고 1승을 따뜻하게 복용한다. 책에서 말하기를 마땅히 월비탕과 계지탕을 나누어 만들고 그것을 합하여 1승을 마신다고 하였다. 여기서는 합하여 하나의 처방으로 하였다. 계지탕 2, 월비탕 1의 비율이다.

解說 태양병으로 발열과 오한이 있어 열(熱)이 많고 한(寒)이 적은 때는 계지이월비일탕(桂枝二越婢一湯)으로 치료하는 것이 좋다. 맥이 미약(微弱, 극히 가늘고 부드러워 압박하는 경우 사라져버리며, 손가락 밑에 미약하게 촉지할 수 있음)한 환자는 양기(陽氣)가 없기 때문에 발한(發汗)시켜서는 안 된다는 것이 조문의 내용이다.

"맥이 미약한 경우에는 양기가 없는 것이므로 발한법을 사용할 수 없다."는 말은 계지이월비일탕(桂枝二越婢一湯)을 복용한 후에 맥이 변화한 경우를 서술하고 있다. 이 조문으로부터 계지이월비일탕(桂枝二越婢一湯)의 증(證)은 명확하지는 않으나 구성하는 약재를 고찰해 보면 태양병의 중편(中篇)에 나오는 대청룡탕(大靑龍湯)과 유사하기 때문에 저자는 대청룡탕의 허증(虛證)이라고 고려하였다. 감기에 대하여 계지이월비일탕의 사용 방법에 대해서는 1) 발한(發汗)이 있어 계지탕증과 유사하나 맥은 힘이 있고 구갈(口渴)이 더해진 경우 2) 대청룡탕증에 유사하나 맥이 대청룡탕증으로서는 약한 경우, 이상의 2가지 경우를 생각할 수 있다.

應用 감기, 인플루엔자, 관절염 류마티스(백출과 부자를 첨가하는 경우가 많다.)

症例

26세 여성으로 임신 7개월째이다. B형 인플루엔자. 200X년 3월 7일 저녁 무렵에 춥다가 38도의 발열이 있었고, 3월 8일에는 저자의 병원에 와서 진료를 받았는데, 38도의 발열, 구갈(口渴), 두통, 발한(發汗)이 있었고 맥은 부(浮)하고 삭(數)하고 유력하였다 혀는 핑크색으로 백태(白苔)가 있었고 복진 상에는 복력(腹力)이 중등도이고 특별한 복증(腹證)은 없었다. 콧물검사상 인플루엔자 B형의 양성이었다. 계지이월비일탕(달인 약)을 4일간 주었다. 그날 밤에 발한(發汗)하였고, 소변이 대량으로 나왔다. 다음날 열이 떨어졌다. 밤에 1회 37.8도의 열이 났으나 바로 해열하였다. 3월 10일 당 병원에서 진찰을 받았는데 맥은 다소 뜨고 빨랐으며 입이 쓰지는〔口苦〕 않았다. 구갈도 없었다. 3월 12일, 맥(脈)이 완(緩)하였고 치유되었다. 6월 1일, 정상 분만으로서 2,974g의 여아를 출산하였다. (저자 치험례)

桂枝二越婢一湯의 요점(大青龍湯의 虛證)	
自覺症狀	발한(發汗), 구갈(口渴), 발열(發熱)
他覺症狀	부맥(浮脈)으로서 유력(有力, 가볍게 압박하여 잘 만질 수 있으나 강하게 압박하는 경우 맥을 만질 수 없고 桂枝湯證의 맥보다 힘이 있다.)

제 28조

服桂枝湯, 或下之, 仍頭項强痛, 翕翕發熱, 無汗, 心下滿微痛, 小便不利者, 桂枝去桂加茯苓白朮湯主之.

계지탕을 복용한 후에 혹시 또 하법(下法)을 사용하여 계속 머리와 뒷목이 뻣뻣하면서 아프고 후끈후끈 열이 나며 땀은 나지 않고 심하(心下)가 더부룩하면서 약간 아프며 소변이 잘 나가지 않는 경우에는 계지거계가복령백출탕(桂枝去桂加茯苓白朮湯)으로 주로 치료한다.

桂枝去桂加茯苓白朮湯方

작약(芍藥) 3냥, 감초(甘草) 2냥 구운 것, 생강(生薑) 썬 것, 백출(白朮), 복령(茯苓) 각 3냥, 대조(大棗) 12개 쪼갠 것.

이상 여섯 가지 약재를 물 8승을 써서 달여 3승을 취하고 찌꺼기를 버리고 1승을 따뜻하게 복용한다. 소변이 잘 나오면 곧 낫는다. 책에서 말하기를 계지탕(桂枝湯)에서 계지를 제거하고 복령, 백출을 더하였다고 하였다.

解說 계지탕을 복용하고 하제(下劑)로써 설사시킨 후에 머리와 뒷목이 매우 아프고, 한꺼번에 몸에서 열이 나고〔翕翕〕 땀이 없고 위장 언저리가 팽팽하고〔張〕 약간 아프며〔心下滿微痛〕 소변이 적은 경우에는 계지거계가복령백출탕(桂枝去桂加茯苓白朮湯)으로 주로 치료한다는 것이 조문의 내용이다.

한방의 기본 병리개념인 기(氣), 혈(血), 수(水) 가운데 이 조문은 수(水)의 병이고, 수독(水毒, 병적인 體液의 偏在)이 병의 원인으로 판단된다. 어깨와 목이 뭉치는 것이 있고, 갈근탕(葛根湯) 등이 효과가 없을 때에 사용하면 좋다는 경우가 있다. 계지거계가복령백출탕에서 계지를 뺀 것이 잘못이 아니냐는 의견도 있지만(『類聚方廣義』, 『醫宗金鑑』) 실제 치료 경험으로부터 판단할 때 계지거계가복령백출탕(桂枝去桂加茯苓白朮湯)이 옳다고 저자는 생각하고 있다.

症例

28세 여성. 주된 증상은 발열, 복통. 199X년 6월 9일부터 복통이 있었고 변이 무른 상태이었다. 6월 10일에 열감이 있었고 복통과 무른 변도 계속되었다. 6월 11일에 37.3도의 발열과 상복부 통증과 목과 어깨의 뭉침을 호소하였고, 오후가 되어 병원에 찾아왔다. 자한(自汗)은 없었고 해수(咳嗽)와 인후의 통증도 없었다. 소변과 대변은 정상이었고 맥은 가라앉고 가늘었으며 복진 상 복부는 연(軟)하였고 상복부에는 압통을 느꼈다. 경부(頸部)에도 압통이 있었다. 소변불리(小便不利)는 없었으나, 계지거계가복령백출탕(桂枝去桂加茯苓白朮湯)을 전탕하여 주었다. 6월 11일 밤과 6월 12일 아침 복용하였고 얼마 안 되어 잠깐 잠이 들었는데, 약간 발한(發汗)하였고 이후에 열이 떨어져서 치유되었다. (저자 치험례)

名醫의 論說	[目黑道琢] 잡병(雜病)의 두항강통(頭項强痛)에 이 처방[桂枝去桂加茯苓白朮湯]을 사용하고 때때로 효과를 얻는다. 심하만(心下滿)을 우선적인 표적으로 한다. 『餐英館療治雜話』

桂枝去桂加茯苓白朮湯의 요점	
自覺症狀	발열, 머리와 어깨의 뭉침, 위통(胃痛), 무한(無汗), 소변이 적다.
他覺症狀	심와부통(心窩部痛)

參考文獻 藤平 健: 桂枝去桂加茯苓白朮湯證은 의외로 많다. 漢方臨床노트 論考篇, 386쪽, 創元社 1986년

제29조

傷寒, 脈浮, 自汗出, 小便數, 心煩, 微惡寒, 脚攣急, 反與桂枝欲攻其表, 此誤也. 得之便厥, 咽中乾, 煩躁, 吐逆者, 作甘草乾薑湯與之, 以復其陽. 若厥愈, 足溫者, 更作芍藥甘草湯與之, 其脚卽伸. 若胃氣不和, 譫語[21]者, 少與調胃承氣湯. 若重發汗, 復加燒鍼者, 四逆湯主之.

상한(傷寒)병으로 맥이 뜨고 땀이 저절로 나며[自汗] 소변을 자주 보고 가슴이 번조(煩燥)하며 조금 오한(惡寒)이 나고 다리가 뒤틀리며 당기는[攣急] 경우에 도리어 계지탕을 사용하여 해표(解表)하는 것은 잘못이다. 계지탕을 복용한 후에 사지(四肢)가 차갑고 인후(咽喉)가 건조하며 번조불안(煩躁不安)하고 구토(嘔吐)하며 기가 역상(逆上)하는 경우에는 감초건강탕(甘草乾薑湯)을 주어서 그 양기(陽氣)를 회복해야만 한다. 만약 궐증(厥症)이 낫고 발이 따뜻하게 되는 경우에는 다시 작약감초탕(芍藥甘草湯)을 주면 다리가 금방 펴진다. 만약 위기(胃氣)가 불화하여 헛소리를 하는 경우에는 조위승기탕(調胃承氣湯)을 조금씩 복용하게 한다. 만일 발한을 거듭하고 또 소침(燒鍼)을 사용한 경우에는 사역탕(四逆湯)으로 주로 치료한다.

甘草乾薑湯方

감초(甘草) 4냥 구운 것, 건강(乾薑) 2냥.
이상 두 가지 약재를 물 3승을 써서 달여 1승 5홉을 취하고 찌꺼기를 버리고 나누어 따뜻하게 2번 복용한다.

芍藥甘草湯方

백작약(白芍藥) 감초(甘草) 구운 것 각 4냥.
이상 두 가지 약재를 물 3승을 써서 달여 1승 5홉을 취하고 찌꺼기를 버리고 나누어 따뜻하게 2번 복용한다.

調胃承氣湯方[22]

대황(大黃) 4냥, 껍질을 제거하여 청주(淸酒)에 씻은 것, 감초(甘草) 2냥 구운 것, 망초(芒硝) 반승.
이상 세 가지 약재를 물 3승을 써서 달여 1승을 취하고 찌꺼기를 버리고 망초를 넣어 다시 불 위에서 약하게 달여 끓으면 조금씩 따뜻하게 복용한다.

21) 譫語: 자면서 끙끙대며 중얼거리는 것을 말한다. 혹은 병자가 정신이 어지러울 때 비몽사몽 간에 이것저것 말하는 것을 말한다.
22) 調胃承氣湯方: 『상한론』 29조 조위승기탕에 나오는 망초는 용량이 반근으로 되어 있다.

四逆湯方

감초(甘草) 2냥 구운 것, 건강(乾薑) 1냥반, 부자(附子) 1개 생으로 써서 껍질을 제거하고 8조각으로 쪼갠 것. 이상 세 가지 약재를 물 3승을 써서 달여 1승 2홉을 취하고 찌꺼기를 버리고 나누어 따뜻하게 2번 복용한다. 건장한 사람에게는 큰 부자 1개, 건강 3냥을 쓸 수 있다.

解說 상한(傷寒)으로 맥이 뜨고 식은땀이 나고 소변을 자주 보고 가슴이 답답하고 괴로우며, 미약하나마 오한(惡寒)이 있고 하지의 근육이 갑자기 당겨서 굴신(屈伸)할 수 없는 상태〔脚攣急〕의 증상이 있는 경우에 계지탕(桂枝湯)을 주는 것은 잘못이다. 계지탕을 복용하면 바로 몸이 차가워지고 인후가 건조해지고 흉중에 열과 불안감이 생기고 팔다리를 가만히 있지 못한다〔煩躁〕. 구토할 때에는 감초건강탕(甘草乾薑湯)을 써서 양(陽)을 회복시키는 것이 좋다. 만약 냉(冷)이 개선되어 발이 따뜻해지는 경우에는 작약감초탕(芍藥甘草湯)을 주면 다리의 연급(攣急)이 좋아지고, 하지를 뻗을 수 있다. 만약 위장(胃腸)의 움직임이 나빠져서(胃氣가 조화롭지 못하고) 변비가 있고 헛소리〔譫語〕를 하는 경우에는 조위승기탕(調胃承氣湯)을 소량 주면 좋다. 만약 계속 발한(發汗)시키면서 소침(燒鍼) 등을 사용한 때에는 사역탕(四逆湯)으로써 치료한다는 것이 조문의 내용이다.

맥부(脈浮), 자한(自汗), 소변삭(小便數), 심번(心煩), 미오한(微惡寒), 각련급(脚攣急) 등의 증상은 계지탕증과 유사하나 실제로는 계지가부자탕증(桂枝加附子湯證)이었는데 잘못하여 계지탕을 주었기 때문에 생긴 병태의 치료법을 서술하고 있다. 신체가 냉(冷)하고 인후가 건조하고 번조(煩躁)하여 구토하는 증상에 대하여 순서를 매겨서 처방을 주어서 치료하고 있다. 실제의 치료에 참고가 되는 유익한 문장이다.

우선 감초건강탕으로 몸을 따뜻하게 덥히고, 하지를 잘 뻗지 못하는 경우에는 작약감초탕으로 치료한다. 변비와 섬어(譫語)가 있는 경우에는 승기탕으로 치료한다. 감초건강탕은 따뜻하게 해주는 약이고, 작약감초탕은 하지의 연축(攣縮)을 다스려서 하지를 뻗게 하는 약이다. 조위승기탕은 하제(下劑)이다. 사역탕은 중증의 냉(冷)을 치료하는 약이다. 이렇게 간단하게 이해하자.

症例

甘草乾薑湯의 症例

57세 여성으로 200X년 10월 췌장암 수술 후에 타액이 저녁 무렵부터 입 가운데에 고여, 타액이 고일 때마다 뱉어야 하기 때문에 타액이 고민이 되어 밤에 잠을 잘 수 없었다. 다음해에 12월 본 병원에서 초진하였다. 혈압은 140/80이고 맥은 침하고 가늘었으며 복진에서는 복력(腹力)은 약하였고, 좌우의 계륵(季肋)[23]부에 경도의 저항감

23) 계륵(季肋): 계협(季脇)으로, 측흉(側胸) 제11, 12연골 사이의 부위를 말한다.

이 있었다. 감초건강탕(甘草乾薑湯)을 처방하였다. 4일 후에 타액이 줄어들어 기분이 조금 나아졌다. 11일 후에 타액은 거의 나오지 않을 정도로 좋아졌다. (저자 치험례)

甘草乾薑湯의 應用

급성위장염, 유뇨(遺尿), 빈뇨(頻尿), 화분증(花粉症), 과잉 타액. 화분증에 대하여 저자는 감초건강탕(甘草乾薑湯)을 감초가루 1g, 건강가루 1g을 1일분으로써 분말의 형태로 사용하고 있다.

甘草乾薑湯에 대한 名醫의 論說

[吉益東洞] 감초건강탕(甘草乾薑湯)은 궐(厥)하여 번조(煩躁)하고 연말(涎沫)이 많은 사람을 치료한다.『方極』
[尾台榕堂] 노인(老人), 평소에는 소변이 빈삭(頻數)하여 괴롭고 침을 흘린다. 단기(短氣, 息切)하고 현훈(眩暈)하여 일어나서 걷기 어려운 사람에게 이 처방[甘草乾薑湯]이 마땅하다.『類聚方廣義』

甘草乾薑湯의 요점	
自覺症狀	사지가 냉(冷)하고 인후 부위가 마르고 번조(煩躁)하며 타액이 많다. 담(痰)이 물과 같이 흘러 나와 토한다.
他覺症狀	침맥(沈脈, 가볍게 만져서 촉지하기 어렵고 강하게 압박하는 경우 맥을 잘 촉지할 수 있다.)

甘草乾薑湯의 參考文獻

荒木性次: 甘草乾薑湯證, 新古方藥囊, 88쪽, 方術信和會, 1989년

症例

芍藥甘草湯의 症例

71세 남성으로 고혈압과 간염의 기왕력이 있는 환자이다. 199X년 5월에 산에 올라갔을 때 장딴지에 쥐가 났다. 그 이후에 매일 밤에 쥐나는 것이 지속되었다. 몇몇의 병원에서 치료를 받았으나 개선되지 않았기 때문에 다음해 1월 14일에 쥐나는 것을 어떻게든 치료하고자 원하여 본 병원에서 초진하였다. 작약감초탕(芍藥 6g, 甘草 6g)을 주었다. 복용한 밤부터, 지금까지 매일 생기다시피한 쥐나는 것이 소실되었다. (저자 치험례)

症例

하지의 경련에는 작약감초탕(芍藥甘草湯)을 쓴다.

인력거를 모는 사람이 공복에 열심히 일하고, 멀리 떨어져있는 거리까지 인력거를 몰면서, 자기 집에 돌아올 때 바로 쓰러졌다. 걸을 수 없고, 하지경련이 있었고, 통증은 견디기가 어려웠다. 내 친구인 수정수암(藪井修庵) 선생이 작약감초탕(芍藥甘草湯)을 처방한 이후 바로 치유되었다. (堀越兆淳『溫知醫談』)

芍藥甘草湯의 應用	복통(腹痛)과 장딴지에 쥐가 나는 것.

芍藥甘草湯의 名醫의 論說	[尾台榕堂] 복중(腹中)이 연급(攣急)하여 생긴 통증을 치료한다. 소아의 야제(夜啼)가 멈추지 않는데 복중연급(腹中攣急)이 심한 경우에 그 효력이 특별하다.『類聚方廣義』 [淺田宗伯] 이 처방[芍藥甘草湯]은 각연급(脚攣急)을 치료하는 것이 주치이나, 다음의 증을 가진 환자, 즉 복통(腹痛)과 각기(脚氣), 양족(兩足) 혹은 무릎에 통증이 있어 굴신(屈伸)할 수 없는 사람, 그 이외에 여러 급통(急痛)에 응용한다.『方函口訣』

芍藥甘草湯의 요점	
自覺症狀	복통(腹痛), 다리의 경련, 쥐나는 것, 급한 동통

症例

調胃承氣湯의 症例

소아의 구토에 조위승기탕(調胃承氣湯)을 쓴다. 7개월 남아, 체중 8kg, 199X년 11월 25일 밤 한 번 구토하였다. 26일 아침에도 3회 구토하였고, 얼굴색은 시퍼랬다. 오늘은 대변이 나오지 않았다. 26일 오전 9시 반경에 병원에 진찰을 받았는데 흉부에 이상은 없었다. 복부가 불룩하다는 느낌이 들었다. 소변에는 이상이 없었고 구갈은 없었다. 소아의 숙식(宿食)이라고 진단되었고, 조위승기탕 엑기스 1g을 주었다. 자택으로 귀가하여 오전 10시에 복용하였는데 10분 후에 대변을 보았으며 대변은 보통이었다. 오후 3시에 방귀가 나왔고 변은 물렀으며, 이후에 3회 대변을 보았는데, 기운을 차려 구토기가 없어지고 안색이 좋게 되어 치유되었다. (저자 치험례)

調胃承氣湯의 應用	변비(便秘)와 구토(嘔吐)

調胃承氣湯의 名醫의 論說	[淺田宗伯] 이 처방[調胃承氣湯]은 승기탕(承氣湯)의 경제(輕劑)이고 따라서 위(胃)에 속한다고 할 수 있다. 위기(胃氣)를 조화롭게 하는 것이 좋아서 약간 주면 좋다. 대소승기탕(大小承氣湯)이 배가 그득하면서 조시(燥屎)가 있는 것을 주로 치료하는 것과 같지 않고, 다만 열이 위에 몰려 속이 막힌 환자를 치료한다. 잡병(雜病)에 사용하는 것은 모두 이러한 뜻을 가지고 있다.『方函口訣』

調胃承氣湯의 요점	
自覺症狀	변비(便秘), 구토(嘔吐)
他覺症狀	복부의 창(脹, 腹滿)

調胃承氣湯의 參考文獻

荒木性次: 調胃承氣湯의 응용 예, 新古方藥囊, 204쪽, 方術信和會, 1989년

症例

四逆湯의 症例

62세 여성으로써 예전부터 복만(腹滿)이 있었고, 199X년 1월 30일 이른 아침부터 물 흐르듯 설사를 6회 보았다. 메슥거리는 구역감이 있어서 병원을 방문하였다. 손발은 냉(冷)하였고 맥은 가라앉고 가늘었으며 복력(腹力)은 약하고 좌우의 하복부에 가벼운 압통이 있었다. 사역탕(四逆湯, 附子 0.7g)을 주었다. 낮에 약을 복용하여 1회 설사가 있었으며 밤에 복용한 후로부터는 설사는 그치고 구역감도 소실되었다. 1월 31일은 대변을 보지 못했다. 2월 1일에 1회 소량의 변이 무르게 나왔다. 2월 3일에 가벼운 복만(腹滿)이 있어서 사역탕(四逆湯, 附子 1.2g)을 주었다. 이를 복용하여 완전히 치료되었다. (저자 치험례)

四逆湯의 應用

설사, 급성 대장염

四逆湯의 名醫의 論說

[吉益東洞] 사역탕(四逆湯)은 사지궐역(四肢厥逆)하고 신체동통(身體疼痛)하고 하리청곡(下利清穀)하고 혹은 소변이 청리(清利)한 사람을 치료한다.『方極』

[淺田宗伯] 이 처방[四逆湯]은 음증(陰證)이 정면에 나오는 경우의 치료방으로, 사지가 궐역(厥逆)하고 하리(下利)가 청곡(清穀)한 경우 등이 그 대상이 된다.『方函口訣』

四逆湯의 요점	
自覺症狀	사지냉(四肢冷), 신체동통(身體疼痛), 消和가 안 된 설사변
他覺症狀	침맥(沈脈, 가볍게 만지면 촉지하기 어렵고 강하게 압박하면 촉지하기 쉬운 맥)

四逆湯의 參考文獻

大塚敬節: 四逆湯, 茯苓四逆湯. 症候에 의한 漢方治療의 實際 351쪽. 南山堂 2000년

제30조

問曰, 證象陽旦, 按法治之而增劇, 厥逆, 咽中乾, 兩脛拘急而譫語. 師曰, 言夜半手足當溫, 兩脚當伸, 後如師言, 何以知此. 答曰, 寸口脈, 浮而大, 浮爲風, 大爲虛, 風則生微熱, 虛則兩脛攣, 病形象桂枝, 因加附子參其間, 增桂, 令汗出, 附子溫經, 亡陽故也. 厥逆, 咽中乾, 煩躁, 陽明內結, 譫語, 煩亂, 更飮甘草乾薑湯, 夜半陽氣還, 兩足當熱, 脛常微拘急, 重與芍藥甘草湯, 爾乃脛伸, 以承氣湯微溏則止其譫語, 故知病可愈.

묻기를, 양단(陽旦) 증(證)을 닮아서 법대로 치료하였는데 병이 점차 심해져서 궐기(厥氣)가 올라오고 인후가 건조하며 양 다리가 뻣뻣하게 당기면서 헛소리를 했습니다. 선생님께서 한밤중이 되면 손발이 따뜻해지고 두 다리도 펴진다고 하셨는데 과연 그렇게 되었습니다. 어떻게 그렇게 된 것인지 알 수 있습니까?

답하기를, 환자의 촌구맥(寸口脈)이 부(浮)하고 대(大)한데 부(浮)는 풍사(風邪)때문이고 대(大)는 양(陽)이 허한 것이니 풍사가 있으므로 조금 열이 나고 허하므로 두 다리가 뒤틀리고 당기는[攣急] 것이다. 병의 형상이 계지탕증(桂枝湯證)과 비슷하여 원래 그것에 부자(附子)를 더해야 했으나 계지(桂枝)를 늘려 땀을 낸 것이니, 부자(附子)는 경락을 따뜻하게 하는데 양기가 손실[亡陽]되었기 때문에 쓴 것이다. 손발이 궐랭(厥冷)하고 인후가 건조하고 번조불안(煩躁不安)이 있으며 양명조열(陽明燥熱)로 대변이 막히며[結] 헛소리를 하고 번란(煩亂)하니, 다시 감초건강탕(甘草乾薑湯)을 복용하게 하면 밤중으로 양기(陽氣)가 회복되어서 두 발이 자연히 따뜻해질 것이며, 다리가 조금 구급(拘急)이 남아있을 때에 다시 작약감초탕(芍藥甘草湯)을 사용하면 바로 다리를 펼 수 있으며, 승기탕(承氣湯)을 복용하여 대변이 묽어지면 곧 섬어(譫語)가 그치니 이로써 병이 나을 것을 알 수 있다.

注 양단(陽旦)은 계지탕의 별명이다(成無已, 『注解傷寒論』에 의한다.). 양명(陽明) 내(內)에 결(結)한다는 것은 변비를 말한다. 미당(微溏)은 무른 변을 말한다.

解說 이 조문에서는 다음과 같이 묻고 있다. 증상이 계지탕〔陽旦湯[24]〕증과 유사한데, 계지탕증이라고 보아 치료하였지만, 병상은 점점 심해지고, 손발이 냉해지고 인후가 마르고 두 하지가 당기면서 섬어(譫語)를 한다. 선생님께서 말씀하시기를, 한밤중에 손발은 따뜻해지고 두 하지의 구급(拘急)이 없어지고 펼 수 있다고 하셨고, 그 후에 선생님께서 말씀하시는 것과 같이 되었습니다. 선생님께서는 어떻게 이런 점을 알고 계셨습니까?
선생께서 답하여 가로되, 요골동맥(橈骨動脈)의 촌맥(寸脈)이 부(浮)하고 대(大)하기 때문이다. 부(浮)는 풍(風)을 말하고 대(大)는 허(虛)를 말한다. 풍(風)은 미열(微熱)을 생하고 허(虛)는 두 하지를 당기게 한다. 증상은 계지탕과 비슷하나 실제로는 계지탕에 부자(附子)를 더하여 치료했어야 한다. 그러나 계지탕을 많이 주어서 발한시켰다. 부자는 경락(經絡)을 따뜻하게 하는 효능이 있다. 양기(陽氣)가 상실되었기 때문에 손발이 냉(冷)하고, 인후가 건(乾)하고, 답답하여 괴롭고 변비가 있고 섬어(譫語)를 하며 정신착란〔煩亂〕이 생긴다. 치료는 감초건강탕(甘草乾薑湯)을 복용하면 한밤중에 양기(陽氣)가 회복되면서 두 발이 따뜻해진다. 경골(脛骨)이 당기는 경우에는 작약감초탕(芍藥甘草湯)을 더 첨가하면 당기는 것이 없어지고 하지를 뻗을 수 있게 된다. 변비에 대해서는 승기탕(承氣湯)을 주어서 약간 하리(下痢)시키면 곧바로 섬어(譫語)가 그친다. 이러한 것에 의하여 병을 치료할 수 있다는 것을 알 수 있다는 것이 조문의 내용이다.
이 조문은 전 29조와 거의 같은 내용의 문장이다. 계지탕과 유사한 증상의 환자로써 실제로는 계지가부자탕증(桂枝加附子湯證)의 환자에게 계지탕을 오치(誤治)했기 때문에 생긴 상황을 치료하는 치료법을 말해주고 있다.

24) 陽旦湯: 『金匱要略 · 婦人産後病脈證治』에 나옴. 계지탕을 가리킨다.

제 2 장

태양병(太陽病) 맥증(脈證)과 치료를 변(辨)한다〈中〉.

辨太陽病脈證幷治中

제 31조

太陽病, 項背强几几, 無汗惡風, 葛根湯主之.

태양병(太陽病)에 뒷목과 등이 뻣뻣하여 숙이지 못하고[几几], 땀이 나지 않으면서 바람을 싫어하면 갈근탕(葛根湯)으로 주로 치료한다.

葛根湯方

갈근(葛根) 4냥, 마황(麻黃) 3냥 마디를 제거한 것, 계지(桂枝) 2냥 껍질을 제거한 것, 생강(生薑) 3냥 썬 것, 감초(甘草) 2냥 구운 것, 작약(芍藥) 2냥, 대조(大棗) 12개 쪼갠 것.

이상 다섯 가지 약재를 물 1두를 써서 먼저 마황, 갈근을 달여 2승으로 줄여서 흰 거품을 제거하고, 다른 약재를 넣고 달여서 3승을 취하고 찌꺼기를 버리고 1승을 따뜻하게 복용한다. 이불을 덮어 조금 땀을 내듯이 한다. 나머지는 계지탕(桂枝湯)의 방법과 같이 하여 조리하고 금기를 한다. 여러 탕제가 모두 이를 따라 한다.

注 후한시대에 1두(斗)는 1.981ℓ이다(1두는 10승).

解說 태양병으로 목과 어깨가 뭉치고 땀이 없으며, 한기가 있는 환자는 갈근탕(葛根湯)으로 주로 치료한다는 것이 조문의 내용이다. 땀이 없다는 것이 중요하다. 땀이 없다는 것은 실증(實證)이라는 것을 의미하는데, 반면에 땀이 있으면 허증(虛證)이다. 감기의 초기에 땀이 있을 때에는 계지탕(桂枝湯)으로, 땀이 없을 때에는 갈근탕과 마황탕(麻黃湯) 등을 사용한다. 땀의 유무는 처방을 결정하는 요점이다. 갈근탕의 허증(虛證)의 병태에는 계지가갈근탕(桂枝加葛根湯)을 사용한다. 또한 갈근탕 특유의 복증(腹證)으로 대총(大塚)의 제통점(臍痛点)이 있다. 대총의 제통점은 배꼽 바로 위에 존재하는 뭉침과 압통을 말한다(그림 10).

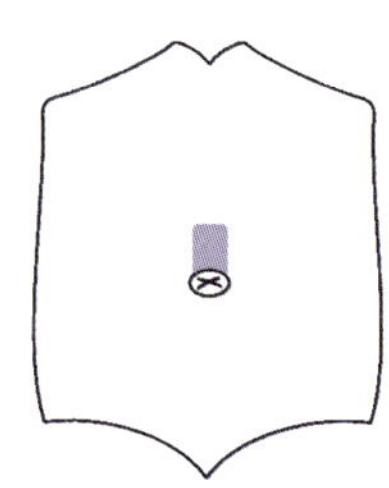

그림 10 대총(大塚)의 제통점(臍痛点)

대총의 제통점이란 제(臍) 바로 위에 존재하는 유형의 괴(응어리)와 압통을 말한다.

갈근, 마황, 계지, 생강, 감초, 작약, 대조 7가지 약을 물 한 말에 넣어 우선 마황, 갈근을 달이고, 이로부터 2승을 줄이고, 찌꺼기를 버리고 나머지 약을 집어넣어 3승까지 달여 찌꺼기를 버리고 1승 분량으로 따뜻하게 하여 이를 복용시킨다. 이불을 덮고 약간 땀을 흘리도록 한다. 그 이외에는 계지탕(桂枝湯)을 마시는 방법에 준해서 조리(병태에 따라 용량용법을 가감하여 사용하는 것)하고 금기를 고려하며, 기타 약방은 여기에 준하여 행한다는 것이다.

應用 감기, 삼차신경통, 외감성 위장염, 부비동염, 중이염, 접촉성 피부염

症例

산모의 뱃속에서 죽은 태아를 해산하는데 갈근탕(葛根湯)을 사용한 증례. 관리인 옥정(玉井) 아무개의 부인. 23세. 처음으로 임신해서 8개월이 되었는데 전신에 부종과 한기를 느꼈다. 어깨와 등 가운데가 세게 당기고, 심하(心下)가 단단하고 그득하며〔鞕滿〕 숨이 가쁜〔息切〕증상이 나타났다. 치료를 산과의사에게 의뢰하였는데 4~5일이 지나도 점점 심해져, 본인에게 치료를 의뢰하였다. 맥이 복(伏)하고 현(弦)하며 얼굴색은 푸른빛이었다. 혀가 미끌하고 흰색이었으며 상복부(中脘)로부터 하복부에 이르기까지 자흑(紫黑)의 반점이 나타났고, 태동이 없었다. 입안에서 더러운 냄새가 나는 것으로 보아 태아가 사망한 것을 알 수 있었다. 증상에 완급이 있어서 완한 시기에는 이야기를 잘 하고 구갈(口渴)이 있는데 물을 마실 수 있었다. 급한 시기에는 인사불성과 경직성 경련이 나타났다. 사망한 태아를 꺼내지 못하면 임산부가 죽으므로 우선 경련을 치료하고자 하여 갈근탕을 연속하여 복용시켰다. 여러 증상이 점차로 개선되고 3일째 되는 날 사망한 태아가 해산되어 치유되었다. (淸川玄道『溫知醫談』)

症例

37세 남성, 199X년 1월 11일 저녁 무렵 두통과 발열(체온은 재지 않았으나 열감이 있었다.), 뒷목에 통증, 인두통이 있었고 맥은 부긴(浮緊)하였다. 갈근탕(葛根湯) 엑기스 2.5g을 복용하였다. 야간에 소변이 다량으로 나왔다. 발한(發汗)은 없었다. 다음날 아침은 상쾌한 상태로 치유되었다는 것을 알 수 있었다. (저자 치험례)

名醫의 論說	[吉益東洞] 갈근탕(葛根湯)은 항배강급(項背强急)하고 발열 오풍하고, 혹은 천(喘)하고 혹은 신동통(身疼痛)하는 자를 치료한다.『方極』 [尾台榕堂] 이 처방[葛根湯]은 항배강급(項背强急)을 주치(主治)로 한다. 따라서 능히 경간(驚癎), 파상풍, 산후의 감기, 졸경(卒痙, 갑자기 오는 경련), 두창(痘瘡) 초기 등의 각궁반장(角弓反張),[1] 상찬(上竄, 눈을 치켜뜨는 것), 휵닉(搐搦), 신체강직(身體强直)한 사람을 다스린다.『類聚方廣義』

1) 각궁반장(角弓反張): 몸이 뒤로 젖혀지는 병증. 뒷목과 등이 뻣뻣하고 몸이 각궁처럼 뒤로 꺾여지므로 이렇게 이름한다.

葛根湯의 요점	
自覺症狀	발열, 두통, 오풍, 어깨결림, 오한
他覺症狀	부맥(浮脈, 가볍게 압박하면 잘 촉지할 수 있으나, 강하게 압박하면 맥을 촉지하기 어렵다.), 배꼽위의 결림과 압통, 복력(腹力)은 중등도이다.

參考文獻 大塚敬節: 葛根湯, 漢方醫學, 124쪽, 創元社, 2003년

제 32조

太陽與陽明合病者, 必自下利, 葛根湯主之.

태양(太陽)과 양명(陽明)이 함께 병든 경우에는 반드시 저절로 설사를 하게 되니 갈근탕(葛根湯)으로 주로 치료한다.

解說 태양병과 양명병의 합병(合病)은 반드시 저절로 설사하는데 이것을 갈근탕(葛根湯)으로 주로 치료한다는 것이 조문의 내용이다.

합병(合病)에 대해서는 의견이 분분한데, 학자에 따라 합병(合病) 등의 정의가 불분명하다. 성무기(成無己)의 『주해상한론(注解傷寒論)』에서는 〔상한에는 합병(合病)이 있고 병병(并病)이 있다. 원래 태양병에 이환되어 낫지 않고 아직 증상이 남아있는데, 양명(陽明)의 증상이 생긴 경우에는 병병(并病)이라고 한다. 두 개의 경(經)이 둘 다 사기(邪氣)를 받고 서로 합하여 아픈 경우를 합병(合病)이라고 한다〕라고 적혀 있다.

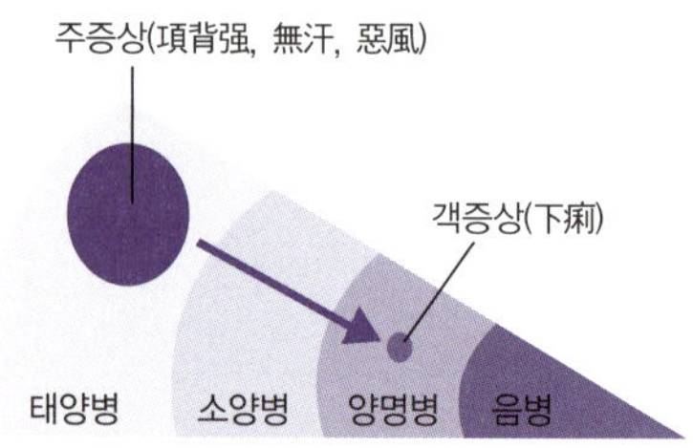

그림 11 합병(合病)

태양병과 양명병의 합병(合病)은 주병변(주증상)은 '項背强하고 無汗하고 惡風한다'라는 태양병(葛根湯證)이나 '下痢'라는 양명병의 증상도 객병변(객증상)으로서 동시에 존재하는 병태라고 간주할 수 있다.

오전겸장(奧田謙藏)의 『상한론강의(傷寒論講義)』에는 "병의 소재는 한 길이다. 동시에 그 병세가 두 길 혹은 세 길로 나타나는 경우는 이를 합병(合病)이라고 칭한다."라고 서술되어 있고, 이 설명은 이해하기 쉽다고 생각되어 진다. 항배(項背)가 뻣뻣하고 무한(無汗)하고 오풍(惡風)하는 태양병(葛根湯證)에 하리(下痢)의 양명병(陽明病)(에 유사하다.)의 증상이 객(客)의 병변으로서 동시에 존재하는 병태라고 생각되어진다(그림 11). 갈근탕으로써 치료하

면 '항배(項背)가 뻣뻣하고 무한(無汗)하며 오풍(惡風)한다'는 태양병의 증상과 '하리(下痢)'의 증상이 동시에 소실된다. 곧 이 조문은 31조 '태양병(太陽病)에 항배(項背)가 뻣뻣하고〔强〕 무한(無汗)하고 오풍(惡風)한다'의 갈근탕증에 다만 하리(下痢)가 첨가된 것이라고 생각할 수 있다.

상한론과 마찬가지인 후한시대의 한자자전인 『설문해자(說文解字)』에는 "합(合)은 합구(合口)이다." 곧 "입이 합한다."는 것이다. 혹은 '그릇의 입구'와 '뚜껑'이 서로 맞는다는 의미의 회의문자이다. 의미하는 바는 '맞는다. 맞게 한다' 등의 의미이다. 태양병〔項背强, 無汗, 惡風〕에 양명병〔下痢〕이 합쳐진 상태라고 간주할 수 있다.

症例

34세 여성 삼차신경통의 치료 경험. 주된 증상은 오른쪽 안면의 통증. 약 7개월 전으로부터 오른쪽 안면에 동통이 나타났고, 모 종합병원 이비인후과에서 삼차신경통이라고 진단받았다. 그 후 수일간 야간 동통 때문에 잠을 잘 수 없다고 호소하였고, 199X년 5월 31일 본원에 찾아왔다. 어깨 결림이 있었고 맥은 침세(沈細)하였고 설(舌)은 얇은 백태(白苔)가 있었다. 복진(腹診)에 있어서 복력(腹力)은 중등도로써 대총(大塚)의 제통점(臍痛点, 배꼽위 직상부의 크기 약 2mm, 길이 반 횡지의 새끼줄모양이 존재하고, 이 부위에 일치하여 압통이 있다.)을 볼 수 있었다. 안면에는 삼차신경의 제2지와 제3지의 영역에 동통을 볼 수 있었다. 대총의 제통점은 갈근탕(葛根湯)의 복증(腹證)으로써 갈근가출부탕증(葛根加朮附湯證)이라고 진단된다. 갈근가출부탕(附子 0.5g)을 투여하여 6월 1일부터 안면의 동통은 꽤 개선되었고 밤에는 잘 수 있었다. 6월 4일부터 안면의 동통은 거의 소실되었다. 약 1개월 후에 안면의 동통은 개선되었고, 대총의 제통점도 미약하게 되었다. (저자 치험례)

제 33조

太陽與陽明合病, 不下利, 但嘔者, 葛根加半夏湯主之.

태양(太陽)과 양명(陽明)이 함께 병들었는데 설사를 하지 않고 단지 구역질만 하는 경우에는 갈근가반하탕(葛根加半夏湯)으로 주로 치료한다.

葛根加半夏湯方[2)]

갈근(葛根) 4냥, 마황(麻黃) 3냥 마디를 제거한 것, 감초(甘草) 2냥 구운 것, 작약(芍藥) 2냥, 계지(桂枝) 2냥 껍질을 제거한 것, 생강(生薑) 2냥 썬 것, 반하(半夏) 반승 씻은 것, 대조(大棗) 12개 쪼갠 것.

이상 여덟 가지 약재를 물 1두를 써서 먼저 갈근, 마황을 달여서 2승을 줄이고 흰 거품을 제거한다. 다른 약재들을 넣고 달여서 3승을 취하고 찌꺼기를 버리고 1승을 따뜻하게 복용한다. 이불을 덮고 조금 땀을 낸다.

2) 葛根加半夏湯方: 『상한론』 33조 갈근가반하탕(葛根加半夏湯)에 나오는 반하는 용량이 반근으로 되어 있다.

解說 태양병과 양명병의 합병(合病)으로 하리(下痢)는 없고 구역감이 있는 사람은 갈근가반하탕(葛根加半夏湯)이 주치한다는 것이 조문의 내용이다. 갈근탕증(葛根湯證)으로 구역감이 있는 경우에는 갈근가반하탕을 사용한다.

名醫의 論說	[吉益東洞] 갈근가반하탕(葛根加半夏湯)은 갈근탕증(葛根湯證)으로 구토하는 사람을 치료한다.『方極』 [淺田宗伯] 이 처방[葛根加半夏湯]은 합병(合病)의 구토를 치료하는 것뿐만 아니라 평소 정음(停飮)이 있으면 이 처방을 복용하기 어렵고 오히려 주객외감(酒客外感) 등에 효력이 있다.

參考文獻 大塚敬節: 急性扁桃腺炎, 漢方診療三十年, 創元社, 1985년

제 34 조

太陽病, 桂枝證, 醫反下之, 利遂不止, 脈促者, 表未解也. 喘而汗出者, 葛根黃芩黃連湯主之.

태양병(太陽病) 계지탕(桂枝湯)의 증(證)에 의사가 도리어 공하법(攻下法)으로 치료하여 설사가 그치지 않으며 맥이 촉급(促急)한 경우에는 표증(表證)이 아직 풀어지지 않은 것이다. 만약 천식을 하며 땀이 나면 갈근황금황련탕(葛根黃芩黃連湯)으로 주로 치료한다.

葛根黃芩黃連湯方[3)]

갈근(葛根) 반근, 감초(甘草) 2냥 구운 것, 황금(黃芩) 3냥, 황련(黃連) 3냥.

이상 네 가지 약재를 물 8승을 써서 먼저 갈근을 달여서 2승을 줄이고 다른 약재를 넣고 달여서 2승을 취하고 찌꺼기를 버리고 나누어 따뜻하게 2번 복용한다.

3) 葛根黃芩黃連湯方: 『상한론』 34조 갈근황금황련탕에 나오는 황금은 용량이 2냥으로 되어 있다.

解說 태양병으로 계지탕증(桂枝湯證)에 의사가 하제(下劑)를 주었기 때문에 하리(下痢)가 멈추지 않았다. 맥은 촉맥(促脈)으로 두통과 발열 등의 표증(表證)이 아직 남아있다. 천(喘)을 하면서 땀이 나는 경우는 갈근황금황련탕(葛根黃芩黃連湯)으로 주로 치료한다는 것이 조문의 내용이다. 갈근황금황련탕은 발열이 있어서 하리(下痢)할 때에 사용된다. 한의학에서는 양(陽)의 하리(下痢, 陽證下痢)를 치료하는 방제이다. 등평건(藤平健)이 저술한 『상한론연습(傷寒論演習)』에는 갈근황금황련탕에 대하여 "갈근황금황련탕은 갈근탕(葛根湯)과 황금탕(黃芩湯)과의 합방이라고 생각되어진다."라고 서술되어 있다. 이것은 탁월한 식견이다. 즉 갈근황금황련탕증(葛根黃芩黃連湯證)은 갈근탕증(葛根湯證)과 황금탕증(黃芩湯證)이 병존하는 상태라고 생각되어 진다. 이 생각에 기초하여 실제 환자에게 갈근황금황련탕을 사용하는 경우에 분명히 효과가 있었다. 또한 필자의 경험에 따르면 갈근황금황련탕의 복증(腹證)으로써 심와부(心窩部)의 압통과 대총(大塚)의 제통점(臍痛点)이 잘 관찰된다(그림 12).

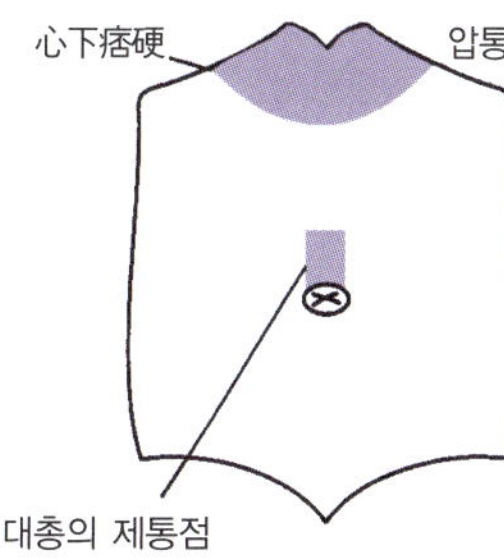

그림 12 갈근황금황련탕의 복증(腹證)
심와부(心窩部)의 압통과 대총(大塚)의 제통점(臍痛点)을 볼 수 있다.

應用 급성위장염, 급성기관지염

症例

소아 5~6세. 감기에 걸려 천식(喘息)하면서 땀이 났다. 본인〔岡田昌春〕은 소청룡가석고탕(小靑龍加石膏湯)을 2, 3일 사용하였으나 효과는 없었다. 하내전절(河內全節)군의 돌아가신 아버지인 하내전암(河內全庵) 선생님은 어린 아이를 진찰하여 말씀하시길 "이것은 흉중(胸中)의 울사(鬱邪)에 의한 것으로써 이러한 병기에 갈근황금황련탕(葛根黃芩黃連湯)을 사용한 경험이 있다."라고 하셨다. 과연 갈근황금황련탕을 사용해 보니 바로 천식(喘息)이 멈추고 땀도 멈추어서 치료되었다. (岡田昌春 『溫知醫談』)

症例

급성위장염에 갈근황금황련탕(葛根黃芩黃連湯)을 쓴다. 31세 여성. 주된 증상은 발열과 하리(下痢)와 구토였다. 199X년 6월 15일 경 이후로부터 감기에 걸려 발열이 있었다. 6월 18일 밤에 4회 구토하였다. 6월 19일 아침으로부터 차색깔을 띈 물같은 하리(下痢)가 6회 있었고 이른 아침에도 3회 구토가 있었다. 복통이 있고 상복부(上腹部)에는 막히는 감이 있었다. 오전에 저자의 병원에 방문하였다. 발한(發汗)은 없었고 해수도 없었다. 어깨 결림도 없었다. 소변에 이상이 없었다. 망진상에는 원기(元氣)가 없는 모습이었다. 혀에는 약간 백태(白苔)가 있었고 맥은 침세(沈細)하였고 복부는 심하비경(心下痞硬)이 있었고 심하부(心下部)로부터 배꼽위에 걸쳐서 압통도 있었다. 배꼽 바로 위에는 뭉침과 압통이 있었다〔대총(大塚)의 제통점(臍痛点), 그림 12를 참조〕.
이상의 소견으로부터 대총의 제통점이 보여져서 이것은 갈근탕증(葛根湯證)이고 태양병이라고 간주되었다. 또한 구역감과 구토, 심하비경(心下痞硬), 복통, 하리(下痢) 등이 있고 혀의 백태(白苔)는 소양병의 소견이라고 간주되고 황금탕증(黄芩湯證)을 생각하였다. 바로 갈근탕증과 황금탕증이 병존하는 상태로서 갈근황금황련탕증인 것이다. 갈근황금황련탕(葛根黃芩黃連湯)을 낮과 저녁, 밤에 걸쳐서 3회 주었다. 오전 중에 6회의 하리(下痢)가 있었으나, 갈근황금황련탕을 복용하면서부터 하리(下痢)는 하지 않는다. 6월 20일에 하리(下痢)는 없었다. 구토도 멈췄다. 복증(腹證)은 경도의 복피구련(腹皮拘攣)[4]이 있었다. 대총의 제통점은 희미해졌고 복통은 꽤 개선되었다. 6월 21일이 되자 복통은 더 이상 없었고, 대부분의 증상이 개선되었다. (저자 치험례)

名醫의 論說

[吉益東洞] 갈근황금황련탕(葛根黄芩黄連湯)은 항배(項背)가 강급(强急)하고 심하비(心下痞)하며 심계(心悸)하면서 하리(下利)하는 사람을 치료한다.『方極』
[淺田宗伯] 이 처방[葛根黄芩黄連湯]은 표사함하(表邪陷下)의 하리(下利)에 효력이 있고, 미주(尾州)의 의사 선생님은 소아조수(小兒早手, 小兒의 疫痢)로 하리(下利)하는 경우에 사용하며 때때로 효력이 있다고 말씀하신다. 나도 소아의 하리(下利)에 대한 경험이 많다. 이 처방이 다스리는 천식(喘息)은 열세(熱勢)가 내옹(內壅)하는 경우를 주증(主證)으로 한다.『方函口訣』

葛根黃芩黃連湯의 요점(葛根湯과 黃芩湯의 합방)	
自覺症狀	하리(下痢), 천명(喘鳴), 두통(頭痛), 발열(發熱), 발한(發汗)
他覺症狀	촉맥(促脈, 빠르다, 재촉하는 맥), 심하부통(心下部痛), 배꼽위에 뭉침과 압통

제 35 조

太陽病, 頭痛發熱, 身疼腰痛, 骨節疼痛, 惡風, 無汗而喘者, 麻黃湯主之.

태양병(太陽病)에 머리가 아프고 열이 나며 몸과 허리가 아프고 뼈마디가 아프며 바람을 싫어하고 땀은 나지 않으면서 천식을 하는 경우에는 마황탕(麻黃湯)으로 주로 치료한다.

4) 복피구련(腹皮拘攣): 자각증상으로서, 뱃가죽이 오그라들고 땅겨서 불편한 것.

麻黃湯方

마황(麻黃) 3냥 마디를 제거한 것, 계지(桂枝) 2냥 껍질을 제거한 것, 감초(甘草) 1냥 구운 것, 행인(杏仁) 70개 피첨(皮尖)을 제거한 것.
이상 네 가지 약재를 물 9승을 써서 먼저 마황을 달여 2승을 줄여서 위의 거품을 제거하고 다른 약재를 넣고 달여 2승반을 취하고 찌꺼기를 버리고 8홉을 따뜻하게 복용한다. 이불을 덮고 약간 땀을 취한다. 죽을 마시는 것을 사용한다. 나머지는 계지탕(桂枝湯)의 법과 똑같이 하여 조리한다.

解說 태양병으로 두통 발열 신체동통(身體疼痛)이 나타나고 요통과 관절통증이 있으며 한기(寒氣)와 무한(無汗)이 있고 천식(喘息)하는 사람은 마황탕(麻黃湯)으로 주로 치료한다는 것이 조문의 내용이다. 마황탕은 태양병의 실증(實證)에 사용하는 처방이다. 골절동통(骨節疼痛)은 관절의 통증으로 마디마다 아픈 통증이다. 무한(無汗)이 중요하니 태양병의 실증(實證)인 것을 나타내고 있다.

症例

생후 5개월 남아 감기. 199X년 6월 1일부터 콧물과 기침이 나타났고, 쌕쌕거린다. 체온은 37도, 맥은 부긴(浮緊)하고, 마황탕(麻黃湯) 엑기스 2g을 1일분으로써 주었는데 하루 만에 콧물과 기침, 천명(喘鳴)이 개선되었다. (저자 치험례)

症例

74세 여성의 감기. 199X년 1월 20일부터 38도의 발열과 해수와 인두통이 나타났고, 마디마디가 아팠다. 발한(發汗)은 없었고, 맥은 부(浮)하면서 긴(緊)하였다. 마황탕(麻黃湯) 엑기스를 주었더니 그날 저녁에 발한(發汗)하면서 열이 떨어졌다. 21일에 인두통은 개선되었는데 기침은 남아있었다. 마행감석탕(麻杏甘石湯)과 소시호탕(小柴胡湯)의 엑기스를 2일간 주었고, 거의 치료되었다. (저자 치험례)

名醫의 論說

[尾台榕堂] 초생아(初生兒)가 때때로 발열이 있고, 코가 막혀 통하지 않고, 젖을 빠는 것이 어려운 아이는 이 처방을 사용하면 바로 낫는다.『類聚方廣義』
[淺田宗伯] 이 처방[麻黃湯]은 태양상한(太陽傷寒), 무한증(無汗證)에 사용할 수 있다. 계지탕(桂枝湯)과 마황탕(麻黃湯)의 구분은 중경선생의 엄연한 규칙이 존재하므로 위반하면 안 된다. 또한 천가(喘家)가 풍한(風寒)에 걸릴 때 이 처방을 사용하면 바로 치유된다. 조천선암(朝川善庵) 선생이 평생 이 처방을 사용하여 천식(喘息)을 방지했다고 말했다.『方函口訣』

麻黃湯의 요점	
自覺症狀	두통, 발열, 오한, 무한(無汗), 천명(喘鳴)
他覺症狀	부맥(浮脈, 가볍게 만져서 잘 촉지할 수 있으나, 강하게 만지면 잘 촉지할 수 없음), 긴맥(緊脈, 유력하고 꼬아놓은 밧줄과 같은 느낌이다.)

제 36 조

太陽與陽明合病, 喘而胸滿者, 不可下, 宜麻黃湯.

태양(太陽)과 양명(陽明)이 함께 병들어 천식을 하면서 가슴이 그득한 경우에 공하법(攻下法)을 써서는 안 되니 마땅히 마황탕으로 치료해야 한다.

解說

태양병과 양명병의 합병(合病)으로, 천식(喘息)을 하며 가슴이 팽팽하여 괴로운 사람은 하제(下劑)를 사용하여 공하(攻下)하면 안 된다. 마황탕(麻黃湯)을 투여해야 좋다는 것이 조문의 내용이다.

제 37 조

太陽病, 十日以去, 脈浮細而嗜臥者, 外已解也. 設胸滿脇痛者, 與小柴胡湯, 脈但浮者, 與麻黃湯.

태양병(太陽病)이 이미 10일이 경과한 후에 맥이 부세(浮細)하면서 잠을 자려고 하는 경우에는 이것은 이미 표증(表證)이 풀어지는 것이다. 만약 가슴이 그득하고 옆구리가 아픈 경우에는 소시호탕(小柴胡湯)을 쓰고, 맥이 단지 부(浮)하기만 하는 경우에는 마황탕(麻黃湯)을 써서 치료한다.

小柴胡湯方

시호(柴胡) 반근, 황금(黃芩), 인삼(人蔘), 감초(甘草) 구운 것, 생강(生薑) 썬 것 각 3냥, 대조(大棗) 12개 쪼갠 것, 반하(半夏) 반승 씻은 것.

이상 일곱 가지 약재를 물 1두 2승을 써서 달여서 6승을 취하고 찌꺼기를 버리고 다시 달여서 3승을 취하고 1승을 따뜻하게 복용한다. 하루에 3번 복용한다.

解說 태양병으로, 10일이 경과하였는데 맥이 뜨고 가늘다. 누워있는 것을 좋아하는 사람은 외증(外證)이 이미 없어졌기 때문이다. 만약 가슴이 그득하고 옆구리가 아픈 사람은 소시호탕(小柴胡湯)을 준다. 맥이 단지 부(浮)한 경우에는 마황탕(麻黃湯)을 준다라는 뜻을 담고 있다. 소시호탕은 소양병의 대표처방으로 급성병뿐만 아니라 만성병에도 응용할 수 있다. 흉협고만(胸脇苦滿)은 소시호탕의 중요한 복증(腹證)이다(그림 13).

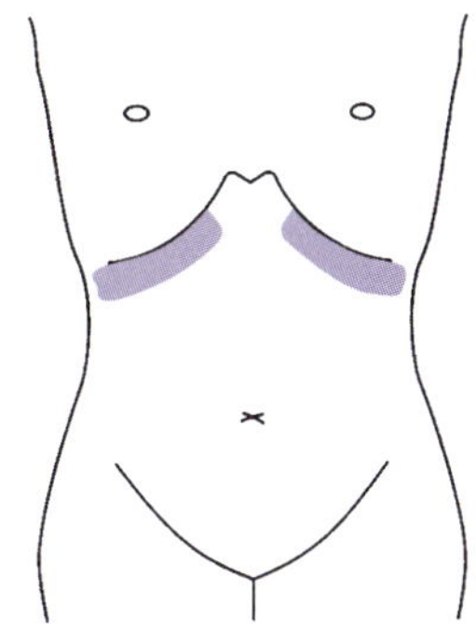

그림 13 흉협고만(胸脇苦滿)
흉협고만의 복증(腹證)은 계륵부(季肋部)에 충만감이 있어서 괴롭고, 누르면 압통과 저항감을 느낄 수 있다.

症例

조천촌(早川村), 주재소(駐在所)의 판정(坂井)씨의 부인. 연령 27세, 임신 5개월에 감기에 걸려 머리가 아프고 열이 나고 왼쪽 목에 뚜렷하게 응결이 있고, 이것을 누르니 매우 아파했고, 음식을 먹을 때마다 인후부의 안에 통증이 느껴졌다. 혀는 백태(白苔)이고, 체표에 열이 있고, 맥은 빠르고 급하며 구갈이 있지만, 구역감도 있으며 하복부가 약간 아프다. 소시호탕(小柴胡湯)을 주어서 두 번 먹으니, 모든 증상은 곧바로 사라졌다. (山田業精『井見集附錄』)

名醫의 論說	[尾台榕堂] 시호(柴胡)의 여러 처방은 모두 학(瘧)을 잘 치료할 수 있다. 중요한 것은 흉협고만(胸脇苦滿)의 증(症)을 목적으로 해야 한다는 것이다. 신생아에게 때때로 원인 모르게 발열하며, 가슴이 뛰고 혹은 젖을 토하는 경우, 이를 변증열(變蒸熱)이라고 칭하는데, 이 소시호탕(小柴胡湯)이 마땅하다.『類聚方廣義』 [淺田宗伯] 이 처방[小柴胡湯]은 왕래한열(往來寒熱), 흉협고만(胸脇苦滿), 묵묵(默默)하게 음식을 원하지 않고, 구토와 혹은 이롱(耳聾)이 목적이다.『方函口訣』

小柴胡湯의 요점	
自覺症狀	두통, 발열, 구역감, 왕래한열(往來寒熱), 현훈(眩暈)
他覺症狀	현맥(弦脈, 비파줄을 만질 때의 느낌을 주는 맥), 흉협고만(胸脇苦滿)

參考文獻

大塚敬節: 漢方診療를 하며 생각나는 것. 漢方의 珠玉, 136쪽, 自然과科學社, 2000년

제38조

太陽中風, 脈浮緊, 發熱惡寒, 身疼痛, 不汗出而煩躁者, 大靑龍湯主之, 若脈微弱, 汗出惡風者, 不可服之, 服之則厥逆, 筋惕肉瞤, 此爲逆也.

태양중풍(太陽中風)에 맥이 부긴(浮緊)하고 열이 나고 오한이 있으며 몸이 아프고 땀은 나지 않으면서 번조(煩躁)한 경우에는 대청룡탕(大靑龍湯)으로 주로 치료한다. 만약 맥이 미약(微弱)하고 땀이 나면서 바람을 싫어하는 경우에는 복용해서는 안 된다. 만약 복용하게 되면 사지(四肢)가 궐역(厥逆)하고 근육이 떨리게 되니 이것은 역증(逆證)이다.

大靑龍湯方[5)]

마황(麻黃) 6냥 마디를 제거한 것, 계지(桂枝) 2냥 껍질을 제거한 것, 감초(甘草) 2냥 구운 것, 행인(杏仁) 40개 피첨(皮尖)을 제거한 것, 생강(生薑) 3냥 썬 것, 대조(大棗) 10개 쪼갠 것, 석고(石膏) 계란 크기만한 것을 부순 것.

이상 일곱 가지 약재를 물 9승을 써서 먼저 마황을 달여 2승을 줄여서 위의 거품을 제거하고 다른 약재들을 넣고 달여서 3승을 취하고 찌꺼기를 버리고 1승을 따뜻하게 복용한다. 조금 땀을 내듯이 한다. 땀이 나오는 것이 많은 경우는 온분(溫粉)을 바른다. 한 번 복용하여 땀이 나는 경우는 더 복용하는 것을 멈춘다. 만약 다시 복용하면 땀이 많이 나므로 망양(亡陽)이 되어 결국 허해지고 오풍(惡風), 번조(煩躁)하고 잠자는 것이 생긴다.

解說 태양병 중풍의 증(證)으로, 맥이 부(浮)하고 긴(緊)하며, 발열과 오한, 신통(身痛)이 있으며 땀은 나오지 않고, 가슴이 고달프고 손발을 팔딱팔딱 떠는 것〔煩躁〕은 대청룡탕(大靑龍湯)으로 주로 치료한다. 만약 맥이 미약(微弱)하고 땀이 나며 오풍(惡風)하는 사람은 대청룡탕을 복용해서는 안 된다. 만약 복용하면 바로 손발이 차가워지고〔厥逆〕 근육이 씰룩씰룩 떨린다〔筋惕肉瞤〕. 이것은 올바른 치료가 아니라는 것이 조문의 내용이다.

이 조문은 태양병의 실증(實證)으로서 마황탕증(麻黃湯證)보다도 열의 사기(邪氣)가 강하고, 번조(煩躁) 곧 가슴이 괴롭고 그득하며 손발을 팔딱팔딱하여 괴로워하는 증상이 추가된 것이다. 맥은 부긴(浮緊)하며 열이 나고 오한이 있고 몸이 아프며 땀은 없고 번조(煩躁)하는 것이 대청룡탕의 주증상이다. 독감에서는 대청룡탕증(大靑龍湯證)을 때때로 볼 수 있다. 번조(煩躁)에 대해서는,

5) 大靑龍湯方: 『상한론』 38조 대청룡탕에 나오는 대조는 용량이 12개로 되어 있다.

번(煩)이라 하면 가슴 속의 열감과 불안을 말하는 것이고, 조(躁)는 손발을 안절부절 못하는 것이다. 맥이 미약(微弱)하고 땀이 나며 오풍(惡風)하는 사람에게는 계지탕을 주어야 한다. 잘못하여 계지탕증 환자에게 대청룡탕을 주면 수족(手足)이 차가워지고, 근육이 씰룩씰룩하게 된다. 이와 같은 경우에는 진무탕(眞武湯)과 복령사역탕(茯苓四逆湯)을 바로 주어서 치료한다. 계자대(鷄子大)라 함은 계란크기를 말한다.

應用 독감, 급성신염, 급성결막염, 각막염

症例

A형독감에 대청룡탕(大靑龍湯)을 쓴다. 35세 주부 200X년 2월 2일부터 약간 인두통이 출현하였고, 2월 3일 오후에는 38도, 밤에는 38.8도의 발열이 있었고, 2월 4일에는 오전에 기침을 하였고 콧물이 있었으며 인두가 아프고 한기가 있고 요통이 나타나서 병원에 왔다. 맥진은 부긴(浮緊)하고, 발한(發汗)은 없었다. 흉부, 복부는 정상이었는데, 독감을 의심하여, 신속 진단키트로서 A형 인플루엔자라고 진단하였다. 환자는 임신의 가능성이 있고, 한방약으로의 치료를 희망하였다. 증(證)은 맥이 부긴(浮緊)하고 땀이 없고 열이 있어서 대청룡탕(大靑龍湯)의 적응증이라고 판단하였다. 대청룡탕을 달인 약으로 처방하였는데, 먹은 날 밤에 약간 땀이 나고 기분은 좋아졌다. 다음날 2월 4일에 내원하게 하여 경과를 들었는데, 계속해서 대청룡탕을 복용하게 했다. 2월 7일에 상당부분 증상은 개선되었으나 약간 기침이 남아있는 정도라서 소시호탕가길경석고(小柴胡湯加桔梗石膏)를 주어서 치료하였다. (저자 치험례)

症例

37세 여성. 199X년 1월 29일에 오한이 있고 열이 40.2도로 나고 땀은 없었고 숨쉬기가 어려웠으며 허리와 등에 통증이 있었다. 맥은 부긴삭(浮緊數)하고 대청룡탕증(大靑龍湯證)이라고 판단하여서 대청룡탕(마황 6, 석고 29, 계지 3, 행인 5, 감초 2, 대초 3, 생강 2g)을 달인 약으로 투여하였다. 1월 30일에 땀이 나서 열이 내렸고, 1월 31일에 증상이 개선되어 치유되었다. (저자 치험례)

名醫의 論說	[吉益東洞] 대청룡탕(大靑龍湯)은 천(喘)하고 해수하고, 갈(渴)하여 물을 마시고자 하고, 상충(上衝)하고, 혹은 신동(身疼)하고, 오풍과 오한이 있는 사람을 치료한다『方極』 [淺田宗伯] 이 처방[大靑龍湯]은 발한준발(發汗峻發)시키는 처방임은 물론이고, 그 이외에도 일음(溢飮, 水毒), 혹은 폐창(肺脹, 기관지천식)으로 그 맥은 긴(緊)하고 대(大)하며, 표증(表證)이 성(盛)한 경우에 사용하는데 효력이 있다. 또한 천행적안(天行赤眼)과 풍안(風眼, 유행성 결막염) 초기에 이 처방에 차전자(車前子)를 가하여 발한(發汗)을 크게 시키면 특별한 효력이 있다. 풍안(風眼)은 눈의 역기(疫氣)에 의한 열이고, 따라서 강하게 발산하지 않으면 효과가 없다. 처방의 수준은 마황탕증(麻黃湯證)보다 조금 더 심한 경우에 사용하는 것이다.『方函口訣』

大青龍湯의 요점(麻黃湯證에 煩躁)	
自覺症狀	두통, 발열, 오한, 무한(無汗), 구갈, 번조
他覺症狀	부맥(浮脈, 가볍게 만지면 잘 촉지할 수 있는데, 강하게 압박하면 잘 촉지하기 어렵다.), 긴맥(緊脈, 유력하고 밧줄을 꼬아 놓은 느낌이다.)

제 39 조

傷寒脈浮緩，身不疼，但重，乍有輕時，無少陰證者，大靑龍湯發之.

상한(傷寒)에 맥이 부완(浮緩)하고, 몸은 아프지 않으며 단지 무겁게 느껴지다가 잠깐씩 가벼워질 때가 있는데, 소음증(少陰證)이 없다면 대청룡탕(大靑龍湯)을 써서 발표(發表)시킨다.

解說 상한(傷寒)으로써 맥은 부(浮)하고 완(緩)하며, 몸에는 통증이 없고, 다만 몸이 무겁고, 혹은 바로 가볍게 되는 때도 있으며, 소음병증(少陰病證)이 없는 사람은 대청룡탕(大靑龍湯)으로써 발한(發汗)하면 좋다는 것이 조문의 내용이다. 이 조문은 소음병과 유사한 대청룡탕의 적응증이 있다는 것을 말하고 있다. 대청룡탕을 사용할 때는 대부분은 38조의 증상인데, 일부 사례에서 39조와 같은 소음병과 유사한 증상도 나타난다.

표 14 발한(發汗)의 크기

大青龍湯
麻黃湯
葛根湯
桂枝二越婢一湯
桂枝麻黃各半湯
桂枝二麻黃一湯
桂枝湯

발한(發汗)의 크기

표 15 대청룡탕, 마황탕, 갈근탕의 비교

	麻黃(냥)	桂枝(냥)	甘草(냥)	杏仁(매)	生薑(냥)	大棗(개)	石膏	葛根(냥)	芍藥(냥)	脈	汗	증상
大青龍湯	6	2	2	40	3	10	雞子			浮緊	無	煩躁, 口渴
麻黃湯	3	2	1	70						浮緊	無	喘
葛根湯	3	2	2		3	12		4	2	浮	無	項背强急

제 40조

傷寒表不解, 心下有水氣, 乾嘔, 發熱而咳, 或渴, 或利, 或噎, 或小便不利, 少腹滿, 或喘者, 小青龍湯主之.

상한(傷寒)에 표증(表證)이 풀리지 않고 심하(心下)에 수기(水氣)가 있으며 헛구역질을 하고 열이 나면서 기침하며, 혹은 목이 마르기도 하고 혹은 설사하기도 하며, 혹은 목이 메이거나, 혹은 소변이 잘 나가지 않고 아랫배가 그득하며, 혹은 천식을 하는 경우에는 소청룡탕(小青龍湯)으로 주로 치료한다.

小青龍湯方

마황(麻黃) 마디를 제거한 것, 작약(芍藥), 세신(細辛), 건강(乾薑), 감초(甘草) 구운 것, 계지(桂枝) 껍질을 제거한 것 각 3냥, 오미자(五味子) 반승, 반하(半夏) 반승 씻은 것.

이상 여덟 가지 약재를 물 1두를 써서 먼저 마황을 달여 2승을 줄여서 위의 거품을 제거하고, 다른 약재들을 넣고 달여서 3승을 취하고, 찌꺼기를 버리고, 1승을 따뜻하게 복용한다. 만약 갈증이 있다면 반하를 제거하고 과루근(瓜蔞根) 3냥을 넣는다. 만약 약간 설사를 하면 마황을 제거하고, 원화(芫花)를 계란 크기와 같은 것을 적색이 되도록 볶아서 더한다. 만약 목이 메이는 경우는 마황을 제거하고 부자(附子) 1개를 포하여 더한다. 만약 소변이 잘 나가지 않고 아랫배가 그득한 경우는 마황을 제거하고 복령(茯苓) 4냥을 더한다. 만약 천식(喘息)이 있으면 마황을 제거하고 행인(杏仁) 반승을 피첨(皮尖)을 제거하여 가한다. 또한 원화는 설사를 치료하지 못하고 마황은 천식(喘息)을 주로 치료하는데 지금 이 말은 이와 반대이니 중경의 본래 뜻이 아닌 것 같다.

解說 상한(傷寒)으로써 표증(表證)이 남아 있는데, 심하부(心下部, 心下)에 수독(水毒, 水氣)이 있어 마른 구역질과 발열과 기침이 있으며, 혹은 인후가 마르고, 혹은 목이 메이거나, 혹은 소변이 줄어들고, 혹은 천식(喘息)하는 사람은 소청룡탕(小青龍湯)으로 주로 치료한다는 것이 조문의 내용이다.

應用 기관지 천식, 알레르기성 비염

症例

19세 남성. 어릴 때부터 코가 막히고, 알레르기성 비염이라고 진단되었다. 한방치료를 희망하였는데, 200X년 1월 25일 병원에 방문하였다. 183cm, 72kg이고 다소 약간 까무잡잡한 피부를 하고 있다. 맥은 가라앉고 가늘었으며, 복력(腹力)은 중등도였다. 소청룡탕(小青龍湯)을 주었다. 2주간 복용하여, 코가 막히는 증상은 뚜렷하게 개선되었다. 그 후에 계속하여 복용하였는데, 코가 막히는 증상은 거의 보이지 않았다. (저자 치험례)

症例

50세 남성. 연구소직원이었다. 199X년 3월 1일 초진하였는데 어릴 때부터 기관지 천식이라고 진단되었다. 한때, 천식 발작이 가라앉아 있었으나, 최근에 빈번하게 발작이 생겼다. 일주일에 2, 3회의 천식 발작이 생겨서, 한방약으로 치료하고자 내원하였다. 맥은 침(沈)하고 복증(腹證)을 보니 복력은 중증도였고 긴장은 없었다. 소청룡탕(小青龍湯)을 주었는데 뚜렷한 효과를 얻을 수 있었고 거의 천식 발작이 일어나지 않았다. 약 3년간 복용시켰는데, 더 이상 약을 주지 않아도 되었다. (저자 치험례)

名醫의 論說	[目黑道琢] 표(表)에는 한사(寒邪)가 있고, 리(裏)에는 수기(水氣)가 있다. 수(水)와 한(寒)이 거슬러 올라 기침을 하는 것을 치료한다.『餐英館療治雜話』 [淺田宗伯] 이 처방[小青龍湯]은 표증이 풀리지 않고 심하(心下)에 수기(水氣)가 있어서 해천(咳喘)하는 사람을 치료한다. 이 처방을 여러 가지 병에 사용하는 목적은 담말(痰沫), 해수(咳嗽), 리열(裏熱)이 없는 증을 주로 치료하는 것이다. 만약 노담(老痰)에 의하여 열의 증후가 심해지는 사람은 청폐탕(淸肺湯), 청습화담(清濕化痰)의 처방을 쓰는 것이 마땅하다.『方函口訣』

제 41조

傷寒, 心下有水氣, 咳而微喘, 發熱不渴, 服湯已渴者, 此寒去欲解也. 小青龍湯主之.

상한(傷寒)에 심하(心下)에 수기(水氣)가 있어서 기침을 하면서 조금 천식이 있고 열이 나지만 목이 마르지는 않으면 소청룡탕(小青龍湯)으로 주로 치료한다. 약을 복용하고 나서 목이 마른 경우에는 이것은 한기(寒氣)가 사라져 풀리려는 것이다.

解說 상한(傷寒)으로 심하(心下)에 수기(水氣)가 있고, 기침을 하며 약간 천식하며, 발열하고 구갈이 없는 사람은 소청룡탕(小青龍湯)으로 주로 치료한다. 소청룡탕을 복용하고 나서 구갈이 있는 사람은 한기가 없어져서 낫고자 하는 상태라는 것이 조문의 내용

이다.
탕을 복용하고 나서 목이 마른 사람은 한기가 사라지고 병이 풀어지려고 한다는 것은 소청룡탕을 복용한 이후의 일을 말해주는 문장이다. 심하(心下)의 수기(水氣, 水毒)는 소청룡탕의 가장 중요한 지표이고 해(欬)와 해(咳)는 같은 말이다. 심하(心下)의 수기(水氣)가 원인이 되어 기침과 기관지천식을 일으키는 것이다.

小青龍湯의 요점	
自覺症狀	두통, 발열, 오풍, 해수, 천명(喘鳴), 건구(乾嘔)
他覺症狀	복증(腹證): 양복직근의 연급(攣急)(上部), 심하의 수기(水氣, 水毒)에 의한 진수음(振水音)[6]이 있다. 하지만 실제로는 없는 경우도 많다.

제 42조

太陽病, 外證未解, 脈浮弱者, 當以汗解, 宜桂枝湯.

태양병(太陽病)에서 표증(表證)이 아직 풀리지 않고 맥이 부약(浮弱)한 경우에는 마땅히 땀을 내서 풀어야 하니 계지탕(桂枝湯)으로 치료해야 한다.

桂枝湯方

계지(桂枝) 껍질을 제거한 것, 작약(芍藥), 생강(生薑) 각 3냥 썬 것, 감초(甘草) 2냥 구운 것, 대조(大棗) 12개 쪼갠 것.
이상 다섯 가지 약재를 물 7승을 써서 달여서 3승을 취하고 찌꺼기를 버리고 1승을 따뜻하게 복용한다. 잠시 후에 뜨거운 묽은 죽을 마시고 약력을 도와서 땀을 조금 낸다.

解說 태양병으로 표증(表證)이 아직 풀리지 않고 맥이 부(浮)하고 약(弱)한 사람은 발한(發汗)시켜서 푸는 것이 좋고, 계지탕(桂枝湯)을 쓰는 것이 마땅하다는 것이 조문의 내용이다. 맥이 뜨면서 약한 것이 포인트이다.

6) 진수음(振水音): 배에서 출렁출렁 물소리가 나는 증상으로, 주로 담음(痰飮)이 원인이다.

제 43조

太陽病, 下之微喘者, 表未解故也, 桂枝加厚朴杏子湯主之.

태양병(太陽病)에 잘못 하법(下法)을 써서 천식이 있는 경우에는 표(表)가 아직 풀어지지 않았기 때문이다. 계지가후박행자탕(桂枝加厚朴杏子湯)으로 주로 치료한다.

桂枝加厚朴杏子湯方

계지(桂枝) 3냥 껍질을 제거한 것, 감초(甘草) 2냥 구운 것, 생강(生薑) 3냥 썬 것, 작약(芍藥) 3냥, 대조(大棗) 12개 쪼갠 것, 후박(厚朴) 2냥 굽고 껍질을 제거한 것, 행인(杏仁) 50개 피첨(皮尖)을 제거한 것.
이상 일곱 가지 약재를 물 7승을 써서 약한 불로 달여서 3승을 취하고 찌꺼기를 버리고 1승을 따뜻하게 복용한다. 이불을 덮고 조금 땀을 내듯이 한다.

解說 태양병인데, 하제(下劑)를 주어서 공하(攻下)한 경우에 약간 천(喘)하게 된다. 이것은 발열, 오한 등의 표증(表證)이 아직 남아있기 때문이다. 이러한 증상이 남아있는 경우에는 계지가후박행자탕(桂枝加厚朴杏子湯)으로 주로 치료한다는 것이 조문의 내용이다. 계지가후박행자탕(桂枝加厚朴杏子湯)은 18조에서 해설한 바와 마찬가지로, 허증(虛證)의 기관지천식에 사용되어지는데, 43조와 같은 경우도 있다.

參考

『신농본초경(神農本草經)』에는 행인에 대해서 "행핵(杏核)은 맛이 달고 성질이 온(溫)하며 물가와 계곡에서 자란다. 기침을 하여 기가 거스르고 뱃속이 울리고〔雷鳴〕 목이 붓고 기운이 처지며 산유(産乳),[7] 금창(金瘡),[8] 한심(寒心),[9] 분돈(奔豚)[10] 등을 주로 치료한다."(행핵은 행인을 말한다.)라고 하였다. 또한 후박에 대해서는 "후박은 맛이 쓰고 성질이 따뜻하며 중풍(中風)과 상한(傷寒)으로 인한 두통, 한열병(寒熱病), 경기(驚氣), 혈비사기(血痹死肌)[11] 등을 주로 치료한다."라고 되어 있다.

---

7) 산유(産乳): 해산 때 갑자기 의식을 잃는 것.

8) 금창(金瘡): 금속기구나 칼날에 다친 상처.

9) 한심(寒心): 가슴에 한기(寒氣)가 있어 아픈 병증.

10) 분돈(奔豚): 자각 증상으로서, 기운이 아랫배에서 가슴과 목구멍까지 돼지가 불쑥 튀어오르는 것처럼 치받는 것을 느끼는 것인데, 발작했다가 멎었다가 하는 병증이다.

11) 혈비사기(血痹死肌): 혈병(血病)으로 저리고 기육이 상하는 병증.

제 44 조

太陽病, 外證未解, 不可下也. 下之爲逆, 欲解外者, 宜桂枝湯.

태양병(太陽病)에 표증(表證)이 아직 풀어지지 않은 경우에는 공하법(攻下法)을 사용해서는 안 된다. 만일 하법(下法)을 쓰면 역증(逆證)이 되는데, 표증(表證)을 풀려면 마땅히 계지탕(桂枝湯)으로 치료해야 한다.

解說 태양병으로 체표(體表)의 증상이 남아있는데 하제(下劑)로써 공하(攻下)하는 것은 오치(誤治)이다. 바깥의 증상을 치료하고자 할 때에는 계지탕(桂枝湯)을 주는 것이 좋다는 것이 조문의 내용이다.

제 45 조

太陽病, 先發汗不解, 而復下之, 脈浮者, 不愈, 浮爲在外而反下之, 故令不愈. 今脈浮, 故在外, 當須解外則愈, 宜桂枝湯.

태양병(太陽病)에 먼저 땀을 냈는데 병이 풀어지지 않아 다시 공하법(攻下法)을 썼는데도 맥이 부(浮)한 경우에는 낫지 않으니, 부맥(浮脈)은 사기(邪氣)가 표(表)에 있는 것인데도 반대로 하법(下法)을 써서 낫지 못하게 된 것이다. 지금 맥이 부(浮)하기 때문에 사기가 표(表)에 있으니, 반드시 표를 풀어주면 낫는다. 마땅히 계지탕(桂枝湯)으로 치료해야 한다.

解說 태양병으로 발한(發汗)하였는데 낫지 않고 나아가 하제(下劑)를 주어서 설사 시켰다. 이때 맥이 뜨는 사람은 낫지 않는다. 맥이 뜬다는 것은 병의 기운이 바깥에 있는 것을 의미한다. 발한(發汗)하는 것이 올바른 치료법인데, 하제(下劑)로 잘못 공하하였기 때문에 치유되지 않는 것이다. 지금은 맥이 뜨고 사기가 밖에 있으므로 밖을 치료하면 바로 치료가 된다. 계지탕(桂枝湯)을 주는 것이 좋다는 것이 조문의 내용이다.

제 46조

太陽病, 脈浮緊, 無汗, 發熱, 身疼痛, 八九日不解, 表證仍在, 此當發其汗. 服藥已微除, 其人發煩目瞑, 劇者必衄, 衄乃解. 所以然者, 陽氣重故也. 麻黃湯主之.

태양병(太陽病)에 맥이 부긴(浮緊)하고, 열이 나며 땀은 나지 않고 온몸이 아픈데, 8, 9일이 되어도 병이 풀어지지 않고 표증(表證)이 여전히 있을 경우에는 마땅히 땀을 내야 한다. 약을 복용하고 나서 조금 증상이 사라졌지만, 환자가 갑자기 답답하며 눈이 캄캄해지고 심한 경우에는 코피가 나는데, 코피가 나면 병이 풀린다. 이것은 양기(陽氣)가 성해진[重] 때문이니 마황탕(麻黃湯)으로 주로 치료한다.

注 명(瞑)은 눈을 감다, 눈이 어둡다, 눈이 아찔하다는 뜻이다.

解說 태양병으로 맥이 부긴(浮緊)하고 땀이 없고 열이 나고 몸이 아프다. 8, 9일 지나도 치유되지 않아서 표증(表證)이 남아있다. 이 경우에 발한(發汗)해야 한다. 발한약(發汗藥)을 복용하고 약간 증상이 개선되었으나 환자가 번조(煩躁)하고 눈이 아찔하고〔目瞑〕, 심한 사람은 반드시 코피가 나오게 된다. 코에서 출혈하면 병이 낫는데, 이것은 양기(陽氣)가 지나쳤기 때문이다. 마황탕(麻黃湯)으로 주로 치료한다는 것이 조문의 내용이다.

제 47조

太陽病, 脈浮緊, 發熱, 身無汗, 自衄者, 愈.

태양병(太陽病)에 맥이 부긴(浮緊)하고 열이 나며 몸에 땀은 나지 않고 저절로 코피가 나는 경우에는 병이 낫는다.

解說 태양병에 맥이 부긴(浮緊)하고 발열하며 몸에 땀이 없고 저절로 코피가 나는 자는 낫는다는 것이 조문의 내용이다.

제 48 조

二陽并病, 太陽初得病時, 發其汗, 汗先出不徹, 因轉屬陽明, 續自微汗出, 不惡寒. 若太陽病證不罷者, 不可下, 下之爲逆, 如此可小發汗. 設面色緣緣正赤者, 陽氣怫鬱在表, 當解之熏之. 若發汗不徹, 不足言, 陽氣怫鬱不得越, 當汗不汗, 其人躁煩, 不知痛處, 乍在腹中, 乍在四肢, 按之不可得, 其人短氣但坐, 以汗出不徹故也, 更發汗則愈. 何以知汗出不徹, 以脈濇故知也.

태양(太陽)과 양명(陽明)의 병병(幷病)에서 태양병의 초기에 발한법(發汗法)을 썼으나 땀을 내는 것이 완전하지 못하여, 사기가 양명(陽明)으로 들어와 계속해서 저절로 약간씩 땀이 나고 오한(惡寒)하지는 않는다. 만약 태양표증(太陽表證)이 아직 없어지지 않았을 경우에는 공하법(攻下法)을 쓰지 말아야 하니 공하법을 쓰면 역증(逆症)이 되므로 이때에는 조금만 땀을 내면 된다. 만약 환자의 얼굴이 계속 붉게 나타나면 이는 양기(陽氣)가 표부(表部)에서 뭉친 것으로 마땅히 훈법(熏法)을 써서 풀어주어야 한다. 만약 발한(發汗)이 철저하지 못하여 땀을 냈다고 말할 수도 없으면 양기(陽氣)가 밖으로 빠져나가지 못하게 되니, 마땅히 땀을 내야만 할 것을 땀을 내지 않았기 때문에 환자가 번조(煩躁)하여 불안해 하고 어디가 아픈지도 몰라서 때로는 복중(腹中)이 아프고 때로는 사지가 아픈데 눌러도 잘 알 수 없으며, 환자의 숨이 짧아 단지 앉으려고만 하는 것은 땀을 낸 것이 철저하지 못하기 때문으로 다시 발한(發汗)시키면 나을 수 있다. 발한(發汗)이 철저하지 못했음을 어떻게 아는가. 환자의 맥이 삽(澁)하기 때문에 알 수 있다.

注 『설문해자(說文解字)』에는 "병(并)은 병(竝)이라는 뜻이다."라고 되어 있다.

解說 두 개의 양병(陽病, 태양병과 양명병)의 병병(并病)은 처음 태양병으로 되어 발한(發汗)을 시켰지만 충분하게 발한(發汗)되지 못했기 때문에 양명병이 되고, 약간 땀이 나고 오한은 없다. 태양병증(太陽病證)이 남아있는 경우에는 공하(攻下)해서는 안 된다. 공하(攻下)하면 잘못된 치료가 된다. 이 경우에는 약간 발한(發汗)을 시키는 것이 좋다. 만약 전체적으로 안색이 붉은 색인 사람은 양기(陽氣)가 막혀서 체표에 뭉쳐있는 것이다. 이것을 치료

하는 데는 훈증하는 방법이 좋다. 발한법(發汗法)으로는 충분하지 않아서 양기(陽氣)가 울(鬱)한 것이 밖으로 나올 수 없고, 발한(發汗)해야 하나 발한(發汗)시킬 수 없으면 가슴이 답답하고 손발을 안절부절 못하고 괴로워한다〔躁煩〕. 아픈 것이 뱃속에 있거나 사지에 있거나 해서 아픈 위치가 일정치 않다. 호흡이 끊어지고 혹은 다만 앉아 있으려고만 한다. 이것은 발한(發汗)이 충분하지 않았기 때문이다. 만약 발한(發汗)을 시키면 바로 낫는다. 어떻게 발한(發汗)이 충분한지 알 수 있는 것일까에 대한 질문에 답하자면 맥이 작은 칼을 써서 대나무를 깎을 때와 같이 꺼끌꺼끌한 맥〔濇脈〕으로써 알 수 있다는 것이 조문의 내용이다(그림 14).

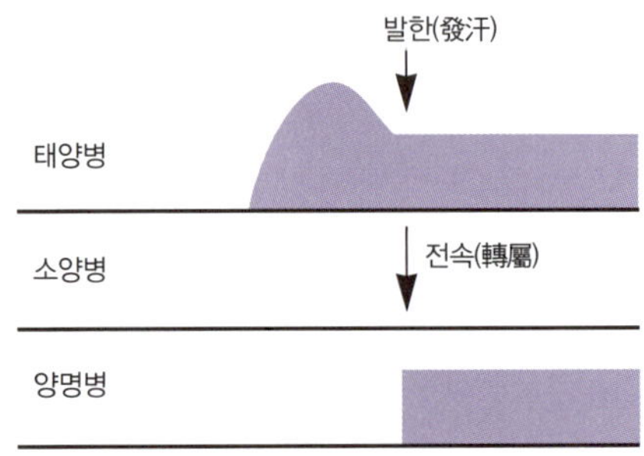

그림 14 병병(幷病)

태양병과 양명병의 병병(幷病)은 처음 태양병에 발한(發汗)을 시켰는데 충분하게 발한(發汗)시킬 수 없었기 때문에 양명병이 되고, 약간 땀이 나와 발한(發汗)이 없는 상태가 되는데, 태양병과 양명병 양 측의 증상이 병존하고 있음을 나타낸다.

제 49조

脈浮數者, 法當汗出而愈. 若下之, 身重心悸者, 不可發汗, 當自汗出乃解. 所以然者, 尺中脈微, 此裏虛, 須表裏實, 津液自和, 便自汗出愈.

맥이 부삭(浮數)한 것은 법에 따라 마땅히 땀을 내면 낫는다. 만약 잘못하여 하법(下法)을 사용하여 몸이 무겁고 가슴이 뛰는 경우에는 다시 땀을 내지 말아야 하고 저절로 땀이 나면 병이 풀린다. 그렇게 되는 까닭은 척맥(尺脈)이 미약(微弱)하여 이것은 리(裏)가 허하기 때문이니, 표리(表裏)의 기가 충실해지고 진액(津液)이 스스로 조화를 이루면 곧 저절로 땀이 나면서 병이 낫는다.

解說 맥이 뜨고 빠른 사람은 마땅히 발한(發汗)시키면 나을 수 있다. 만약 하제(下劑)를 주어 하리(下痢)시켰는데 신체가 무겁고 가슴이 두근거리는 사람은 발한(發汗)시켜서는 안 된다. 자연히 발한(發汗)하여 치료하여야 하는 것이다. 척맥(尺脈)이 미약(微弱)한 경우에는 리(裏)가 허(虛)한 것을 말해준다. 치료는 표(表)와 리(裏)를 충실하게 하여 체액(體液)이 조화되면 자연히 발한(發汗)시켜 낫게 해야 한다는 것이 조문의 내용이다.

제 50 조

脈浮緊者, 法當身疼痛, 宜以汗解之. 假令尺中遲者, 不可發汗, 何以知然. 以營氣不足, 血少故也.

맥이 부긴(浮緊)한 것은 법에 따라 마땅히 몸이 아프므로 땀을 내서 풀어야 한다. 가령 척맥(尺脈)이 느린(遲) 경우에는 땀을 내서는 안 되니 어째서 그러한가. 이는 영기(營氣)가 부족하여 혈(血)이 줄어든 때문이다.

解說 맥이 부(浮)하고 긴(緊)한 사람은 몸이 아프기 마련이다. 발한(發汗)시켜서 치료하면 좋다. 척맥(尺脈)이 느린 사람은 발한(發汗)시켜서는 안 된다. 어떻게 이를 알 수 있는가 하면 영기(營氣)가 부족하여 피가 부족하기 때문이라는 것이 조문의 내용이다. 53조에 영기(營氣)는 맥 내의 기(氣)라는 기술이 있다.

제 51 조

脈浮者, 病在表, 可發汗, 宜麻黃湯.

맥이 부(浮)한 것은 병사(病邪)가 표(表)에 있는 것이므로 땀을 내야 하니, 마땅히 마황탕(麻黃湯)으로 치료해야 한다.

解說 맥이 부(浮)한 자는 병이 체표에 있기 때문에 마황탕(麻黃湯)으로 발한(發汗)시키는 것이 좋다는 것이 조문의 내용이다.

제 52조

脈浮而數者, 可發汗, 宜麻黃湯.

맥이 부(浮)하면서 빠르면[數] 땀을 낼 수 있으니 마땅히 마황탕(麻黃湯)으로 치료한다.

解說 맥이 부(浮)하고 삭(數)한 자는 발한(發汗)시켜야 하며 마황탕(麻黃湯)을 사용하는 것이 좋다는 것이 조문의 내용이다.

제 53조

病常自汗出者, 此爲營氣和. 營氣和者, 外不諧, 以衛氣不共營氣諧和故爾, 以營行脈中, 衛行脈外, 復發其汗, 營衛和則愈, 宜桂枝湯.

병이 항상 저절로 땀이 나는 경우에는 이는 영기(營氣)만이 화(和)한 것이다. 영기(營氣)만 화(和)하다는 것은, 표와 함께하지 못하여 위기(衛氣)가 영기와 함께 화합하지 못하기 때문이다. 영기(營氣)는 맥(脈) 속을 운행하고 위기(衛氣)는 맥(脈) 밖을 운행하기 때문에 다시 발한법(發汗法)을 사용하여 영위(營衛)가 조화를 이루게 하면 나을 수 있으니, 마땅히 계지탕(桂枝湯)으로 치료해야 한다.

解說 환자가 언제나 식은땀을 흘리는 자는 영기(營氣)만 조화되어 있기 때문이다. 영기(營氣)만 조화되어 있는 자는 표부(表部)가 고르지 않다. 영기(營氣)와 위기(衛氣)가 조화되어 있지 않기 때문이다. 영기(營氣)는 맥 속을 가고 위기(衛氣)는 맥 밖을 가기 때문에 발한(發汗)시켜서 위기와 영기를 조화시키면 바로 낫는다. 계지탕(桂枝湯)을 주는 것이 좋다는 것이 조문의 내용이다.

제 54 조

病人藏無他病, 時發熱, 自汗出而不愈者, 此衛氣不和也. 先其時發汗則愈, 宜桂枝湯.

환자의 내부 장기(臟器)에 다른 질병이 없는데, 다만 때때로 열이 나고 저절로 땀이 나면서 낫지 않으면 이것은 위기(衛氣)와 불화(不和)한 것이다. 발열(發熱)하기 전에 땀을 내면 나을 것이니 마땅히 계지탕(桂枝湯)으로 치료해야 한다.

解說 환자가 장기(臟器)에 병사(病邪)가 없는데 때때로 열이 나며 식은땀을 흘리면서 낫지 않는 경우는 위기(衛氣)와 영기(營氣)가 조화되어 있지 않기 때문이다. 발열(發熱)하기 전에 발한(發汗)시키면 바로 낫는다. 계지탕(桂枝湯)을 주는 것이 좋다는 것이 조문의 내용이다.

제 55 조

傷寒, 脈浮緊, 不發汗, 因致衄者, 麻黃湯主之.

상한(傷寒)으로 맥이 부긴(浮緊)한데 땀을 내지 않아서 그로 인하여 코피까지 나게 된 경우에는 마황탕(麻黃湯)으로 주로 치료한다.

解說 상한(傷寒)에 걸려 맥이 부(浮)하고 긴(緊)하며 땀은 나지 않고 코피가 나는 경우는 마황탕(麻黃湯)으로 주로 치료한다는 것이 조문의 내용이다.

제 56 조

傷寒不大便六七日，頭痛，有熱者，與承氣湯. 其小便淸者，知不在裏，仍在表也，當須發汗. 若頭痛者，必衄，宜桂枝湯.

상한(傷寒)에 6, 7일 동안 대변을 보지 못하여 머리가 아프고 열이 있는 경우에는 승기탕(承氣湯)을 복용하게 한다. 만일 소변이 맑은 경우에는 병이 리(裏)에 있지 않고 표(表)에 있음을 알 수 있으니 마땅히 땀을 내야 한다. 만일 머리가 아픈 경우에는 반드시 코피가 나니 마땅히 계지탕(桂枝湯)으로 치료해야 한다.

解說 상한(傷寒)에 걸려 6, 7일이 지나 대변이 나오지 않으며 두통과 발열이 있는 자는 승기탕(承氣湯)을 준다. 소변색이 맑은 경우는 병사(病邪)가 리(裏)에는 없고 체표에 있음을 알 수가 있다. 발한시켜야 하며 계지탕(桂枝湯)을 주면 좋다. 만약 두통이 있는 경우는 반드시 코피가 난다는 것이 조문의 내용이다.

제 57 조

傷寒，發汗已解，半日許復煩，脈浮數者，可更發汗，宜桂枝湯.

상한(傷寒)에 땀을 내서 표증(表證)이 이미 풀렸는데 반나절 정도 지난 후 다시 번(煩)하고 맥이 부삭(浮數)한 경우에는 다시 땀을 낼 수 있으니 마땅히 계지탕(桂枝湯)으로 치료해야 한다.

解說 상한(傷寒)에 걸려 땀을 내서 한때 나았지만 반나절 정도 지나 다시 번(煩)하며 맥이 뜨고 빠른 경우는 발한(發汗)시켜야 한다. 계지탕(桂枝湯)을 주면 좋다는 것이 조문의 내용이다.

제 58 조

凡病, 若發汗, 若吐, 若下, 若亡血, 亡津液, 陰陽自和者, 必自愈.

무릇 병에 혹은 땀을 내거나 혹은 토하게 하거나 혹은 사하(瀉下)시키는 법으로 치료하여, 혈액과 진액이 손상되었더라도 음양(陰陽)이 자체로 조화로운 경우에는 반드시 저절로 낫는다.

解說 대부분의 병사(病邪)는 발한(發汗)시키든지 토(吐)하게 하든지 공하(攻下)시키는데 혈액과 체액이 상실되어도 음양(陰陽)이 스스로 조화되는 경우는 반드시 저절로 낫는다는 것이 조문의 내용이다.

제 59 조

大下之後, 復發汗, 小便不利者, 亡津液故也. 勿治之, 得小便利, 必自愈.

크게 공하(攻下)시킨 후에 다시 땀을 내서 소변이 잘 나가지 못하는 것은 진액(津液)이 손상된 까닭이다. 치료하지 말고 소변이 잘 나가면 반드시 저절로 낫게 될 것이다.

解說 하법(下法)으로 억지로 공하(攻下)한 후에 또 발한(發汗)시켜서 소변이 잘 나오지 않는 경우는 진액(津液)이 결핍되어 있기 때문인데 특별히 약을 줄 필요는 없다. 소변이 나오게 되면 반드시 저절로 낫는다는 것이 조문의 내용이다.

제 60조

下之後，復發汗，必振寒，脈微細．所以然者，以內外俱虛故也．

하법(下法)을 쓴 후에 다시 땀을 내면 반드시 오한으로 떨리고 맥은 미세(微細)해지니, 그렇게 되는 까닭은 내외(內外)가 모두 허(虛)해졌기 때문이다.

解說 하법(下法)을 써서 공하(攻下)한 후에 또 발한(發汗)시키면 반드시 오한(惡寒)을 느끼며 떨게 되는데 맥이 약하게 가늘어지게 된다. 이것은 신체의 표(表)와 리(裏)가 둘 다 허(虛)하기 때문이라는 것이 조문의 내용이다.

제 61조

下之後，復發汗，晝日煩躁不得眠，夜而安靜，不嘔不渴，無表證，脈沈微，身無大熱者，乾薑附子湯主之．

하법(下法)을 쓴 후에 다시 발한법(發汗法)을 써서, 환자가 낮에는 번조(煩躁)하여 잠을 자지 못하나 밤이 오면 도리어 편안하고 고요하며, 구역질이나 구갈(口渴) 등이 없고 표증(表證)도 없으며 맥은 가라앉고 미미하며 몸에 큰열[大熱]이 없는 경우에는 건강부자탕(乾薑附子湯)으로 주로 치료한다.

乾薑附子湯方

건강(乾薑) 1냥 부자(附子) 1쪽을 생으로 사용하여 껍질을 제거하고 8조각으로 쪼갠 것.
이상 두 가지 약재를 물 3승을 가지고 달여 1승을 취하고 찌꺼기를 버리고 돈복(頓服)한다.

解說 하법(下法)을 써서 공하(攻下)한 후에 또 발한(發汗)시키면 낮 동안에는 번조(煩躁)하여 잘 수 없고 밤이 되면 안정을 취하며 구역감과 입안의 갈증도 없고 다른 표증(表證)도 없다. 맥은 가라앉고 미약하며 체표에 발열이 없는 경우에는 건강부자탕(乾薑附子湯)으로 주로 치료한다는 것이 조문의 내용이다.

건강부자탕(乾薑附子湯)의 치험례는 거의 없다. 실제의 임상에 있어서는 사역탕(四逆湯: 乾薑, 甘草, 附子)과 복령사역탕(茯苓四逆湯: 甘草, 乾薑, 附子, 人蔘, 茯苓)을 사용하는 경우가 많다.

名醫의 論說	[吉益東洞] 건강부자탕(乾薑附子湯), 하리(下痢), 번조(煩躁)하여 궐(厥)하는 자를 치료한다.『方極』

乾薑附子湯의 요점	
自覺症狀	설사(泄瀉), 번조(煩躁), 열이 없음
他覺症狀	침맥(沈脈, 가볍에 압박하면 만지기 어렵고 강하게 압박하면 맥을 잘 만질 수 있다.), 미맥〔微脈, 매우 세(細)하고 연(軟)하고 압박하면 사라져 버린다.〕

제 62조

發汗後, 身疼痛, 脈沈遲者, 桂枝加芍藥生薑各一兩人蔘三兩新加湯主之.

발한(發汗)시킨 후에도 온몸이 아프고 맥이 가라앉고 느린[沈遲] 경우에는 계지가작약생강각일량인삼삼량신가탕(桂枝加芍藥生薑各一兩人蔘三兩新加湯)으로 주로 치료한다.

桂枝加芍藥生薑各一兩人蔘三兩新加湯方

계지(桂枝) 3냥 껍질을 제거한 것, 작약(芍藥) 4냥, 감초(甘草) 2냥 구운 것, 인삼(人蔘) 3냥, 대조(大棗) 12개 쪼갠 것, 생강(生薑) 4냥.
이상 여섯 가지 약재를 물 1두 2승을 가지고 달여 3승을 취하고 찌꺼기는 버리고 1승을 따뜻하게 복용한다.
책에서 말하기를 계지탕(桂枝湯)에 작약, 생강, 인삼을 더한다고 하였다.

解說 발한(發汗)한 후에 몸이 아프며 맥이 가라앉고 느린 경우는 계지가작약생강각일량인삼삼량신가탕(桂枝加芍藥生薑各一兩人蔘三兩新加湯)을 써서 주치한다는 것이 조문의 내용이다. 심하(心下)가 막히고 딴딴한 것〔痞硬〕(그림 15)이 중요하다.

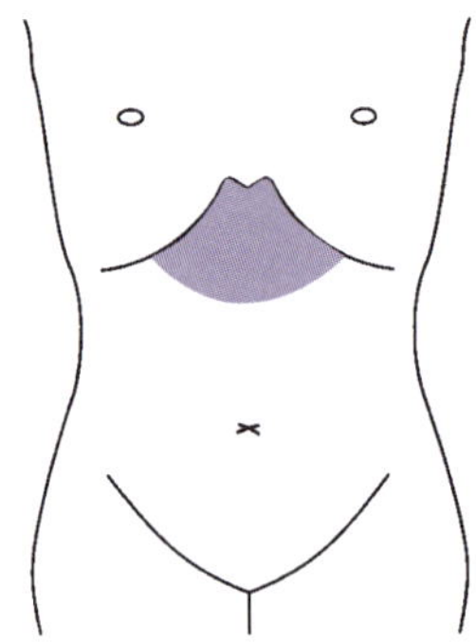

그림 15 심하비경(心下痞硬)

심와부(心窩部)가 막혀서 저항감이 있다.

症例

한 노인이 수일 동안 변비가 있고 기가 거슬러 오르며 눈이 아찔한 증상이 출현하였다. 어떤 의사는 하법(下法)의 처방인 비급원(備急圓)을 주었는데 대변이 통하지 않아서 두 배 정도의 비급원을 주었다. 그러자 설사가 여러 차례 있으면서부터 이후로 몸이 마비되며 상역(上逆)이 점차로 심해지고 또한 변비가 되었다. 다른 의사에게 치료를 의뢰하였는데 대량의 대승기탕(大承氣湯)을 주었다. 한 번 복용하여 변이 나오지 않고 3번 복용하여 설사를 하였는데 몸이 아파서 잘 수도 없었다. 또다시 변비가 되고 다른 의사의 치료를 구했다. 그 의사는 지황제(地黃劑)를 주었지만 상역(上逆)이 심하고 얼굴은 마치 취한 듯이 보이고, 변비는 계속 되었다. 여기서 길익남애(吉益南涯) 선생이 진찰을 의뢰받았다. 선생님께서 진찰하니 심하비경(心下痞硬)으로 하복부에 힘이 없었다. 따라서 계지가작약생강각일량인삼삼량신가탕(桂枝加芍藥生薑各一兩人蔘三兩新加湯)을 주었다. 그러자 상역(上逆)은 개선되고 대변은 나오게 되었다. 2, 3일 경과하자 아프지 않게 되고 자는 것도 가능하며, 대변도 나오고 20일이 지나자 모든 증상은 치유되었다. (吉益南涯『成蹟錄』)

名醫의 論說	[吉益東洞] 계지가작약생강인삼탕(桂枝加芍藥生薑人蔘湯)은 계지탕증(桂枝湯證)으로 심하비경(心下痞硬), 신동통(身疼痛), 또 구토(嘔吐)하는 자를 치료한다.『方極』

桂枝加芍藥生薑各一兩人蔘三兩新加湯의 요점	
自覺症狀	두통, 발열, 발한, 오풍, 신동통(身疼痛)
他覺症狀	침맥(沈脈, 가볍게 누르면 촉지하기 어렵고 강하게 누르면 맥을 잘 촉지할 수 있다.), 지맥(遲脈, 1회의 호흡시간에 맥박이 3회 이하인 것), 심하비경(心下痞硬)의 복증(腹證)

제63조

發汗後, 不可更行桂枝湯. 汗出而喘, 無大熱者, 可與麻黃杏仁甘草石膏湯.

발한(發汗)한 후에 다시 계지탕(桂枝湯)을 투여할 수 없으니, 땀이 나면서 천식이 있고 몸에 큰 열은 없는 경우에는 마황행인감초석고탕(麻黃杏仁甘草石膏湯)을 복용하게 할 수 있다.

麻黃杏仁甘草石膏湯方

마황(麻黃) 마디를 제거한 것, 행인(杏仁) 50개 피첨(皮尖)을 제거한 것, 감초(甘草) 2냥 구운 것, 석고(石膏) 반근 잘개 부수어 면에 싼 것.

이상 네 가지 약재를 물 7승을 써서 마황을 달여 2승을 줄여 위의 거품을 제거하고 다른 약재들을 넣고 달여 2승을 취하고 찌꺼기를 버리고 1승을 따뜻하게 복용한다. 책에서 말하기를 황이배(黃耳杯)[12]라고 하였다.

解說 태양병(太陽病)으로 땀을 낸 후에는 다시 계지탕(桂枝湯)을 주어서는 안 된다. 땀이 나오며 천식(喘息)하며 체표의 열〔大熱〕이 없는 자에게는 마황행인감초석고탕(麻杏甘石湯이라고 略稱한다.)을 주어야 한다는 것이 조문의 내용이다.

應用 기관지 천식의 발작 치료, 만성적인 기관지 천식의 치료(柴胡劑를 함께 복용하면 좋다.)

症例

마행감석탕(麻杏甘石湯)의 치험. 도변(渡辺)씨의 2세의 소아. 189X년 8월 여러 차례 설사를 하고 젖을 때때로 토하였다. 2일이 지나서 기침과 천식을 하고 거의 마비풍(馬脾風, 인후디프테리아)의 상태였다. 진찰하자 체표에 큰 열이 있지만 땀은 없고 구미혈(鳩尾穴) 부근에 크게 두근거리는 것이 있었고, 복부는 조금 긴장되어 있었다. 마행감석탕(麻杏甘石湯)을 2번 복용시키자 여러 증상이 모두 소실되었다. (山田業精『井見集附錄』)

症例

21세 여성. 199X년 10월 12일 밤부터 37도의 발열이 나타났다. 다음날 아침 기침, 담, 인후통이 있어서 발한(發汗)시켰다. 발열은 없었고 맥은 뜨고 힘이 있었다. 마행감석탕(麻杏甘石湯) 엑기스를 주었다. 다음날 아침 기침, 담 등의 증상은 뚜렷하게 개선되었다. 4일이 지나자 거의 대부분 치료되었다. (저자 치험례)

12) 황이배(黃耳杯): 후한 시대의 용기(容器). 1升 용량.

名醫의 論說	[淺田宗伯] 마행감석탕(麻杏甘石湯)은 마황탕(麻黃湯) 이면(裏面)의 약으로서 한출(汗出)하고 천(喘)하는 경우를 목표로 한다. 열이 리(裏)에 침윤(沈淪)하여 폐(肺) 상부(上部)를 훈증(熏蒸)하는 자에게 마황, 석고의 힘으로써 풀어준다. 『方函口訣』 [尾台榕堂] 마행감석탕(麻杏甘石湯)은 천해(喘咳)가 그치지 않고 면목(面目)이 부종(浮腫)하고 인건구갈(咽乾口渴)하고 혹은 흉통(胸痛)이 있는 자를 치료한다. 『類聚方廣義』

麻黃杏仁甘草石膏湯의 요점	
自覺症狀	천명(喘鳴), 기침, 발한(發汗), 구갈(口渴)
他覺症狀	복력(腹力)이 중증도 이상으로 실증(實證)

제 64 조

發汗過多, 其人叉手自冒心, 心下悸, 欲得按者, 桂枝甘草湯主之.

발한(發汗)을 과다하게 시켜 환자가 두 손을 모아 가슴을 덮어 감싸며 심하(心下)가 두근거려서 눌러주고자 하는 경우에는 계지감초탕(桂枝甘草湯)으로 주로 치료한다.

桂枝甘草湯方

계지(桂枝) 4냥 껍질을 제거한 것, 감초(甘草) 2냥 구운 것.
이상 두 가지 약재를 물 3승을 써서 달여 1승을 취하고 찌꺼기를 버리고 돈복(頓服)한다.

解說 땀을 많이 흘려서 두 손을 교차하여 가슴 위에 얹는데 가슴이 두근거려서 가슴을 누르려고 하는 경우에는 계지감초탕(桂枝甘草湯)으로 주치한다는 것이 조문의 내용이다.

계지감초탕은 발작성 동계(動悸)나 기타 수축 등의 상태에 사용한다. 엑기스제가 없기 때문에 나는 계지감초탕을 1회에, 계지말 0.3g, 감초말 0.3g을 혼합하여 분말로 하여 주어서 치료하였다. 이 처방으로 효과가 있던 증례를 많이 경험하였다.

症例

계지감초탕(桂枝甘草湯)으로 동계(動悸)를 치료한 증례. 31세의 주부가 동계를 주증상으로 진찰을 받았다. 때때로 동계를 느끼며 그 간격은 2, 3시간 지속된다고 하였다. 계지감초탕을 달인 약으로 주었고 동계를 하는 때에는 빨리 전탕을 하여 복약하도록 설명하였다. 동계가 발작하는 때에 복약하여 약 30분 정도 만에 동계는 소실되었다. (저자 치험례)

名醫의 論說	[吉益東洞] 계지감초탕(桂枝甘草湯), 상충급박(上衝急迫)하는 자를 치료한다. 『方極』

桂枝甘草湯의 요점	
自覺症狀	발한(發汗)과 발작적인 동계(動悸)

제 65조

發汗後, 其人臍下悸者, 欲作奔豚, 茯苓桂枝甘草大棗湯主之.

발한(發汗)시킨 후에 환자의 배꼽 아래가 두근거리는 경우에는 장차 분돈증(奔豚證)이 발작하려는 징조이니, 복령계지감초대조탕(茯苓桂枝甘草大棗湯)으로 주로 치료한다.

茯苓桂枝甘草大棗湯方

복령(茯苓) 반근, 계지(桂枝) 4냥 껍질을 제거한 것, 감초(甘草) 2냥 구운 것, 대조(大棗) 15개 쪼갠 것.
이상 네 가지 약재를 감란수(甘爛水) 1말을 써서 먼저 복령을 달여 1승을 줄이고 다른 약재들을 넣고 달여 3승을 취하고 찌꺼기를 버리고 1승을 따뜻하게 복용한다. 매일 세 번 복용한다.
감란수(甘爛水)를 만드는 법. 물 2말을 취하여 큰 대야에 넣고 국자를 써서 물을 휘젓는다. 물 위에 물방울이 5~6천개 정도 떠오르면 이를 취하여 사용한다.

解說 땀을 낸 후에 배꼽 아래가 두근거리는 것〔動悸〕이 있는 자는 분돈병(奔豚病)이 생길 상태가 된 것이다. 이 경우 확실히 복령계지감초대조탕(茯苓桂枝甘草大棗湯)을 써서 주로 치료한다는 것이 조문의 내용이다. 복령계지감초대조탕은 영계감조탕(苓桂

甘棗湯)이라고 약칭한다.

분돈병(奔豚病)은 하복부로부터 인후에 걸쳐서 무엇인가가 막혀 오르는 듯한 상태로서 신경증의 발작성 긴박증 등이 여기에 해당한다.

症例

한 여성. 나이 20대 전후에 유행병으로 복통과 설사, 약간의 구역감 증상이 나타나서 어느 의사가 대증요법의 약을 처방하였으나 증상이 변하지 않아서 환자의 가족이 본인〔岡田昌春〕에게 치료를 부탁하였다. 맥은 미약(微弱)하고 열 증상이 있어서 황련탕(黃連湯)을 주자 설사와 구역 증상이 멈추었다. 밤에 급하게 심하(心下, 心窩部)[13]에 상충감(上衝感)이 일어나서 밤새 계속해서 잘 수 없었다. 다음날 아침 진찰하자 분돈병(奔豚病)의 증상이 있어서 영계감조탕가반하오수유탕(苓桂甘棗湯加吳茱萸湯)으로 처방을 바꾸었다. 1, 2일 지나 진찰하자 이 여자가 말하는 것이 병에 걸리기 전에 창틀위에 뱀이 또아리를 트는 것을 보아 놀랐다는 것이다. 남편으로부터 마누라가 매일 밤 뱀 꿈을 꾸고 있다는 말을 들었다. 또 최근 회충 2, 3 마리를 토하여 기분이 상쾌하지 않았다고 한다. 한열 발작이 있어서 간호인도 유행병인가하고 나에게 질문하였으나 나는 심하에 충역(衝逆)이 생기는 것은 놀라고 두려운 것으로부터 오는 것이며, 한열왕래(寒熱往來)는 회충에 의한 것으로 걱정할 필요가 없다라고 말하였다. 그 후에 사멸문초(蛇滅門草)의 싹을 가지고 가서 보여주었다. 이 풀을 분재로 하여 머리맡에 두면 뱀은 가까이 올 수 없다라고 설명하였다. 환자는 매우 기뻐하여 내가 말하는 대로 하였다. 일상 먹던 약과 회충약을 복용하면서 내가 처방한 약을 복용하여 점차로 모두 치료되었다. (岡田昌春『溫知醫談』)

名醫의 論說	[吉益東洞] 영계감조탕(苓桂甘棗湯)은 제하계(臍下悸)하여 연급상충(攣急上衝)하는 자를 치료한다.『方極』 [淺田宗伯] 이 처방[苓桂甘棗湯]은 제하(臍下)의 동계(動悸)를 주로 한다. 대조는 능히 제하(臍下)의 동(動)을 치료하는 것이 된다. 이 제하(臍下)의 동계(動悸)가 위에서 성한 것을 계지가계탕(桂枝加桂湯)으로 치료한다. 계지가계탕(桂枝加桂湯)에서 제하(臍下)의 증상이 없고 심하(心下)에만 증상이 있는 것은 복령감초탕(茯苓甘草湯)으로 치료한다.『方函口訣』

茯苓桂枝甘草大棗湯의 요점	
自覺症狀	제하(臍下)의 동계(動悸), 발한(發汗)

13) 심하(心下)는 심와부(心窩部)를 가리키는 것으로 명치께에 해당한다.

제 66 조

發汗後, 腹脹滿者, 厚朴生薑半夏甘草人蔘湯主之.

발한(發汗) 후 배가 부르고 그득한[脹滿] 경우에는 후박생강반하감초인삼탕(厚朴生薑半夏甘草人蔘湯)으로 주로 치료한다.

厚朴生薑半夏甘草人蔘湯方[14)]

후박(厚朴) 반근 구워서 껍질을 제거한 것, 생강(生薑) 반근 썬 것, 반하(半夏) 반승 씻은 것, 감초(甘草) 2냥, 인삼(人蔘) 1냥.

이상 다섯 가지 약재를 물 1두를 써서 달여 3승을 취하고 찌꺼기를 버리고 1승을 따뜻하게 복용한다. 하루에 3번 복용한다.

解說 땀을 낸 후에 배가 불러 더부룩한 경우는 후박생강반하감초인삼탕(厚朴生薑半夏甘草人蔘湯)으로 주로 치료한다는 것이 조문의 내용이다.

症例

48세의 선주(船主). 젊을 때에는 매우 건강하여 병에 걸린 때가 없었으나 전쟁에서 총알 관통상을 입고 흉부에서 탄환을 적출하면서부터는 신체에 이상을 느끼고 피로하기 쉽고 식사는 부진하지는 않지만 입맛이 없었고 현재에는 복중뢰명(腹中雷鳴)[15)]하며, 방귀를 끼고 대변은 설사는 아니지만 계속 무른 변이 있었다. 맥은 미약하고 가늘며 느리다. 복부는 복근이 얇고〔菲薄〕 연약하며 특히 소복부(小腹部)에 저항이 전혀 없다. 진찰 중 뱃속에 끓는 소리〔腹中雷鳴〕가 있었다. 배가 그득하고 소리 나며 방귀를 끼는 것을 치료 목표로 하고 후박생강반하감초인삼탕(厚朴生薑半夏甘草人蔘湯)을 투약하였다. 복약하고 얼마 안 되어 복만은 매우 상쾌한 것처럼 되었고 동시에 방귀가 있으나 뇌명(雷鳴)도 경감하였다. 따라서 식사도 최근에는 맛을 느끼고 원기도 점점 회복된다고 말하고 있다. 복약하고 있다. (高橋道史 『漢方의 臨床』 11권, 7호, 19쪽, 1964년)

---

14) 厚朴生薑半夏甘草人蔘湯方: 『상한론』 66조 후박생강감초반하인삼탕(厚朴生薑甘草半夏人蔘湯)에 나오는 반하(半夏)는 용량이 반근으로 되어 있다.

15) 복중뢰명(腹中雷鳴): 뱃속의 장(腸)에서 소리가 부글부글 나는 것을 말한다.

名醫의 論說	[尾台榕堂] 곽란(霍亂)으로 토사(吐瀉) 후에 만통(滿痛)하고 구역감이 있는 자를 치료한다. 창만(脹滿)은 말하자면 실만(實滿)이 아니다.『類聚方廣義』 [淺田宗伯] 이 처방 후박생강반하감초인삼탕(厚朴生薑半夏甘草人蔘湯)은 중기허(中氣虛)하여 복만(腹滿)하는 자를 치료한다. 따라서 고인(古人)은 태음(太陰)의 주 처방으로 삼았다. 후박칠물(厚朴七物)과 후박삼물(厚朴三物)의 뒤에 사용하는 경우가 있다. 또한 평위산(平胃散)의 허증(虛證)에 주어서 능히 효력이 있다.『方函口訣』

厚朴生薑半夏甘草人蔘湯의 요점	
自覺症狀	발한(發汗), 배가 부른 것, 가스, 복통, 구역감
他覺症狀	현맥(弦脈, 금(琴)의 줄을 누르는 것과 같은 맥)

제 67 조

傷寒, 若吐, 若下後, 心下逆滿, 氣上衝胸, 起則頭眩, 脈沈緊, 發汗則動經, 身爲振振搖者, 茯苓桂枝白朮甘草湯主之.

상한(傷寒)에 토법(吐法)이나 하법(下法)을 쓴 후 심하(心下)가 거스르면서 그득하고 기(氣)가 가슴으로 치받아 올라가며 일어서면 어지럽고 맥은 침긴(沈緊)한데, 이때에 발한(發汗)을 시키면 경맥(經脈)을 요동시켜 몸이 떨리고 흔들리는 경우에는 복령계지백출감초탕(茯苓桂枝白朮甘草湯)으로 주로 치료한다.

茯苓桂枝白朮甘草湯方

복령(茯苓) 4냥, 계지(桂枝) 3냥 껍질을 제거한 것, 백출(白朮), 감초(甘草) 구운 것 각 2냥.
이상 네 가지 약재를 물 6승을 써서 달여 3승을 취하고 찌꺼기를 버리고 나누어 따뜻하게 3번 복용한다.

解說 상한(傷寒)으로 토법(吐法)이나 공하(攻下)를 하여 복부가 팽팽하고 기가 올라가 가슴을 치받고〔心下逆滿〕 일어나려고 하면 머리가 어지럽고〔頭眩〕 맥은 침(沈)하면서 긴(緊)하다. 이러한 상태에서 땀을 내면 후둘후둘 몸이 떨리고 머리가 어지러운 것이

일어난다. 이때에 복령계지백출감초탕(苓桂朮甘湯)을 써서 주로 치료한다는 것이 조문의 내용이다.

영계출감탕(苓桂朮甘湯)은 보통 비회전성 어지러움에 사용된다. 회전성 어지러움에는 택사탕(澤瀉湯: 澤瀉, 白朮)을 사용한다. 나는 일찍이 60세의 부인으로 몸을 떨며 어지러워하는(비회전성) 환자에게 영계출감탕(苓桂朮甘湯)을 사용하여 좋은 효과를 얻은 적이 있다.

症例

영계출감탕(苓桂朮甘湯)을 써서 매핵기(梅核氣)[16]—인후부(咽喉部)에 여러 가지의 것으로 막혀 있는 듯한 느낌이 있는 것—를 치료한다. 어떤 부인, 40여세로 어느 날 인후부의 중간에 어떤 물체가 있다는 느낌을 받았다. 삼키고자 하여도 삼킬 수 없고 토하고자 하여도 토할 수 없었다. 이러한 것이 10일간 지속되었다. 식욕과 대변 상태는 보통이다. 다만 머리가 무겁고 어지러워서 기울(氣鬱)과 같은 증상이 있다. 본인〔山田業精〕에게 와서 진단을 받았다. 영계출감탕(苓桂朮甘湯)을 3일분 복용하자 완전히 치료되었다. (山田業精『井見集附錄』)

名醫의 論說	[吉益東洞] 가슴이 두근거리고 상충(上衝)하며 일어나면 곧 머리가 어지럽고 소변불리(小便不利)한 자를 치료한다.『方極』 [淺田宗伯] 이 처방[苓桂朮甘湯]은 지음(支飮)을 없애는 것을 목적으로 한다. 기가 인후에 상충(上衝)하거나 눈이 아찔하거나 혹은 손발이 떨리는 것은 모두 수음(水飮)에 의하여 생긴 것이다. 일어나면 바로 머리가 어지럽다고 말하는 것이 진단의 큰 기준이다. 누워서 어지러운 경우에도 심하역만(心下逆滿)만 있으면 사용할 수 있다.『方函口訣』

苓桂朮甘湯의 요점	
自覺症狀	심하부(心下部)의 팽팽함, 동계(動悸), 현훈(眩暈)
他覺症狀	침맥(沈脈, 가볍게 압박하면 만지기 어렵지만 강하게 압박하면 맥을 잘 느낄 수 있다.) 긴맥(緊脈, 유력하고 꼬아놓은 밧줄과 같은 느낌이다.)

16) 매핵기(梅核氣): 목구멍에 매실의 씨와 같은 것이 걸린 것처럼 삼켜도 내려가지 않고 뱉어도 나오지 않는 병증. 대개 명치 부근이 막혀 답답하고 편치 않으며 토하거나 메슥거리는 등의 증상이 나타난다.

제 68 조

發汗, 病不解, 反惡寒者, 虛故也. 芍藥甘草附子湯主之.

발한(發汗)했는데도 병이 풀리지 않고 도리어 오한(惡寒)하는 것은 허(虛)하기 때문이다. 작약감초부자탕(芍藥甘草附子湯)으로 주로 치료한다.

芍藥甘草附子湯方

작약(芍藥), 감초(甘草) 구운 것 각 3냥, 부자(附子) 1개 포하여 껍질을 제거하고 8조각으로 쪼갠 것.
이상 세 가지 약재를 물 5승을 써서 달여 1승 5합을 취하고 찌꺼기를 버리고 나누어 따뜻하게 3번 복용한다.
아마도 중경방이 아닌것 같다.

解說 발한(發汗)하였으나 병은 낫지 않고 오한(惡寒)이 있는 경우는 신체가 허(虛)하기 때문이다. 작약감초부자탕(芍藥甘草附子湯)으로 주로 치료한다는 것이 조문의 내용이다. 이 처방은 작약감초탕(芍藥甘草湯)에 부자를 더한 것이라고 생각할 수 있으며 여러 가지 질환에 응용할 수 있다.

본인은 요통에 잘 사용하고 있다.

症例

64세 여성으로 마른 체격을 하고 있다. 일하다 무리를 해서 요통이 생겼는데 한방약을 희망하여 199X년 12월 9일 본 병원에서 진단을 받았다. 수족(手足)은 차고 복직근이 당겨서 빳빳하다. 따라서 작약감초탕(芍藥甘草湯) 엑기스를 주자 요통은 서서히 개선되어 7일이 지나자 거의 완치되었다.(저자 치험례)

名醫의 論說	[淺田宗伯] 이 처방[芍藥甘草附子湯]은 발한(發汗) 후의 오한(惡寒)을 치료하는 것뿐만 아니라 작약감초탕증(芍藥甘草湯證)으로서 음위(陰位)에 속하는 자를 치료한다.『方函口訣』

芍藥甘草附子湯의 요점[작약감초탕증(芍藥甘草湯證)+냉(冷)]	
自覺症狀	발한(發汗), 오한(惡寒), 동통(疼痛)

제 69 조

發汗, 若下之, 病仍不解, 煩躁者, 茯苓四逆湯主之.

발한법(發汗法) 또는 공하법(攻下法)을 사용한 후에도 병이 여전히 풀리지 않고 번조(煩躁)한 경우에는 복령사역탕(茯苓四逆湯)으로 주로 치료한다.

茯苓四逆湯方

복령(茯苓) 4냥, 인삼(人蔘) 1냥, 부자(附子) 1개 생으로 사용하여 껍질을 제거하고 8조각으로 쪼갠 것, 감초(甘草) 2냥 구운 것, 건강(乾薑) 1냥반.
이상 다섯 가지 약재를 물 5승을 써서 달여 3승을 취하고 찌꺼기를 버리고 7홉을 따뜻하게 복용한다. 하루에 3번 복용한다.

解說 땀을 내거나 공하(攻下)를 하여도 병세(病勢)가 여전히 줄어들지 않고 가슴이 답답하고 손발을 여전히 안절부절 못하며 괴로워하는 경우는〔煩躁〕 복령사역탕(茯苓四逆湯)으로 주로 치료한다는 것이 조문의 내용이다.

번조(煩躁)가 중요하다. 실제로는 다음의 증례와 같이 급성대장염에 번조를 동반하는 경우에 사용한다. 그 이외에 본인은 복령사역탕을 음병(陰病)이면서 번조가 있는 때에 사용하고 있다.

症例

급성 대장염에 복령사역탕(茯苓四逆湯)을 쓴다. 45세 남성으로 주된 증상은 설사와 복통이다. 하루 종일 계속 냉방이 드는 장소에 있었기 때문에 피곤하여 컨디션이 망가졌다. 200X년 7월 31일 낮에 냉방이 된 검사실에서 옷을 벗고 심전도검사를 받았다. 그 때에 오싹 한기가 들었다. 또한 낮에 식사 후에 소량의 아이스크림을 먹었다. 오후에 신체가 나른하고 피곤함을 느끼며 복부가 팽팽한 감이 들었다. 복부가 팽창한 느낌은 늦은 밤까지 계속되었는데 밤이 되자 심하게 아프지는 않지만 간헐적으로 쑤시는 복통과 복부가 꼬르륵 울리는 증상이 나타났다. 복통은 복부를 손으로 누르자 아픈 것이 줄어들었다. 8월 1일 오전 0시에 복부가 쥐어짜는 듯이 아프고 동시에 물설사를 보았다. 전신에서 땀이 났다. 아침까지 여러 차례 설사와 복통이 있었다. 진무탕(眞武湯) 엑기스를 2회 복용하였다. 오전 9시 반에 부자이중탕(附子理中湯) 엑기스를 복용하였다. 전신에 땀이 나고 복통이 다소 개선되었다. 12시 반에 점심을 약간 먹었으나 배가 바로 팽팽해져서 괴로워지며 복통도 나타났다. 배꼽에 뜸을 떠서 복통은 다소 개선되었다. 오후 2시에 다시 부자이중탕 엑기스를 복용하였다. 복통은 다소 좋아졌다. 오후 7시 반에 소화가 덜된 설사와 복통이 있었다. 오후 9시에 또 소화가 안 된 설사와 복통이 있었다. 많은 땀을 흘리고 전신이 매우 무겁고 무어라 말할 수 없는 불안감과 가슴이 묵직한 느낌이 들었다. 이것은 번조(煩躁)였고 복령사역탕증(茯苓四逆湯證)이 틀림없다고 생각하고 복령사역탕(부자 0.4g)을 달였다. 달인 약을 복용하여 몸이 따뜻해지고 매우 기분이 좋아지게 되었다. 오후 11시에 가벼운 복통이 생겼으나 바로 좋아졌다. 이후 심한 복통은 거의 없고 설사도 전혀 없어져서 치유되었다. (저자 치험례)

名醫의 論說	[尾台榕堂] 곽란(霍亂)의 중증(重症)으로 토사(吐瀉) 후에 궐랭(厥冷)이 있고 근이 떨리고 번조(煩躁)하며 열과 갈증이 없고 심하(心下)가 딴딴하면서 답답하고 소변을 잘 보지 못하고 맥이 미세(微細)한 자에게 이 처방을 사용해야 한다. 복용 후에 소변을 잘 보는 자는 치료할 수 있다. 모든 오래된 병에 정기(精氣)가 쇠미(衰微)하고 헛구역질을 하며 밥을 먹지 못하고 복통과 당설(溏泄),[17] 오한이 있고 얼굴과 손발이 조금 붓는 경우를 치료한다.『類聚方廣義』 [淺田宗伯] 이 처방[茯苓四逆湯]에서 복령을 군약으로 하는 것은 번조(煩躁)를 목적으로 한 것이다.『본초(本草)』에서 말하기를, 복령은 번조(煩躁)를 주로 치료한다고 하였다. 사역탕(四逆湯)의 증(證)으로서 땀이 나고 번조(煩躁)가 그치지 않는 자를 이 처방을 쓰면 능히 치료할 수 있다.『方函口訣』

茯苓四逆湯의 요점(四逆湯證+煩躁)	
自覺症狀	발한(發汗), 하리(下痢), 번조(煩躁), 냉(冷)
他覺症狀	침맥(沈脈, 가볍게 압박하면 만지기 어렵다. 강하게 만지면 맥을 잘 만질 수 있다.)

제 70조

發汗後, 惡寒者, 虛故也. 不惡寒, 但熱者, 實也. 當和胃氣, 與調胃承氣湯.

발한(發汗)한 후에도 환자가 오한(惡寒)하는 경우는 허(虛)하기 때문이다. 오한(惡寒)하지 않고 단지 열이 나는 경우는 실(實)한 것이다. 마땅히 위기(胃氣)를 조화롭게 해야 하니 조위승기탕(調胃承氣湯)을 복용하게 한다.

調胃承氣湯方[18]

망초(芒硝) 반승, 감초(甘草) 2냥, 대황(大黃) 4냥 껍질을 제거하고 청주(淸酒)로 씻은 것.
이상 세 가지 약재를 물 3승을 써서 달여 1승을 취하고 찌꺼기를 버리고 망초를 넣어 다시 달여 두 번 끓이고 돈복(頓服)한다.

---

17) 당설(溏泄): 대변이 묽은 것을 말함.

18) 調胃承氣湯方:『상한론』29조 조위승기탕(調胃承氣湯)에 나오는 망초는 용량이 반근으로 되어 있다.

解說 발한(發汗) 후에 오한이 있는 경우는 허(虛)하기 때문이다. 오한이 없고 열이 있는 경우는 실증〔便秘〕이다. 마땅히 위장의 움직임〔胃氣〕을 조화시켜야 하는데 조위승기탕(調胃承氣湯)을 주면 좋다는 것이 조문의 내용이다. 조위승기탕(調胃承氣湯)은 29조에서 해설하였다.

제 71 조

太陽病, 發汗後, 大汗出, 胃中乾, 煩躁, 不得眠, 欲得飮水者, 少少與飮之, 令胃氣和則愈. 若脈浮, 小便不利, 微熱, 消渴者, 五苓散主之.

태양병(太陽病)에 발한(發汗)한 후에 땀이 너무 지나치게 나서 위중(胃中)이 건조해져서 번조(煩躁)하고 잠잘 수 없으며 물을 마시려 하는 경우에는 조금씩 마시게 하여 위기(胃氣)가 화평해지면 낫는다. 만약 맥부(脈浮)하고 소변을 잘 볼 수 없으며 약간 열이 나고 소갈(消渴)이 있는 경우에는 오령산(五苓散)으로 주로 치료한다.

五苓散方

저령(猪苓) 18수 껍질을 제거한 것. 택사(澤瀉) 1냥 6수, 백출(白朮) 18수, 복령(茯苓) 18수, 계지(桂枝) 반냥 껍질을 제거한 것.

이상 다섯 가지 약재를 찧어 가루를 낸다. 끓인 물에 개어 1방촌(方寸)숟가락[19]으로 복용한다. 하루 3번 복용한다. 더운 물을 많이 마셔서 땀이 나면 낫는다. 법에 맞추어 조리를 한다.

解說 태양병으로 땀을 낸 후에 크게 땀이 나면서 위장(胃腸)이 마르고 가슴이 괴롭고 수족(手足)을 안전부절 못하면서 번민(煩悶)하고 번조(煩躁)하여 잘 수가 없다. 병인(病人)이 물을 마시고자 하는 때에는 약간 물을 주면 위장의 움직임〔胃氣〕이 개선되어 바로 좋아진다. 만약 맥이 뜨고 소변이 적고 미열(微熱)이 있고 인후가 마른 때에는 오령산(五苓散)으로 주치한다는 것이 조문의 내용이다. 오령산은 소변불리(小便不利), 구갈(口渴), 하리(下痢) 등이 주된 증상이다. 말하자면 토하거나 땀을 내어 열이 있는 경우에 효과가 있으며, 한(寒)에 의

19) 방촌시(方寸匙): 옛날에 산제(散劑)의 양을 계량할 수 있게 만들어 쓰던 약숟가락의 하나. 크기가 사방 1촌되는 약숟가락을 말한다. 광물성 한약가루 1방촌시(方寸匙)는 약 2g 정도이고, 식물성 한약가루 1방촌시(方寸匙)는 1g 안팎이다.

한 경우에는 인삼탕(人蔘湯)을 쓴다. 구토와 설사를 동반한 바이러스성 위장염에 사용하는 경우가 많다.

症例

10세의 남자로 주된 증상은 발열, 두통, 구토이다. 199X년 8월 10일부터 38도의 발열과 두통이 있었다. 구토가 2회 있었다고 한다. 대소변은 정상이라 한다. 목이 뻣뻣하게 긴장된 것은 없었으나 식은땀이 있었다. 8월 11일에 발열과 두통, 구토가 계속되었다. 오후 8시에 왕진을 의뢰받았다. 진찰하였는데 구갈이 없었다. 구토는 식후 바로 일어나고 물을 마신 후에는 일어나지 않는다. 눈에는 가벼운 붉은 색이 보이고 혀는 얇고 백태(白苔)가 있다. 맥은 뜨고 빠르며 복진 상 특별한 소견은 없었다. 오령산(五苓散)을 사용하였다. 오령산을 작은 숟가락으로 1잔을 투여한 후에 약간 땀을 내서 구토는 없게 되었다. 다음날 아침 열이 없어지고 모든 증상은 소실되어 치유되었다. (저자 치험례)

症例

10세의 남성. 주소는 열이 나고 복통, 구토, 설사가 있다. 199X년 12월 21일 밤 8시 경으로부터 복통이 생기고 12월 22일 동틀 무렵에 3번 구토하고 오전 9시 반에 1회 설사하고 복통은 지속되었다. 38.1도의 발열이 있고 약간의 목마름도 있다. 몸이 피곤하여 흔들흔들 한다고 하였다. 모친에게 손발을 주물러 달라고 한 후에는 조금 편해졌다. 소변의 양과 횟수는 보통이다. 복통 때문에 등을 굽히고 배를 손으로 누르고 있다. 눈은 붉고 혀는 붉고 백태(白苔)가 있다. 맥은 뜨고 빠르며 복진 상으로 배꼽을 중심으로 압통이 있다. 열성의 곽란(霍亂, 토하고 설사함)이라 진단하고 오령산(五苓散)을 작은 숟가락으로 1잔을 투여하였다. 그 후에 사과믹스를 준 후에 오령산과 사과를 토하였다. 바로 오령산(五苓散) 작은 숟가락 하나를 주었다. 그리고 음식을 먹지 못하게 하고 저녁 무렵까지 재웠다. 오후 5시 반에 체온은 36.9도 정도가 되고 구역감과 복통은 개선되었으며 얼굴의 붉은 기운도 많이 가셨다. 죽으로 조리시키고 치유되었다. (저자 치험례)

名醫의 論說	[吉益東洞] 오령산(五苓散)은 소갈(消渴), 소변불리(小便不利) 혹은 목말라 물을 마시고자 하는데 물이 들어가면 바로 토하는 자를 치료한다.『方極』 [淺田宗伯] 이 처방[五苓散]은 상한에 목이 말라 소변불리(小便不利)가 심하거나 또는 수역(水逆)[20]으로 구토가 심한 경우에도 사용한다. 또 축수(蓄水)로 머리가 어지러운 것에도 사용한다.『方函口訣』

五苓散의 요점	
自覺症狀	구갈(口渴), 발열, 뇨감소(尿減少), 구토, 부종
他覺症狀	부맥(浮脈, 가볍게 눌러서 잘 촉지될 수 있으나 강하게 누르면 촉지하기 어렵다.)

20) 수역(水逆): 위(胃)에 수(水)가 정체되어 갈증이 나고, 물을 마시고 싶지만 마시면 곧 토해 내는 병증.

제72조

發汗已, 脈浮數, 煩渴者, 五苓散主之.

발한(發汗) 후에 맥이 여전히 부삭(浮數)하고 번(煩)과 구갈(口渴)이 있는 경우에는 오령산(五苓散)으로 주로 치료한다.

解說 땀을 낸 후에 맥이 뜨면서 빠르고 번(煩)한 경우를 오령산(五苓散)으로 주로 치료한다는 것이 조문의 내용이다.

제73조

傷寒, 汗出而渴者, 五苓散主之. 不渴者, 茯苓甘草湯主之.

상한(傷寒)에 땀이 나면서 목이 마른 경우에는 오령산(五苓散)으로 주로 치료하고, 만약 목이 마르지 않은 경우에는 복령감초탕(茯苓甘草湯)으로 주로 치료한다.

茯苓甘草湯方

복령(茯苓) 2냥, 계지(桂枝) 2냥 껍질을 제거한 것, 감초(甘草) 1냥 구운 것, 생강(生薑) 3냥 썬 것.
이상 네 가지 약재를 물 4승을 써서 달여 2승을 취하고 찌꺼기를 버리고 나누어 따뜻하게 3번 복용한다.

解說 상한(傷寒)으로 땀이 나며 목이 마른 경우는 오령산(五苓散)으로 주로 치료한다. 목마름이 없는 경우는 복령감초탕(茯苓甘草湯)으로 주로 치료한다는 것이 조문의 내용이다.

오령산에 대해서는 71조에서 이미 언급하였다. 복령감초탕의 주된 증상은 발한(發汗), 탈한(脫汗), 동계(動悸), 소변 감소 등이다. 구갈(口渴)은 없다.

症例

56세의 여성. 가슴이 두근거리는 것〔動悸〕을 주된 증상으로 진찰을 받았다. 199X년 1월경부터 갑자기 심장이 두근거리는 발작이 매일 나타나게 되었다. 병원의 내과 검사를 받았는데 심장에는 이상이 없다고 한다. 신경내과에도 별문제는 없다 한다. 인데랄을 처방 받았으나 효과는 없었다. 1월 중순 본 병원에서 계지감초탕(桂枝甘草湯)을 처방해도 효과가 없다. 4월 30일에 다시 본 병원에서 진찰을 받았는데 약간 몸이 비대하고 땀을 잘 흘렸고 동계의 발작은 매일 있다. 맥은 활(滑)하고 맥박수는 100회/분 정도였다. 수독(水毒)이라 생각해서 복령감초탕(茯苓甘草湯)을 주자 7일 후에 동계(動悸)가 줄어들었고 매우 좋아졌다고 한다. 거의 고통을 느끼지 못하는 상태라고 한다. 복령감초탕을 1개월분 처방하였다. 1일분의 약을 3일 정도 걸려서 복용하여 동계(動悸)는 소실되었다. (저자 치험례)

名醫의 論說	[吉益東洞] 복령감초탕(茯苓甘草湯)은 심하(心下)가 두근거리고 상충(上衝)하여 구역질하는 자를 치료한다.『方極』

복령감초탕(茯苓甘草湯)의 요점	
自覺症狀	다한(多汗), 탈한(脫汗), 동계(動悸), 소변 감소, 구갈(口渴)은 없다.
他覺症狀	부맥(浮脈, 가볍게 압박하면 잘 만질 수 있는데 강하게 압박하면 맥을 만지기 어렵다.) 삭맥(數脈, 1회의 호기와 흡기의 동안에 맥박이 6 이상인 것)

제 74 조

中風, 發熱, 六七日不解而煩, 有表裏證, 渴欲飮水, 水入則吐者, 名曰水逆, 五苓散主之.

중풍증(中風證)에 발열(發熱)하여 6, 7일이 되어도 풀리지 않고 번(煩)한 것은 표증(表證)과 리증(裏證)이 함께 있기 때문이니, 갈증이 나서 물을 마시고 싶어 하지만 물을 마시면 즉시 토하는 것을 수역(水逆)이라 부른다. 오령산(五苓散)으로 주로 치료한다.

解說 감기로 열이 나고 6, 7일이 경과해도 낫지 않아 번(煩)하며 괴로워하고 표증(表證, 두통 발열 오한 등)과 리증(裏證, 변비와 설사 등)이 있다. 구갈이 있어 물을 원하나 물을 마시고자 하면 바로 구토하는 것을 수역(水逆)이라 한다. 이러한 증상이 있을 때에는 오령산(五苓散)으로 주로 치료한다는 것이 조문의 내용이다.

제75조

未持脈時, 病人手叉自冒心, 師因教試令咳而不咳者, 此必兩耳聾無聞也. 所以然者, 以重發汗, 虛故, 如此. 發汗後, 飮水多必喘, 以水灌之亦喘.

진맥(診脈)을 아직 하지 않았는데 환자가 두 손을 교차하여 스스로 가슴을 덮고 있으며 의사가 환자에게 시험 삼아 기침을 하게 하여도 기침을 하지 않는 것은 반드시 두 귀가 멀어 들리지 않기 때문이다. 그러한 이유는 거듭 땀을 내서 허(虛)해졌기 때문이다. 땀을 낸 후에 물을 많이 마시면 반드시 천식을 하며 찬물을 몸에 뿌려도 또한 천식을 한다.

解說 아직 맥을 보기 전에 환자가 손을 가슴위에 교차하며 의사가 환자에게 기침해보라고 해도 기침하려고 하지 않는 것은 반드시 양 귀가 들리지 않기 때문이다. 그것은 거듭 발한(發汗)하여 허증(虛證)이 되었기 때문이다. 땀을 낸 후에 물을 많이 마시면 반드시 천식(喘息)을 한다. 물을 뿌려도 천식을 한다는 것이 조문의 내용이다.

제76조

發汗後, 水藥不得入口爲逆. 若更發汗, 必吐下不止. 發汗吐下後, 虛煩不得眠. 若劇者, 必反覆顚倒, 心中懊憹,[21] 梔子豉湯主之. 若少氣者, 梔子甘草豉湯主之. 若嘔者, 梔子生薑豉湯主之.

발한(發汗)한 후에 물과 약(藥)이 입으로 들어가지 못하면 역이 된 것이다, 만일 다시 발한(發汗)시키면 반드시 구토와 설사를 그치지 않게 된다. 발한(發汗)시켜서 토하고 설사한 후에는 허번(虛煩)하여 잠을 자지 못하게 된다. 만약 심할 경우에는 반드시 엎치락뒤치락하면서 뒤척이게 되며 가슴 속이 답답하고 괴로워서 하니, 치자시탕(梔子豉湯)으로 주로 치료한다. 만약 기운이 부족할[少氣] 경우에는 치자감초시탕(梔子甘草豉湯)으로 주로 치료한다. 만약 구토를 하는 경우에는 치자생강시탕(梔子生薑豉湯)으로 주로 치료한다.

21) 心中懊憹: 심흉부(心胸部)가 번열민란(煩熱悶亂)하여 편안하지 않은 상태를 말한다. 대부분 외감열병을 잘못 치료하여 사열(邪熱)이 흉격부(胸膈部)에 머물면서 위부(胃腑)까지 뒤흔들어서 생기는데 습열이 안에 쌓여 발생하기도 한다.

梔子豉湯方

치자(梔子) 14개 쪼갠 것, 향시(香豉)[22] 4홉 면으로 싼 것.
이상 두 가지 약재를 물 4승을 써서 먼서 치자를 달여 2승반을 취하고 시(豉)를 넣고 달여 1승을 취하고 찌꺼기를 버리고 나누어 두 번 복용한다. 처음 복용은 따뜻하게 마신다. 토하는 경우는 이후의 복용을 중지한다.

梔子甘草豉湯方

치자(梔子) 14개 쪼갠 것, 감초(甘草) 2냥 구운 것, 향시(香豉) 4홉 면으로 싼 것.
이상 세 가지 약재를 물 4승을 써서 먼저 치자와 감초를 달여 2승반을 취하고, 시(豉)를 넣고 달여 1승반을 취하고 찌꺼기를 버리고 나누어 2번 복용한다. 처음 복용은 따뜻하게 마신다. 토하는 경우는 이후의 복용을 중지한다.

梔子生薑豉湯方

치자(梔子) 19개 쪼갠 것, 생강(生薑) 5냥, 향시(香豉) 4냥 면으로 싼 것.
이상 세 가지 약재를 물 4승을 써서 먼저 치자, 생강을 달여 2승반을 취하고, 시(豉)를 넣고 달여 반승을 취하고 찌꺼기를 버리고 2번 복용한다. 처음 복용은 따뜻하게 마신다. 토하는 경우는 이후 복용을 중지한다.

注 역(逆)은 여기서는 수역(水逆, 물을 마시면 바로 구토한다.)을 의미한다.

解說 땀을 낸 후에 물과 탕약(湯藥)을 입으로 받아들이지 못하는 것을 수역(水逆)이라 한다. 혹 다시 발한(發汗)시키면 반드시 구토와 설사가 멈추지 않는다. 땀을 내거나 구토를 시키거나 공하(攻下)한 후에 답답해 하며 괴로워하고〔虛煩〕 잘 수 없게 되었다. 다시 증상이 심한 자는 엎치락뒤치락 뒤척이며〔反覆顚倒〕 가슴 속을 괴로워〔心中懊憹〕 하는데 이와 같은 때에는 치자시탕(梔子豉湯)으로 주로 치료한다. 만약 구역감이 있는 자는 치자생강시탕(梔子生薑豉湯)으로 주로 치료한다는 것이 조문의 내용이다. 심중오뇌(心中懊憹)와 신체의 발열이 치자시탕(梔子豉湯)을 사용하는 지표가 된다.

症例

본인이 이전에 시골에 있던 때가 있었다. 상주(常州)의 소율(小栗) 지방에 21세의 부인이 있었다. 급하게 흉통(胸痛)이 일어나 말하기가 불가능한 정도로 아파하였다. 몇 종류의 처방을 시험해보았으나 효과는 없었다. 치자시탕을 주자 1번 복용으로 흉통(胸痛)은 바로 가라앉았다. 야주금시(野州今市) 산옥(傘屋)에 15, 16세 정도의 어린 아

22) 향시(香豉): 즉 담두시(淡豆豉)이다. 콩과에 속하는 식물 콩의 종자를 쪄서 띄워 만든 것. 맛은 쓰고 성질은 차다.

이가 있었다. 기분이 가라앉아 억울(抑鬱)된 상태가 되어서 여러 치료를 받았지만 효과는 없었다. 본인이 진찰해 보니 마음이 번거로워서 잘 수가 없다고 호소한다. 치자시탕(梔子豉湯)을 주자 수개월에 완전히 치료되었다. (『長沙腹診考』)

名醫의 論說	[吉益東洞] 치자시탕(梔子豉湯)은 심중오뇌(心中懊憹)하는 자를 치료한다.『方極』 [六角重任] (梔子豉湯은) 심중오뇌(心中懊憹) 혹은 번열(煩熱)하며, 흉중이 막힌 자를 치료한다.『古方便覽』

梔子豉湯의 요점	
自覺症狀	심중오뇌(心中懊憹, 근심걱정이 많은 것), 신열(身熱)

제77조

發汗, 若下之, 而煩熱胸中窒者, 梔子豉湯主之.

발한(發汗)이나 혹은 하법(下法)을 쓴 이후에 번(煩)하면서 열이 나고 가슴 속이 막힌 듯이 답답한 경우에는 치자시탕(梔子豉湯)으로 주로 치료한다.

解說 땀을 내든지 공하(攻下)한 이후에 번하고 발열하며〔煩熱〕 가슴이 막힌 경우는 치자시탕으로 주로 치료한다는 것이 조문의 내용이다.

제78조

傷寒五六日, 大下之後, 身熱不去, 心中結痛者, 未欲解也, 梔子豉湯主之.

상한(傷寒)에 5, 6일 경과하여 크게 설사를 시킨 후에 몸에 열이 없어지지 않고 가슴 속이 맺히고 아픈 경우는 병이 아직 풀어지지 않은 것이니, 치자시탕(梔子豉湯)으로 주로 치료한다.

解說

상한에 걸린 후 5, 6일이 지나 강하게 사하제(瀉下劑)를 써서 공하(攻下)하였으나 몸에 열이 없어시시 않은 상태로 가슴 속에 맺혀서 가슴이 아픈 경우는 아직 병이 나온 상태가 아니기 때문에 치자시탕으로 주로 치료한다는 것이 조문의 내용이다.

제 79조

傷寒, 下後, 心煩腹滿, 臥起不安者, 梔子厚朴湯主之.

상한병(傷寒病)에 설사를 시킨 후에 가슴이 번(煩)하며 배가 그득하여 누워도 앉아도 편치않은 경우에는 치자후박탕(梔子厚朴湯)으로 주로 치료한다.

梔子厚朴湯方

치자(梔子) 14개 쪼갠 것, 후박(厚朴) 3냥 구워서 껍질을 제거한 것, 지실(枳實) 4개 물에 담갔다가 구워서 노랗게 된 것.

이상 세 가지 약재를 물 3승반을 써서 달여 1승반을 취하고 찌꺼기를 버리고 두 번 복용하게 나누고 처음 복용은 따뜻하게 마신다. 토하면 이후 복용을 중지한다.

解說

상한(傷寒)에 하제(下劑)로 공하(攻下)한 후에 심번(心煩)하며 복부가 긴장되고〔張〕 가로막혀〔橫〕 일어나도 누워도 편안하지 않은 사람은 치자후박탕(梔子厚朴湯)이 치료한다는 것이 조문의 내용이다.

症例

조잡(嘈雜)의 치험. 고기정적판수차천세옥(高崎町赤坂水車千歲玉)에 사는 용장(龍藏)이란 자가 일찍이 조잡(嘈雜)에 걸려 산전업광(山田業廣) 선생의 진찰을 받았다. 진찰해보니 심복(心腹)이 팽팽한데 우선 반하사심탕(半夏瀉心湯)을 줘도 효과가 없었다. 생각해서 치자후박탕(梔子厚朴湯)과 대황(大黃)을 주자 그 고통이 바로 수그러들었다. 소위 가슴이 번거롭고〔心煩〕 배가 그득하여〔腹滿〕 누우나 앉으나 편하지 못한 경우에 근거해서 내린 처방이다. (山田業廣『井見集附錄』)

名醫의 論說	〔吉益東洞〕 치자후박탕(梔子厚朴湯)은 흉협번만(胸脇煩滿)하는 자를 치료한다.『方極』

梔子厚朴湯의 요점	
自覺症狀	번(煩)하고 배가 긴장되어 누워도 앉아도 불안 증상을 느끼는 것.

제 80조

傷寒, 醫以丸藥大下之, 身熱不去, 微煩者, 梔子乾薑湯主之.

상한(傷寒)에 의사가 환약(丸藥)으로 크게 사하(瀉下)를 시켰는데 몸에 열이 없어지지 않고 조금 번(煩)한 경우에는 치자건강탕(梔子乾薑湯)으로 주로 치료한다.

梔子乾薑湯方

치자(梔子) 14개 쪼갠 것, 건강(乾薑) 2냥
이상 두 가지 약재를 3승반의 물을 써서 달여 1승반을 취하고 찌꺼기를 버리고 2번 복용으로 나누고 처음 복용은 따뜻하게 마신다. 토하는 경우는 이후 복용을 중지한다.

解說 상한(傷寒)에 걸려 의사가 강하게 사하시키는 환제(丸劑)로 공하(攻下)하였으나 몸의 열이 사라지지 않고 약간 안절부절하는〔微煩〕 경우는 치자건강탕(梔子乾薑湯)으로 주로 치료한다는 것이 조문의 내용이다.

名醫의 論說	[吉益東洞] 치자건강탕(梔子乾薑湯)은 심중미번(心中微煩)한 자를 치료한다. 『方極』

제 81조

凡用梔子湯, 病人舊微溏者, 不可與服之.

무릇 치자시탕(梔子豉湯)류의 처방을 사용할 때에 만약 환자가 평소 대변이 약간 무른〔溏〕 경우에는 복용하게 해서는 안 된다.

解說 환자가 설사의 경향이 있는 경우에는 치자제(梔子劑)를 복용해서는 안 된다는 것이 조문의 내용이다. 당(溏)은 설사하거나 변이 묽은 것을 말한다.

제 82조

太陽病, 發汗, 汗出不解, 其人仍發熱, 心下悸, 頭眩, 身瞤動,[23] 振振欲擗地者, 眞武湯主之.

태양병(太陽病)에 이미 발한법(發汗法)을 사용하였으나 땀이 난 이후에도 병이 아직 풀어지지 않고 환자는 여전히 열이 나면서 심하(心下)가 두근거리며[動悸] 머리가 아찔하고 전신이 후들후들 떨려서 제대로 서있지 못하고 넘어지려 하는 경우에는 진무탕(眞武湯)으로 주로 치료한다.

眞武湯方

복령(茯苓), 작약(芍藥), 생강(生薑) 썬 것 각 3냥, 백출(白朮) 2냥, 부자(附子) 1개 포(炮)하여 껍질을 버리고 8조각으로 쪼갠 것.
이상 다섯 가지 약재를 물 8승을 써서 달여 3승을 취하고 찌꺼기를 버리고 7홉을 따뜻하게 복용한다. 하루에 3번 복용한다.

解說 태양병(太陽病)으로 땀을 냈으나 낫지 않고, 환자는 계속 열이 나고 명치 부위가 두근거리고 머리가 어지러우며 몸이 약간씩 떨리며〔身瞤動〕 비틀거리다가 쓰러지려고 한다. 이러한 경우에는 진무탕(眞武湯)으로 주로 치료한다는 것이 조문의 내용이다.
진무탕(眞武湯)은 대단히 중요한 처방이다. 소음병(少陰病)의 감기로 39도대의 발열(發熱)이 있어도 진한가열(眞寒假熱)이라고 판단되면 진무탕으로 덥히지 않으면 안 된다. 가라앉고 가는〔沈細〕 맥이 가장 중요하다. 또한 진무탕의 복증(腹證)으로서 배꼽 아래 2횡지 거리의 자리에 종종 압통이 있다.

23) 순동(瞤動): 온몸의 근육이 후들후들 떨리는 바를 억제치 못하는 것을 말한다.

症例

정뢰의원(庭瀨醫員), 삼전조경(森田晁卿)의 딸로 나이가 9세이다. 설사가 장기간 계속되어 멈추지 않고, 식사의 양은 작고 안면과 사지에 약간의 부종(浮腫)이 있으며 맥은 가라앉고 가늘며 설태(舌苔)는 없고 건조해 있다. 조경(晁卿) 선생은 감리(疳痢, 自家中毒)라고 진단하여 투약하였으나 효과는 없었다. 본인〔淺田宗伯〕이 진무탕가인삼탕(眞武湯加人蔘湯)을 주자 서서히 회복하였다. (淺田宗伯 『橘窓書影』)

症例

18세 남성. 주소는 발열과 전신 권태이다. 199X년 7월 23일 목에 통증이 생겨 호흡이 어려운 상태이며 땀이 났다. 7월 24일 오전에 열은 38.6도였고 저녁에는 39.3도 정도로 발열이 있었다. 수박과 복숭아를 먹고 일반 감기약을 복용하고 그 후에 복통이 있었으며 몸이 노곤하였다. 7월 25일 오전은 39.1도의 발열이 있고 땀이 난 후 목구멍의 통증은 좋아졌다. 그 후에 인터페론을 2정 복용하자 다량의 땀을 흘렸다. 신체가 노곤하고 일어나는 것이 어려운 상태였다. 가족과 함께 본 병원에 방문하였다. 기침은 없었고 설사도 없었다. 목이 마르고 약간 움직이자 가슴이 뛰었다. 소변은 소량으로 진한 색을 하고 있고 혀는 얇은 백태(白苔)가 있고 맥은 가라앉고 가늘며 빠르고 복진(腹診)으로는 복력이 중등도로 특별한 소견은 없다. 음증(陰證)으로 허증(虛證)이라 생각하고 진무탕(眞武湯) 엑기스를 7.5g 주었다. 25일 저녁에 진무탕을 복용하고 밤에는 편하게 잘 수 있었다. 7월 26일에 인후부의 통증과 나른함은 절반 정도 개선되었고 열은 36.6도로 떨어졌으며 맥은 가라앉고 가늘었다. 7월 29일에는 식사를 맛있게 하고 거의 모든 증상이 개선되었다. (저자 치험례)

名醫의 論說	[尾台榕堂] 요통 복통 오한이 있고 설사를 하루에 여러 번 하고 밤에 더욱 심해지는 자를 산리(疝痢)라 한다. 처방은 진무탕(眞武湯)이 마땅하다. 산후(産後)의 설사나 장명(腸鳴), 복통, 소변불리(小便不利), 지체산연(肢體酸軟) 혹은 마비(麻痺)와 수기(水氣)가 있고, 오한 발열 기침이 멈추지 않고 점점 피곤한 상태가 되는 자는 더욱 치료하기 어렵다. 이 처방이 맞다.『類聚方廣義』 [淺田宗伯] 이 처방은 속에 수기(水氣)가 있는 것을 목표로 한다. 다른 부자제(附子劑)와 다르게, 수음(水飮) 때문에 심하(心下)가 두근거리고 몸이 떨려서 흔들리면서 땅에 쓰러질 것 같거나, 혹은 마비불인(麻痺不仁)으로 손발을 끄는 증상이 보이며, 혹은 수종(水腫)과 소변불리(小便不利)가 나타나는데 그 부종(浮腫)이 허(虛)하고 물컹하여 힘이 없고, 혹은 복부 이하에 부종(浮腫)이 있고 팔뚝과 가슴과 배가 파리하게 살이 빠지며 그 맥이 미세(微細)하며, 혹은 부종(浮腫)에 크게 심하(心下)가 막혀서 답답하고 음식 맛이 없는 경우, 혹은 사지가 무겁고 아파서 제대로 쓸 수 없는 자에 사용하여 효과가 있다.『方函口訣』

眞武湯의 요점	
自覺症狀	하리(下痢), 사지의 냉(冷), 동계(動悸), 복통(腹痛), 두현(頭眩)
他覺症狀	침맥(沈脈, 가볍게 압박하면 촉지하기 어렵고 강하게 압박하면 맥을 잘 촉지할 수 있다.), 복진(腹診) 상에는 복부가 부풀어 오르며 배꼽 아래 바깥쪽으로 2횡지 떨어진 자리에 압통이 있다.

제 83 조

咽喉乾燥者, 不可發汗.

목구멍(咽喉)이 건조한 경우에는 땀을 내게 해서는 안 된다.

解說 인후(咽喉)가 건조한자는 발한(發汗)시켜서는 안 된다는 것이 조문의 내용이다.

제 84 조

淋家, 不可發汗, 發汗必便血.

평소에 소변이 잘 나가지 않는 사람[淋家]은 땀을 내서는 안 되니 땀을 내면 반드시 소변으로 피가 나오게 된다.

解說 현재 임증(淋症)의 병증(오줌이 소량 밖에 나오는 않는 병증)에 걸려 있는 자는 발한(發汗)시켜서는 안 된다. 만약 발한(發汗)시키면 반드시 소변에 피가 섞여 나온다는 것이 조문의 내용이다.

제 85 조

瘡家, 雖身疼痛, 不可發汗, 發汗則痓.[24)]

평소에 부스럼[瘡]을 앓고 있는 자는[瘡家] 비록 전신이 아프더라도 땀을 내서는 안 된다. 땀을 내면 치병(痓病)이 생기게 된다.

24) 痓: 주로 풍사(風邪)가 침입하여 생긴 경련병으로 심하면 의식을 잃고 등이 뻣뻣하게 강직되기도 한다.

解說 평소 몸에 부스럼이 있는 사람〔瘡家〕은 통증이 있더라도 장차 땀을 내게 해서는 안 된다. 땀이 나오면 바로 경련을 일으키기 때문이라는 것이 조문의 내용이다.

제 86 조

衄家, 不可發汗, 汗出必額上陷, 脈急緊, 直視不能眴, 不得眠.

코피가 잘 나는 자는[衄家] 땀을 내게 해서는 안 된다. 만약 땀을 내면 반드시 이마[額部]가 아래로 꺼지고 맥이 급하면서 긴(緊)하고 눈을 직시(直視)하여 깜박이지 못하며 잠을 잘 수 없게 된다.

解說 코피가 잘 나는 사람〔衄家〕은 땀을 내게 해서는 안 된다. 땀이 나오면 반드시 이마가 푹 꺼지고 맥은 급(急)하면서 긴(緊)하게 되고 직시(直視)하여 눈을 움직이지 못하게 되며, 자는 것도 불가능하게 된다는 것이 조문의 내용이다.

제 87 조

亡血家, 不可發汗, 發汗則寒慄而振.

평소에 실혈(失血)이 있는 자[亡血家]에게는 발한법(發汗法)을 쓸 수 없다. 땀을 내면 곧 오한이 와서 떨리게 된다.

解說 빈혈을 가진 사람〔亡血家〕은 땀을 내게 해서는 안 된다. 발한(發汗)시키면 바로 추워서 떨게 된다는 것이 조문의 내용이다.

제 88 조

汗家, 重發汗, 必恍惚心亂, 小便已陰疼, 與禹餘粮丸. 闕.

평소에 늘 땀을 흘리는 자[汗家]를 거듭 발한(發汗) 시키면 반드시 정신이 황홀(恍惚)하고 마음이 어지러워지며 소변을 본 후에 음부가 아프게 되니 우여량환(禹餘粮丸)을 투여한다. 처방이 빠져 있다.

解說 평소에 늘 땀을 흘리는 자〔汗家〕를 더욱 땀을 내게 하면 반드시 황홀하게 되어 마음이 어지럽고 소변을 본 후에 음부가 아프다. 우여량환(禹餘粮丸)을 주면 좋다는 것이 조문의 내용이다. 우여량환의 상세한 내용은 알 수 없다.

제 89 조

病人有寒, 復發汗, 胃中冷, 必吐蚘.

환자가 평소에 몸이 찬데 다시 발한(發汗)을 시키면 위중(胃中)이 차가워져서 반드시 회충(蛔蟲)을 토한다.

解說 환자가 냉(冷)이 있는데 땀을 내게 하면 위(胃) 속이 냉(冷)해져 반드시 회충(蛔蟲)을 토한다는 것이 조문의 내용이다.

제 90 조

本發汗, 而復下之, 此爲逆也, 若先發汗, 治不爲逆. 本先下之, 而反汗之, 爲逆, 若先下之, 治不爲逆.

본래 발한(發汗)시켜야 하는데 다시 공하(攻下)시키면 이것은 역치(逆治)이지만, 만약 먼저 발한(發汗)시켜서 치료하면 역치가 되지 않는다. 본래 공하(攻下)시켜야 하는데 오히려 발한을 시키면 역치이지만, 만약 먼저 공하(攻下)시켜 치료하면 역치가 되지 않는다.

解說 이 조문은 발한(發汗)시켜야 하는데 이를 공하(攻下)하는 것은 반대의 치료지만 먼저 발한(發汗)시키는 것은 반대의 치료가 아니다. 본래는 공하(攻下)해야 하는데 반대로 땀을 내게 하는 것은 반대의 치료지만 이때에 먼저 공하(攻下)하는 것은 반대의 치료가 아니라는 것이 조문의 내용이다.

제 91 조

傷寒, 醫下之, 續得下利淸穀不止, 身疼痛者, 急當救裏. 後身疼痛, 淸便自調者, 急當救表. 救裏宜四逆湯, 救表宜桂枝湯.

상한(傷寒)에 의사가 잘못 하법(下法)을 써서 계속해 설사를 하여 음식이 소화되지 않은 설사가 그치지 않으며 몸에 통증이 있는 경우에는 급히 리(裏)를 치료한다. 이후에 몸에 통증이 있으면서 묽은 변이 저절로 조절되는 경우에는 다시 급히 표(表)를 치료해야 한다. 리증(裏證)을 치료할 때는 마땅히 사역탕(四逆湯)으로 치료하고, 표증(表證)을 치료할 때는 마땅히 계지탕(桂枝湯)으로 치료해야 한다.

解說 상한(傷寒)에 걸려 의사가 하제(下劑)로 공하(攻下)한 경우에 설사를 하여 소화되지 않은 변〔淸穀〕이 그치지 않게 되었다. 몸이 아프거나 설사하는 것이 자연히 개선되기 위해서는 급히 리(裏, 신체의 속)를 치료해야 한다. 그 후에 몸이 아프거나 설사가 자연히 좋아지는 경우에는 급히 표(表, 신체의 겉)을 치료해야 한다. 리(裏)를 치료하는 데에는 사역탕(四逆湯)이 좋고, 표(表)를 치료하는 데는 계지탕(桂枝湯)이 좋다는 것이 조문의 내용이다. 중요한 조문이다.

제 92 조

病發熱頭痛, 脈反沈, 若不差, 身體疼痛, 當救其裏, 宜四逆湯.

병이 열이 나고 머리가 아픈데 맥은 오히려 침(沈)하다. 만약 병이 낫지 않고 몸이 아프면 마땅히 먼저 그 리(裏)를 치료해야 하니 마땅히 사역탕(四逆湯)으로 치료해야 한다.

四逆湯方

감초(甘草) 2냥 구운 것, 건강(乾薑) 1냥반, 부자(附子) 1개 생것을 써서 껍질을 버리고 8조각으로 쪼갠 것.
이상 세 가지 약재를 물 3승을 써서 달여 1승 2합을 취하고 찌꺼기를 버리고 나누어 따뜻하게 2번 복용한다.
건장한 사람은 큰 부자 1개, 건강 3냥도 가능하다.

解說 환자가 발열과 두통의 증상이 있는데 맥이 오히려 가라앉아 있다. 만약 낫지 않아서 몸이 아픈 경우는 리(裏, 신체의 가운데)를 우선 치료 대상으로 해야 한다는 것이 조문의 내용이다. 계지탕(桂枝湯)에 대해서는 12조에서, 사역탕(四逆湯)에 대해서는 29조에서 언급하였다.

제93조

太陽病, 先下之而不愈, 因復發汗, 以此表裏俱虛, 其人因致冒, 冒家汗出自愈, 所以然者, 汗出表和故也. 裏未和, 然後復下之.

태양병(太陽病)에 먼저 사하법(瀉下法)을 썼는데 병이 낫지 않아서 다시 땀을 냈더니 이로 인하여 표리(表裏)가 모두 허해져서 환자가 결국 혼모(昏冒)하게 되었다. 혼모(昏冒)한 환자가 땀이 나면 저절로 낫는데 그 이유는 땀이 나면 표기(表氣)가 조화(調和)를 얻기 때문이다. 만약 리(裏)가 아직 조화를 얻지 못하였으면 나중에 다시 공하법(攻下法)을 사용한다.

解說 태양병(太陽病)으로 우선 하제(下劑)로 공하(攻下)했는데 병증이 낫지 않아 후에 땀을 내니 그 결과 표리(表裏)가 모두 허(虛)해져서 모(冒, 머리를 물건이 감싸고 있는 듯한 느낌으로 벙벙한 상태)의 병이 되었다. 모(冒)의 병이 나타난 사람은 발한(發汗)시키면 저절로 낫는다. 땀이 나서 표(表)가 조화되기 때문이다. 리(裏)가 아직 조화되어 있지 않으면 후에 또 하제(下劑)를 주어서 공하(攻下)한다는 것이 조문의 내용이다.

제 94 조

太陽病未解, 脈陰陽俱停, 必先振慄汗出而解. 但陽脈微者, 先汗出而解, 但陰脈微者, 下之而解. 若欲下之, 宜調胃承氣湯.

태양병(太陽病)이 아직 풀리지 않았는데 음양(陰陽)의 맥(脈)이 모두 정지하면 반드시 먼저 오한하여 떨리다가 땀이 나면서 병이 낫게 된다. 촌맥(寸脈)만이 미(微)하면 먼저 땀을 내면 병이 풀리고, 척맥(尺脈)만이 미(微)하면 사하(瀉下)한 후에 병이 풀리게 된다. 만약 하법(下法)을 사용하려면 마땅히 조위승기탕(調胃承氣湯)으로 치료해야 한다.

解說 이 조문의 '맥음양구정(脈陰陽俱停)' 이란 구문은 명확한 해설이 없다. 한의학 고전인 『소문(素問)』, 『영추(靈樞)』, 『난경(難經)』 혹은 『상한론(傷寒論)』의 다른 부분에 맥정(脈停)에 대한 기재가 없다. 또한 정(停)은 '미약하다' 라는 설이 있다. 삼립지(森立之)의 『상한론고주(傷寒論考注)』에서는 "맥정(脈停)이란 부(浮)하지도 않고 침(沈)하지도 않고 현세(弦細)하여 현세(弦細) 상태에 멈춘 것을 말한다. 정(停)은 맥의 이름은 아니다."라고 되어 있다. 대표적인 일본 학자 중서심재(中西深齊), 산전정진(山田正珍), 천전종백(淺田宗伯) 등의 해설은 없다.

『설문해자(說文解字)』에서는 "정(停)은 지(止)이다."라고 하였다. 이에 따라 해석해보면 태양병이 아직 낫지 않았는데 맥진 상 촌맥〔陽脈〕이 정(停)하고 척맥〔陰脈〕이 정(停)한 것(맥의 陰陽이 함께 停한 것)은 반드시 떨쳐서 발한(發汗)시키면 낫는다. 다만 양맥〔寸脈〕이 미약한 경우는 우선 발한(發汗)시켜서 치유하고 음맥〔尺脈〕이 미약한 경우는 하제(下劑)로 설사시켜서 치료한다. 공하(攻下)할 때에는 조위승기탕(調胃承氣湯)을 쓰는 것이 좋다.

제 95 조

太陽病, 發熱汗出者, 此爲營弱衛强, 故使汗出. 欲救邪風者, 宜桂枝湯.

태양병(太陽病)에 열이 나고 땀이 나는 것은 영기(營氣)가 약(弱)하고 위기(胃氣)가 강한 것이니, 그러므로 땀이 나는 것이다. 풍사(風邪)를 제거하려면 마땅히 계지탕(桂枝湯)으로 치료해야 한다.

解說 태양병으로 열이 나고 땀이 나는 자는 영기(營氣, 영기는 맥 중을 순행하여 전신을 영양한다.)가 약하고 위기(衛氣, 위기는 맥 외를 순행하여 전신을 방위하는 능력이 있다.)가 강하기 때문에 땀을 내는 것이다. 사풍(邪風, 外邪로 風의 邪氣)로부터 신체를 방어하고자 하는 경우에는 계지탕(桂枝湯)을 주는 것이 좋다는 것이 조문의 내용이다. 53조, 54조에도 영위(營衛)에 대한 조문이 있으므로 참고하기 바란다.

제 96 조

傷寒五六日，中風，往來寒熱，胸脇苦滿，嘿嘿不欲飮食，心煩喜嘔，或胸中煩而不嘔，或渴，或腹中痛，或脇下痞硬，或心下悸，小便不利，或不渴，身有微熱，或咳者，小柴胡湯主之.

상한(傷寒) 5, 6일 또는 중풍(中風)에서 한열(寒熱)이 교대로 발작하고, 흉협부(胸脇部)가 답답하면서 그득하고 묵묵히 말을 하지 않고 식사를 하려고 하지 않으며, 가슴이 번거롭고 자주 구역질을 하려고 하거나 혹은 가슴속이 번거로우면서도 구역질을 하지 않고, 혹은 갈증이 있거나 혹은 뱃속이 아프거나 혹은 옆구리 아래가 딴딴하게 막히거나 혹은 심하(心下)가 두근거리면서 소변을 보지 못하거나, 혹은 목이 마르지 않으면서 몸에 미열이 있거나 혹은 기침을 하는 경우에는 소시호탕(小柴胡湯)으로 주로 치료한다.

小柴胡湯方

시호(柴胡) 반근, 황금(黃芩) 4냥, 인삼(人蔘) 3냥 반하(半夏) 반승 씻은 것, 감초(甘草) 구운 것, 생강(生薑) 썬 것 각 3냥, 대조(大棗) 12개 쪼갠 것.

이상 일곱 가지 약재를 물 1되 2승으로 달여 6승을 취하고 찌꺼기를 버리고 다시 달여 3승을 취하여 1승을 따뜻하게 복용한다. 하루 3번 복용한다. 만약 가슴이 번거로우나 구역질은 하지 않으면 반하, 인삼을 빼고 과루실(瓜蔞實)[25] 1매를 더한다. 만약 갈증이 나면 반하를 빼고 인삼을 더하여 모두 4냥 반이 되게 하고 또 과루실 4냥을 더한다. 만약 배가 아프면 황금을 빼고 작약(芍藥) 3냥을 더한다. 옆구리가 그득하며 딴딴한 감이 있으면 대조를 빼고 모려(牡蠣)[26] 4냥을 더한다. 만약 심하부(心下部)가 두근거리고 소변이 잘 나가지 않으면 황금을 빼고 복령(茯苓) 4냥을 더한다. 만약 갈증이 없고 체표에 약간씩 열이 나면 인삼을 빼고 계지(桂枝) 3냥을 더하고 따듯하게 이불을 덮고 약간 땀을 내게 하면 낫는다. 만약 기침이 나면 인삼, 대조, 생강을 빼고 오미자(五味子) 반승, 건강(乾薑) 2냥을 더한다.

解說 상한(傷寒)에 걸려 5, 6일 지나 오한(惡寒)이 있을 때에는 열은 없고, 오한(惡寒)이 멈추면 열이 나며〔往來寒熱〕 가슴으로부터 옆구리에 걸쳐서 그득하고 괴로우며〔胸脇苦滿〕 기분이 나빠 가만히 있고〔嘿嘿〕 식욕도 없고 가슴은 답답하고 고달프며〔心煩〕 종종 구역감이 있다〔喜嘔〕. 이런 때에는 소시호탕(小柴胡湯)으로 주로 치료한다는 것이 조문의 내용이다.

'혹은' 이하는 일부러 해석하지 않아도 좋다. 이 병증은 소양병증(少陽病證)이다. 일본 한방에서 '흉협고만(胸脇苦滿)'은 시호제(柴胡劑)를 사용 목적으로 하는 복증(腹證)의 하나이다. 흉협고만(胸脇苦滿)이란 복증(腹證)은 계륵(季肋) 부위에 충만감이 있어서 고달프고 누르면 압통과 저항감을 느끼는 것이다. 소시호탕(小柴胡湯)에 대해서는 37조에서 이미 설명하였다.

症例

16세의 남자. 199X년 1월 17일부터 38도의 발열이 있고 목이 아팠다. 19일에 병원에 왔다. 체온이 37도였고 맥이 다소 뜨고 보통의 체격에 복증(腹證)은 명확하게 흉협고만(胸脇苦滿)이 좌우로 있었고 복력(腹力)은 중등도였다. 소시호탕(小柴胡湯)에 길경(桔梗), 석고(石膏)를 더하여 주니 다음날 열이 풀리고 3일 후에 대략적으로 나았다. (저자 치험례)

症例

소시호탕가모려(小柴胡湯加牡蠣)의 치험례. 동료 좌등백림(佐藤伯林)의 부인으로 연령 30세임. 외감(外感)에 걸려 여러 약이 효과가 없고 그 증상은 자한(自汗)과 도한(盜汗)이 계속 된다. 땀은 목 이상에서만 나온다. 가슴이 괴롭고 그득하여 편안히 잘 수 없고 오한은 없다. 일포(日晡)에는 조열(潮熱)이 나는데 오심번열(五心煩熱)이 있고 소변이 잘 나가지 않으며 음식물은 심하부(心下部)에 멈춰서 밑으로 내려가지 않는다. 심하부를 누르면 수음(水飮)의 소리가 난다. 맥은 현삭(弦數)하다. 산전업광(山田業廣) 선생은 시호계지건강탕(柴胡桂枝乾薑湯)의 증후라고 진단하였는데 그래도 생강(生薑)과 계지(桂枝) 두 약재를 사용하기는 어렵다. 그래서 소시호탕가모려(小柴胡湯加牡蠣)를 주자 자한(自汗)과 도한(盜汗)은 바로 멈추었고 흉협고만(胸脇苦滿)은 약간 없어졌으며 음식물이 심하부에 걸리는 일이 없어지고 소변이 잘 나가서 그날 밤에 잘 잘 수 있었다. 그 후에 송판(宋版) 대시호탕가모려(大柴胡湯加牡蠣)로 바꾸어 썼다. (山田業廣『井見集附錄』)

25) 과루실(瓜蔞實): 박과에 속하는 다년생 덩굴식물 하늘타리와 노랑하늘타리의 열매. 맛과 성질은 달고 차다.

26) 모려(牡蠣): 굴과에 속하는 패류 굴, 민어굴, 대련만모려의 껍데기. 맛과 성질은 짜고 약간 차다.

제 97 조

血弱氣盡, 腠理開, 邪氣因入, 與正氣相搏, 結於脇下, 正邪分爭, 往來寒熱, 休作有時, 嘿嘿不欲飮食. 臟腑相連, 其痛必下, 邪高痛下, 故使嘔也. 小柴胡湯主之. 服柴胡湯已, 渴者屬陽明, 以法治之.

혈이 약하고 기가 다하여 주리(腠理)가 열려서 사기(邪氣)가 침입하면 정기(正氣)와 서로 맞붙어서 옆구리 아래에 맺히고, 정사(正邪)가 나뉘어 다투므로 한열왕래(寒熱往來)가 나타나되 발작하는데 정해진 때가 있으며, 묵묵히 말을 하지 않고 식사를 하려고 하지 않는다. 장(臟)과 부(腑)가 서로 연결되어 있어서 그 통증이 반드시 아래로 내려가니, 사기(邪氣)는 상부에 있고 통증은 아래에 있으므로 구역질을 하게 하는 것이다. 소시호탕(小柴胡湯)으로 주로 치료한다. 시호탕(柴胡湯)을 복용한 후에 만약 갈증이 생기는 경우는 양명(陽明)으로 옮겨간[轉屬] 것이므로 법에 의하여 치료한다.

解說 혈이 약하든지 기가 부족하게 되면 피부의 체액이 새어 나온다. 기혈이 유통하고 출입하는 주리(腠理)가 열려서 사기(邪氣)가 피부로부터 체내로 침입하면 신체의 정기(正氣)와 싸우고 옆구리 아래에 머문다. 정기(正氣)와 사기(邪氣)가 싸우고 오한이 있을 때에 열은 없다가 오한이 멈추면 열이 나고〔往來寒熱〕 열이 나지 않는 경우도 있다. 기분이 나빠서 가만히 있고〔嘿嘿〕 먹으려 하지 않는데 오장육부〔臟腑〕에 전달되어 통증은 아래로 내려간다. 사기(邪氣)의 이동에 의해 위쪽에서부터 아래쪽으로 통증이 움직이며 구토감도 생긴다. 이러한 상태는 소시호탕(小柴胡湯)으로 주로 치료한다. 소시호탕을 복용한 후 갈증이 있는 것은 양명(陽明)에 속한 것이니, 치료원칙에 따라 치료한다는 것이 조문의 내용이다.

제98조

得病六七日，脈遲浮弱，惡風寒，手足溫．醫二三下之，不能食，而脇下滿痛，面目及身黃，頸項强，小便難者，與柴胡湯，後必下重．本渴，飮水嘔者，柴胡不中與也，食穀者，噦．

병이 생긴지 6, 7일에 맥이 느리면서 부약(浮弱)하고 풍한(風寒)을 싫어하는데 손발은 따뜻하였다. 의사가 2, 3번 공하법(攻下法)을 사용하여 이로 인해 음식을 먹을 수 없고 옆구리 아래가 그득하면서 아프고 얼굴과 눈동자와 온몸의 피부가 노랗게 되며 경항(頸項)이 뻣뻣하고 소변을 보기 힘든 경우에는 시호탕(柴胡湯)을 주는데 치료 후에 반드시 대변이 무지륵하게[下重] 된다. 본래 갈증이 있으나 물을 마시면 구역질하는 경우에는 시호탕(柴胡湯)이 맞지 않다. 음식을 먹으면 딸꾹질을 한다.

解說 병이 생겨 6, 7일이 지나 맥이 느리고(1회 호흡 시간에 맥박 3회 미만) 부(浮)하며(가볍게 누르면 잘 촉지되나 강하게 만지면 맥을 촉지하기 어렵다.) 약하고(아주 무르고 손가락 아래에서 미약하게 느껴지는 맥), 오풍과 오한이 있고 손발은 따뜻하였는데, 의사가 2, 3회 공하(攻下)하여 먹기 어렵게 되고 옆구리가 빽빽하면서 아프고 얼굴과 눈과 몸에 황달이 있고 목과 뒷목이 뻣뻣해지며 소변을 보기 어려운 경우는 시호탕(柴胡湯)을 주면 좋다. 복용한 후에는 반드시 뒤가 무지근해진다〔裏急後重, 대변이 마려운 것〕. 목이 말라 물을 마시거나 구역감이 있는 경우는 시호탕(柴胡湯)을 주는 병증이 아니다. 밥을 먹는 경우는 딸꾹질을 한다는 것이 조문의 내용이다.

제99조

傷寒四五日，身熱惡風，頸項强，脇下滿，手足溫而渴者，小柴胡湯主之．

상한(傷寒)에 4, 5일 되어 몸에 열이 나고 오풍(惡風)이 있고 경항(頸項)이 뻣뻣하며 옆구리 아래가 그득하고 손발은 따뜻하면서 갈증이 있는 경우에는 소시호탕(小柴胡湯)으로 주로 치료한다.

解說 상한이 생긴지 4, 5일이 지나 몸에서 열이 나고 오풍이 있고 목과 뒷목이 뻣뻣하며 옆구리가 그득하고 손발이 뜨기우며 목이 마른 경우는 소시호탕(小柴胡湯)으로 주로 치료한다는 것이 조문의 내용이다.

제 100 조

傷寒, 陽脈澁, 陰脈弦, 法當腹中急痛, 先與小建中湯, 不差者, 小柴胡湯主之.

상한(傷寒)에 양맥(陽脈)이 삽(澁)하고 음맥(陰脈)이 현(弦)하면 이치에 따라 당연히 뱃속에 당기고 아픈 증상이 있을 것이니, 먼저 소건중탕(小建中湯)을 복용하게 하고 낫지 않으면 소시호탕(小柴胡湯)으로 주로 치료한다.

小建中湯方

계지(桂枝) 3냥 껍질을 제거한 것, 감초(甘草) 2냥 구운 것, 대조(大棗) 12개 쪼갠 것, 작약(芍藥) 6냥, 생강(生薑) 3냥 썬 것, 엿〔膠飴〕 1승.
이상 여섯 가지 약재를 물 7승을 써서 달여서 3승을 취하고 찌꺼기를 버리고 엿을 넣어 다시 약한 불에 올려서 녹이고 1승을 따뜻하게 복용한다. 하루에 3번 복용한다. 구역질을 잘하는 사람은 건중탕(建中湯)을 사용하면 안 되는데 이는 엿이 달기 때문이다.

解說 상한에 걸려 촌맥(寸脈)이 색(濇, 작은칼로 대나무를 긁는 때에 느끼는 꺼끌꺼끌한 맥)하고, 척맥(尺脈)이 현(弦, 거문고나 비파의 줄을 누를 때 느끼는 맥)한 경우에는 복부에 아픔이 있기 마련이나 그때에는 우선 허증(虛證)에 대하여 사용하는 소건중탕(小建中湯)을 주고, 낫지 않는 때에는 실증(實證)의 약인 소시호탕(小柴胡湯)을 주어야한다는 것이 조문의 내용이다.

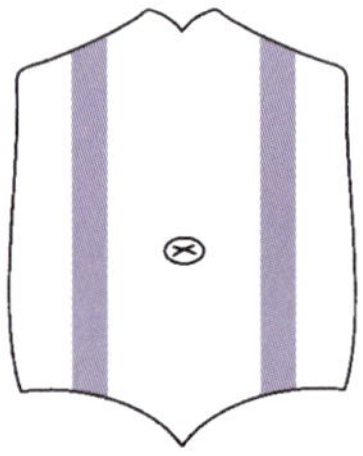

그림 16 복피구급(腹皮拘急)
복직근(腹直筋)의 긴장을 말해 주고 있다.

실제의 임상에 있어서는 명확하게 허증(虛證)인가 실증(實證)인가 여부를 알 수 없는 경우가 많이 있다. 그러한 경우에, 허증(虛證)에 주는 처방을 투여해서 상태를 보는 것은 상당히 중요한 치료 원칙이다. 그 후에 미리 투여한 약이 효과가 없을 경우에는 이보다 실증(實證)의 약을 사용해서 상태를 본다. 소건중탕(小建中湯)에는 복부의 피부가 당기는〔腹皮拘急〕 중요한 복증(腹證)이 있다(그림 16). 소건중탕(小建中湯)은 급성위장염, 야뇨증, 만성위염, 변비 등의 치료에 응용할 수 있다.

症例

급성위장염의 복통에 소건중탕(小建中湯)을 쓴 케이스. 40세의 여성이 하리와 복통을 주된 증상으로 하여 저자에게 방문하였다. 199X년 4월 13일 밤에 폭음과 폭식을 한 다음날 아침 심한 복통과 4회의 물설사를 하였다. 얼굴은 아픈 표정으로 창백하였고 끈적한 땀이 있었고 맥은 가라앉아 있었다. 복부는 전체에 통증이 있었고 누르면 심한 복통을 호소하였다. 소건중탕(小建中湯)을 주고 약 2시간이 지나서 복통이 대부분 소실되었다. 그 이후에 복통과 설사가 없어져서 치료되었다. (저자 치험례)

症例

코피에 소건중탕(小建中湯)을 쓴 케이스. 8세 여자로 6살 때부터 코피가 있었다. 최근에는 거의 매일 코피가 있었다. 하루에 2회 나는 경우도 있었다. 200X년 6월 9일 본 병원에서 초진하였는데 복진 상에서는 복피구급(腹皮拘急)의 소견이 있어서 소건중탕(小建中湯)을 처방하였다. 소건중탕(小建中湯)을 복용하여 2주간 경과를 보았는데, 그 동안에는 코피가 1회만 관찰되었다. 1개월 후에는 코피는 전혀 관찰되지 않았으며 3개월 후에도 코피는 거의 관찰되지 않았다. (저자 치험례)

名醫의 論說	[吉益東洞] 소건중탕(小建中湯)은 속이 켕기고 뱃가죽이 땅기거나 갑자기 아픈 환자를 치료한다.『方極』 [淺田宗伯] 이 처방[小建中湯]은 중풍으로 허(虛)하여 복중(腹中)이 땅겨서 아픈 것을 치료한다. 모든 옛 방서에는 중(中)이라 말하는 것은 비위(脾胃)를 말하는 것으로서 건중(建中)은 비위(脾胃)를 튼튼히 세운다는 뜻이다.『方函口訣』

參考文獻

大塚敬節: 小建中湯, 漢方醫學, 135쪽, 創元社, 2003년

제101조

傷寒中風, 有柴胡證, 但見一證便是, 不必悉具. 凡柴胡湯病證而下之, 若柴胡證不罷者, 復與柴胡湯, 必蒸蒸而振, 却復發熱汗出而解.

상한(傷寒)이나 중풍(中風)에서 시호탕(柴胡湯)의 증(證)이 있으면 단지 하나의 증(證)만 있으면 되고 모든 증을 반드시 갖출 필요는 없다. 무릇 시호탕(柴胡湯)의 증(證)으로서 하법(下法)을 사용한 후에도 만약 시호탕증(柴胡湯證)이 여전히 있다면 다시 시호탕(柴胡湯)을 복용하게 할 수 있다. 반드시 후끈후끈하며[蒸蒸] 떨리다가 다시 열이 나고 땀이 난 이후에 병이 풀어지게 된다.

解說

상한과 중풍으로 시호탕(柴胡湯)의 증상이 있는 때에는 하나의 증(症)인 경우에도 해당하고 이러한 모든 증(症)이 없는 경우에도 사용된다. 시호탕(柴胡湯)의 병증(病證)인 경우에 이것을 기타의 하제(下劑)를 써서 설사를 시키고 시호탕(柴胡湯)의 증상이 남아 있는 경우에 또 시호탕(柴胡湯)을 준다. 반드시 내열(內熱)에 의하여 몸이 찌는 것 같고〔蒸蒸發熱〕 신체는 떨리면서 열이 나서 땀이 나오면서 치유된다는 것이 조문의 내용이다.

제102조

傷寒二三日, 心中悸而煩者, 小建中湯主之.

상한(傷寒) 2, 3일에 심중(心中)에 동계(動悸)가 있으면서 번(煩)한 경우에는 소건중탕(小建中湯)으로 주로 치료한다.

解說

상한이 생긴지 2, 3일이 지나 가슴이 두근거리며 번거로워하는 환자는 소건중탕(小建中湯)으로 주로 치료한다는 것이 조문의 내용이다.

제103조

太陽病, 過經十餘日, 反二三下之後四五日, 柴胡證仍在者, 先與小柴胡. 嘔不止, 心下急, 鬱鬱微煩者, 爲未解也, 與大柴胡湯下之則愈.

태양병(太陽病)이 10여일이 되었는데 오히려 두세 차례 공하법(攻下法)을 쓰고 나서 4, 5일이 지나도 시호증(柴胡證)이 여전히 남아있는 경우에는 먼저 소시호탕(小柴胡湯)을 복용하게 한다. 만약 구토가 그치지 않고 심하(心下)가 당기면서 뭉쳐서 조금 답답한 경우에는 아직 병이 풀리지 않은 것이므로 대시호탕(大柴胡湯)을 복용하게 하여 설사를 시키면 낫는다.

大柴胡湯方

시호(柴胡) 반근, 황금(黃芩) 3냥, 작약(芍藥) 3냥, 반하(半夏) 반근 씻은 것. 생강(生薑) 5냥 썬 것, 지실(枳實) 4개 구운 것, 대조(大棗) 12개 쪼갠 것.

이상 일곱 가지 약재를 물 1두 2승을 써서 달여서 6승을 취하고 찌꺼기를 버리고 다시 달인다. 1승을 따뜻하게 복용한다. 하루에 3번 복용한다. 또 다른 처방에는 대황(大黃) 2냥을 더하였으니, 만약 더하지 않으면 대시호탕(大柴胡湯)이 되지 않을 것이다.

注 울울(鬱鬱)은 마음이 시원해지지 않는 모습이다.

解說 태양병이 되어 10일이 경과한 때에 하제(下劑)로 처치하였다. 그 후에 4, 5일 경과되어도 여전히 시호탕증(柴胡湯證)이 남아 있는 환자는 우선 소시호탕(小柴胡湯)을 투여하는 것이 좋다. 구역감이 멈추지 않고 심와 부위가 막히고〔心下急〕 마음이 시원해지지 않고〔鬱鬱〕 약간 번거로워 하는〔微煩〕 경우에는 아직 치료되지 않는 것이다. 대시호탕(大柴胡湯)을 주어서 대변이 나오면 바로 치유된다는 것이 조문의 내용이다.

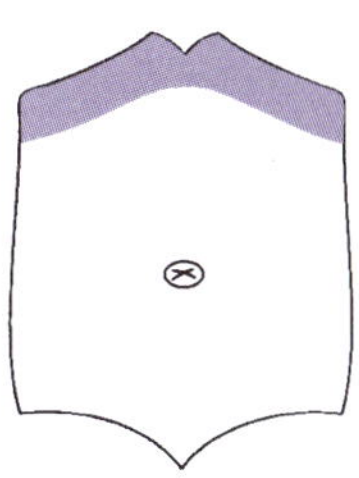

그림 17 강한 흉협고만(胸脇苦滿)

실제의 임상에 있어서는 대시호탕(大柴胡湯)을, 복력이 충실하고 강하게 흉협고만(胸脇苦滿)한 깃을(그림 17) 목표로 하여 사용된다.

症例

알레르기성 비염에 대시호탕(大柴胡湯)을 쓴 케이스. 200X년 5월 19일에 초진하였는데 35세의 남성이었다. 고지혈증과 코 막힘을 치료해주었으면 하는 바람을 가지고 내원하였다. 7년 전부터 고지혈증이라고 진단되었고 또한 알레르기성 비염도 있었고 최근에는 코 막힘이 특히 심하다고 한다. 신장 173cm, 체중 82kg의 다부진 좋은 체격을 하고 있고 맥은 가라앉고 복증(腹證)은 복력은 충실하고 강한 흉협고만(胸脇苦滿)이 있었다. 안면에 직경 3mm의 사마귀가 있었다. 대시호탕가의이인(大柴胡湯加薏苡仁) 8g(의이인은 사마귀를 치료하기 위하여 첨가하였다.)을 전탕하여 약으로써 처방하였다. 2주 후에 코의 증상은 반 이상 개선되었다. 1년 복용하였는데 이 동안에 이 증상은 계속 좋았다. 고지혈증에 대해서는 이전과 마찬가지이다. (저자 치험례)

症例

흑전후독(黑田侯篤)의 증(烝) 케이스. 연령은 14세였고 참근교대(參勤交代)로 에도(江戸)로 가는 길 도중에서 이질(痢疾, 急性下痢症)에 걸렸다. 에도에 도착한 후에 어느 날 하루에 70~80번의 설사와 복통이 있었고 한열왕래(寒熱往來)와 구갈, 구토가 있었고 식욕은 없었고 피로는 심했다. 본인〔淺田宗伯〕은 이것은 사기(邪氣)가 성한 상태라고 판단하여 이 사기(邪氣)를 제거하지 않으면 반드시 후에 큰 화(禍)가 될 것이라고 판단하였다. 허(虛)한 모습으로 보이지만 실제로는 허(虛)하지는 않다고 생각하고 보제(補劑)를 주어서는 안 된다고 흑전후(黑田侯)의 가신(家臣)에게 설명하였다. 본인의 말에 따라서 대시호탕(大柴胡湯)을 주고 이틀이 지나 복통은 크게 없어지고 하리(下痢)는 반감하였다. 다음날 황금가반하생강탕(黃芩加半夏生薑湯)을 주었을 때에 구역감은 멈추고 식욕은 항진되며 7, 8일이 지나서 하리(下痢)는 치료되었다. 평소 복피구급(腹皮拘急)과 미약한 흉협고만(胸脇苦滿)이 있었고 몸을 움직이면 먹은 음식이 심하부(心下部)에 막히는 것 같아서 사역산가오수유복령(四逆散加吳茱萸茯苓)을 주어서 서서히 치유하였다. (淺田宗伯 『橘窓書影』)

名醫의 論說	[吉益東洞] 대시호탕(大柴胡湯)은 소시호탕(小柴胡湯)의 증(證)으로서 복만구련(腹滿拘攣), 구역감이 심한 사람을 치료한다. 『方極』 [淺田宗伯] 이 처방[大柴胡湯]은 소양(少陽)이 지극할 때 사용하는 것은 물론이다. 심하(心下)가 급(急)하고 울울미번(鬱鬱微煩)이라고 말하는 경우를 대상으로 하여 소위 간증(癎症)의 울색(鬱塞)에 사용하는 때에 특효가 있다. 『方函口訣』

大柴胡湯의 요점	
自覺症狀	변비, 심하부(心下部)가 막히어 괴로움, 배가 부름
他覺症狀	복력(腹力)이 충실하고 강한 흉협고만(胸脇苦滿)이 있다.

제 104 조

傷寒十三日不解，胸脇滿而嘔，日晡所發潮熱，已而微利，此本柴胡證，下之以不得利，今反利者，知醫以丸藥下之，此非其治也．潮熱者，實也．先宜服小柴胡湯以解外，後以柴胡加芒硝湯主之．

상한(傷寒)에 13일이 되어도 아직 병이 풀리지 않고 흉협(胸脇)이 그득하면서 구토를 하며 일포(日晡) 시간에 조열(潮熱)이 나타났다가 그치면 조금 설사를 하니, 이는 본래 시호탕(柴胡湯)의 증(證)으로서, 공하법(攻下法)을 사용해도 설사를 하지 않는데 지금 오히려 설사를 하는 것은 의사가 환약으로 공하(攻下)한 것이니 올바른 치법이 아니다. 조열(潮熱)은 실증(實證)이다. 먼저 소시호탕(小柴胡湯)을 복용하여 표(表)를 푼 이후에 시호가망초탕(柴胡加芒硝湯)으로 치료한다.

柴胡加芒硝湯方

시호(柴胡) 2냥16수, 황금(黃芩) 1냥, 인삼(人蔘) 1냥, 감초(甘草) 1냥 구운 것, 생강(生薑) 1냥 썬 것, 반하(半夏) 21수. 책에서 5개를 씻는다고 함. 대조(大棗) 4개 쪼갠 것, 망초(芒硝) 2냥.
이상 여덟 가지 약재를 물 4승을 사용하여 달여서 2승을 취하고 찌꺼기를 버리고 망초를 넣어 다시 달여서 조금 끓게 하여 나누어 따뜻하게 두 번 복용한다. 풀리지 않으면 다시 약을 쓴다.

注 일포소(日晡所)는 오후 4시경 해가 저물기 시작할 즈음이다. 조열(潮熱)은 발열이 조수(潮水)와 같아서 일정한 시각에 체온이 상승하는 것을 나타낸다. 미리(微利)는 약간 설사하는 것을 말한다.

解說 상한병이 되어 13일이 경과되어도 낫지 않고 흉협고만(胸脇苦滿)하여 구역감이 생기고 일포(日晡) 무렵 반드시 열이 나며 가볍게 설사를 한다. 원래 시호증(柴胡證)이고 하제(下劑)를 써도 설사를 하지 않는 것이나 지금 오히려 설사하는 것은 의사가 잘못하여 하제(下劑)의 환약(丸藥)을 써서 공하(攻下)하였기 때문이다. 조열(潮熱)이 있는 환자는 실증(實證)이기 때문에 소시호탕(小柴胡湯)을 복용하여 표증(表證)을 풀어야 한다. 그 이후에 시호가망초탕(柴胡加芒硝湯)을 써서 치료해야 된다는 것이 조문의 내용이다. 시호가망초탕(柴胡加芒硝湯)은 소시호탕가망초탕(小柴胡湯加芒硝湯)이라 하는 설과 대시호탕가망초탕(大柴胡湯加芒硝湯)이라는 두 개의 설이 있다. 이하의 증례를 읽어보면 저자는 대시호탕가망초탕(大柴胡湯加芒硝湯)이라는 설이 맞다고 생각한다.

症例

암대국암뢰군자육헌(岩代國岩瀨郡字六軒) 58번지에 살고 있는 28세의 남자. 199X년 1월 추운 날에 얇은 옷을 입고 일을 하다가 잘못하여서 발을 삐었다. 그 후에 하복부가 팽창하여 왼쪽 배꼽아래의 피부가 부풀어 이상한 상태로 되었다. 한열왕래(寒熱往來)와 통증이 심하였고 두세 명의 서양의와 두 개 군의 병원장(대학졸업생)은 관장(灌腸) 등을 하면서 여러 가지 치료를 하였으나 효과는 없었다. 병원장은 개복수술을 권하였으나 환자와 그 가족 대부분은 납득하였지만 가족 중 한명이 수술을 하건 안 하건 그 예후가 별로 좋지 않다는 병원장의 설명에 만족하지 못하고 다른 가족들과 상담한 결과 수술을 하지 않고 본인〔上野龍臣〕에게 치료를 의뢰했다. 본인은 대시호가망초탕(大柴胡加芒硝湯)이라는 대제(大劑)를 주었다. 복용한지 다섯 시간 안에 3번 설사를 하였다. 3일 동안 복용하였어도 통증이 지속되었기에 아출(莪朮)을 주었다. 통증은 없어지고 복부가 부풀어 오른 것도 소실되었다. 먹는 것이 잘 내려가지 않아 도씨이중탕산사맥아(陶氏理中湯山査麥芽)를 주어서 조리하였고, 40일 쯤 지나자 완전하게 치료되었다. (上野龍臣『繼興醫報』)

症例

하칙생군(下埴生郡) 시구촌(矢口村)에 사는 18세의 남자가 어느 날 농촌 자기 집에서 만든 소맥(小麥) 만두를 과식하였다. 밤이 되자 구토와 설사가 심해졌고 급하게 의사에게 치료를 의뢰하였는데 무신탕가곽향(巫神湯加藿香, 原南陽)의 처방을 투여하여 설사가 멈췄으나 구토는 심하게 하였다. 밤에 가족이 본인〔下村啓三郎〕의 집의 나무문을 두드리며 왕진을 요구하였다. 가서 진찰해 보니 맥은 가늘고 침(沈)하였고 사지가 싸늘하고〔四肢厥冷〕 가슴과 옆구리가 답답하고 괴로우며〔胸脇苦悶〕 명치가 딴딴하고〔心下硬塞〕 번조가 심한데 대변은 없었고 냉수를 마시면 바로 토해버렸다. 진찰을 마치자 어금니를 악물고 몸을 젖히며 눈을 똑바로 뜨고 사람을 알아보지 못하였다. 어떤 의사는 이것이 경풍(驚風, 열성경련, 전간(癲癎) 등을 지칭한다.)을 겸하고 있다고 말했다. 본인은 이것을 경풍(驚風)과 유사하게 보이나 식독(食毒)에 의한 것이라고 판단하였다. 곧바로 흉격(胸膈)에 막힌 것을 탕척(蕩滌, 씻어서 흘려보냄)하지 않으면 구할 방법이 없다. 이렇게 하기 위해서는 대시호가망초탕(大柴胡加芒硝湯)을 쓸 수 밖에 없다고 하였다. 약을 만들어 냉(冷)하게 복용시켰는데 다음날 아침이 되어 여러 증상은 반감되었고 대소변을 시원하게 보았다. 그러나 아직 냉수를 마시고 싶어 하고 잠을 자고자 하였다. 대시호가망초탕(大柴胡加芒硝湯)을 계속하여 투여하였다. 오후가 되어 줄이다가 딸꾹질이 생겼다. 죽엽석고탕(竹葉石膏湯)을 3일 주었고 10여일 조리하여 치료하였다. (下村啓三郎『和漢醫林新誌』)

名醫의 論說	[吉益東洞] 시호가망초탕(柴胡加芒硝湯)은 소시호탕(小柴胡湯)의 증(證)으로 고만(苦滿)을 풀기 어려운 자를 주로 치료한다.『方極』 [淺田宗伯] 이 처방[柴胡加芒硝湯]은 성무기(成無己)는 소시호탕(小柴胡湯)에 더한다고 보았지만 의학입문(醫學入門)에 따라 대시호탕(大柴胡湯)에 더한다. 왜냐하면 시호증(柴胡證)이 양명(陽明)에 미친 경우에 사용하기 때문이다. 따라서 병의 열(熱)한 증후가 울울(鬱鬱)하게 조금 번거롭고 일포(日晡)에 조금 조열(潮熱)이 나타나게 된다. 망초는 즉 위(胃) 중에 응체(凝滯)한 실열(實熱)을 없애기 위하여 사용된다.『方函口訣』

柴胡加芒硝湯의 요점(大柴胡湯 보다 변비의 정도가 무겁다.)	
自覺症狀	심한 변비, 심하부(心下部)가 막히어 괴로움, 배가 땅긴다.
他覺症狀	복력(腹力)은 충실하고 흉협고만(胸脇苦滿)이 강하다.

표 16 소시호탕, 대시호탕, 시호가망초탕의 비교

	柴胡	黃芩	甘草	生薑	半夏	大棗	枳實	芒硝
小柴胡湯	0.5근	3냥	3냥	3냥	0.5승	12개		
大柴胡湯	0.5근	3냥		5냥	0.5승	12개		
柴胡加芒硝湯	2냥 16수	1냥	1냥	1냥	20수	4개	4매	2냥

제 105 조

傷寒十三日, 過經譫語者, 以有熱也, 當以湯下之. 若小便利者, 大便當硬, 而反下利, 脈調和者, 知醫以丸藥下之, 非其治也. 若自下利者, 脈當微厥, 今反和者, 此爲內實也. 調胃承氣湯主之.

상한(傷寒) 13일에 경(經)을 지나 섬어(譫語)를 하는 것은 열이 있기 때문이니, 마땅히 탕약(湯藥)으로 공하(攻下)해야 한다. 만약 소변이 잘 나오는 경우에는 대변은 마땅히 굳어야 하는데 오히려 설사를 하고 맥이 조화로운 경우는 의사가 잘못하여 환약(丸藥)으로 공하(攻下)했음을 알 수 있으니 올바른 치료가 아니다. 만약 설사를 저절로 하는 경우에 맥도 마땅 조금 궐(厥)해야 하는데 지금 오히려 조화로운 경우에는 이는 안이 실(實)한 것이니 조위승기탕(調胃承氣湯)으로 주로 치료한다.

解說 상한에 걸려서 13일이 경과되고 경(經)을 지나(태양병으로부터 양명병으로 옮겨 간 것) 섬어(譫語)를 하는 것은 열이 있기 때문이다. 하제(下劑)의 탕액(湯液)으로 설사시켜야 한다. 만약 소변이 잘 나가는 환자는 대변이 굳게 되어 있는데, 역으로 설사하고 맥이 다른 증상들과 조화되어 있는 경우는 의사가 하제(下劑)의 환약(丸藥)으로 설사시킨 것임을 알 수 있다. 이것은 올바른 치료법은 아니다. 만약 스스로 설사하는 환자는 맥이 미약하고(극히 가늘고 연하여 압박하면 사라져 버린다.) 궐증(厥症, 手足厥冷)이 되는데 맥이 조화되어 있는 경우는 속이 실증(實證)이라는 것을 보여주고 있고 조위승기탕(調胃承氣湯)으로써 주로 치료한다는 것이 조문의 내용이다.

제106조

太陽病不解, 熱結膀胱, 其人如狂, 血自下, 下者愈. 其外不解者, 尙未可攻, 當先解其外. 外解已, 但少腹急結者, 乃可攻之, 宜桃核承氣湯.

태양병(太陽病)이 풀리지 않고 열이 방광(膀胱)에 맺히면[結] 환자가 미친 것과 같은데, 자연히 하혈(下血)을 하고 나면 병이 낫는다. 환자의 표증(表證)이 풀리지 않았을 때는 아직 공하법(攻下法)을 사용할 수 없고 마땅히 먼저 표(表)를 풀어야 한다. 표증(表證)이 다 풀리고 나서 단지 아랫배가 땅기면서 맺히는 경우에야 공하법(攻下法)을 사용할 수 있으니 마땅히 도핵승기탕(桃核承氣湯)으로 치료해야 한다.

桃核承氣湯方

도인(桃仁) 50개 피첨(皮尖)을 제거한 것, 대황(大黃) 4냥, 계지(桂枝) 2냥 껍질을 제거한 것, 감초(甘草) 2냥 구운 것, 망초(芒硝) 2냥.

이상 다섯 가지 약재를 물 7승을 써서 달여서 2승 반을 취하고 찌꺼기를 버리고 망초를 넣어 다시 불 위에서 놓고 끓으면 내려서 식사 전에 5홉을 따뜻하게 복용한다. 하루에 3번 복용한다. 당연히 조금 설사를 한다.

解說 태양병이 낫지 않은 때에 열이 방광에 몰리면 미친 사람과 같이 된다. 그 때에 어혈(瘀血, 혈액의 순환장애, 국소에 울체한 병적인 혈액)이 저절로 내려가면 치료된다. 표증(表證)이 개선되지 않는 때에는 공법(攻法)을 쓰면 안 된다. 우선 표증(表證)을 치료해야 한다. 표증(表證)이 치료되고 아랫배가 당기는〔少腹急結〕의 증상이 있으면 도핵승기탕(桃核承氣湯)으로 공하(攻下)해야한다는 것이 조문의 내용이다.

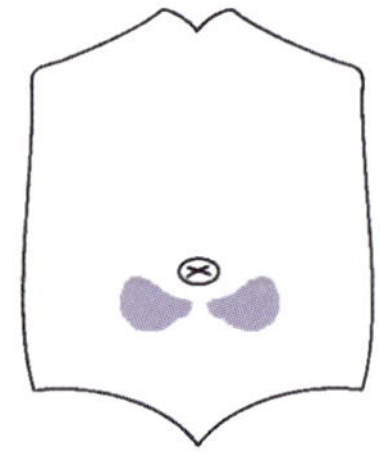

그림 18 실증(實證)의 어혈(瘀血) (小腹硬滿)

소복경만(小腹硬滿)은 하복부가 팽만하여 저항 압통이 있는 것을 말해주고 있다.

도핵승기탕(桃核承氣湯)의 복증(腹證)은 실증(實證) 어혈(瘀血)(그림 18)의 복증(腹證)을 목표로 사용하는데 계지복령환증(桂枝茯笭丸證)보다도 실증(實證)이다. 기존 책에 잘 기재되어 있는 바와 같이 소복급결(少腹急結, 左腸骨窩의 인대에서 손끝으로 문질러 지나가면 심하게 통증을 느끼며 무릎을 구부린다.)이라는 특수한 복증(腹證)은 거의 보여 지지 않는다.

應用 산후(産後)의 정신장애, 월경곤란증, 타박증

症例

34세 여성. 200X년 3월 26일 월경전 긴장증후군을 치료하고자 내원하였다. 기왕력은 억울 신경증이라고 진단받은 적이 있다. 약 6개월 전에 정신 불안이 있었고 약물을 복용하여 자살을 기도했다. 현 병력은 월경이 시작되었던 10일에서 2주 전부터 정신이 불안상태로 되었고 가족의 작은 지적에도 감정이 폭발하였고 성격이 변하여 옷을 집어 던지고 잡지를 찢어버리곤 하였다. 월경 시에는 월경통(月經痛)이 있었다. 자신의 월경 전에 생기는 증상을 한방으로 치료할 수 있는지를 호소하며 방문하였다. 위장(胃腸)이 약하고 때때로 두통과 머리가 무거운 감이 있었고 눈이 아찔한 것이 있었다. 157cm, 43kg, 혈압은 120/70에 맥은 가라앉고 빨랐다. 복력(腹力)은 중등도부터 충실하였고 힘은 있었다. 왼쪽 아래 복부에 압통을 느꼈다〔瘀血〕. 복증(腹證)으로부터 실증(實證)의 어혈증(瘀血證)이라고 판단하여 도핵승기탕(煎湯藥)을 주었다. 도핵승기탕(桃核承氣湯)을 복용하고 다음날 한차례 코피가 있었다. 4월 30일 완전히 월경전 긴장증후군은 없어졌고 월경통도 소실되었다. 5월 28일 1개월간 월경전 긴장증후군도 없었고 월경통도 없었다. 매우 경과가 양호하여 약 10개월간 복용하였고 다음해에 약 복용을 중지하였다. (저자 치험례)

症例

나량본의조(奈良本儀助)의 부인으로 30여세. 한열왕래(寒熱往來)와 복통(腹痛)이 심했다. 어떤 의사는 상한(傷寒) 혹은 혈열(血熱)이라고 진단하여 치료하였으나 효과는 없었다. 7월 말부터 더욱 상황이 안 좋아져서 10월이 되자 본인〔森立之〕에게 치료를 의뢰하러 왔다. 그 증상은 음식을 먹고 바로 구토한다. 약을 먹어도 바로 토해 버린다. 하복부에 덩어리가 있어서 돌출되어 있다. 6개월 이상 마치 임신한 것 같이 보였으나 월경이 있다가 없다가 한다고 한다. 최근 2~3개월은 월경이 없고 입술과 혀는 이전과 변화가 없다. 나는 이것을 혈괴(血塊)라고 진단하였고 도핵승기탕(桃核承氣湯)을 썼다. 약 20첩 정도 복용할 때에 전음부에서 고무공 정도 크기의 혈괴(血塊) 3개를 계속해서 배출하였다. 구토도 그쳤고 먹는 것도 좋아져서 15일정도 지나자 회복하였다. (森立之『繼興醫報』)

名醫의 論說

[尾台榕堂] 산후(産後) 오로(惡露)가 그치지 않고 아랫배가 응결(凝結)하여 위로 급박하게 치받아 가슴이 편안해지지 못한 것을 치료한다. 대개 산후의 여러 질환은 많은 경우에 오로(惡露)가 다 빠져나가지 못한 것이 원인이다. 빨리 이 처방을 사용하면 병세가 좋아진다. 경수(經水)가 조화롭지 못하여 상충(上衝)이 심하고 안중(眼中)에 후막(厚膜)을 만들고 혹은 붉은 맥이 사납게 일어나 검포적란(瞼胞赤爛, 결막염)이 되고 충치로 아프고 아랫배가 당기면서 뭉친 경우를 치료한다. 또한 맞아서 눈을 손상한 환자를 치료한다. 폐경(閉經)으로 상역(上逆)하여 발광(發狂)하고 혹은 피를 토하거나 코피가 나고 적백대하(赤白帶下)가 있으며 소복(少腹)이 단단하게 뭉치며 허리와 다리가 뒤틀리면서 통증이 있는 경우를 치료한다.『類聚方廣義』

[淺田宗伯]이 도핵승기탕(桃核承氣湯)은 상한축혈(傷寒蓄血)과 소복급결(少腹急結)을 치료하는 것은 물론이고 여러 혈증(血證)에 운용할 수 있다.『方函口訣』

桃核承氣湯의 요점	
自覺症狀	변비(便秘), 혈증(血證), 광증(狂症)과 유사한 병증
他覺症狀	어혈(瘀血)의 복증(腹證), 소복급결(少腹急結), 복만(腹滿)

제 107 조

傷寒八九日, 下之, 胸滿煩驚, 小便不利, 譫語, 一身盡重, 不可轉側者, 柴胡加龍骨牡蠣湯主之.

상한(傷寒) 8, 9일에 이미 공하법(攻下法)을 썼는데 가슴이 그득하고 번(煩)하면서 잘 놀라고 소변을 잘 보지 못하며 헛소리를 하고 온몸이 무겁고 잘 때 돌아눕지 못하는 경우에는 시호가용골모려탕(柴胡加龍骨牡蠣湯)으로 주로 치료한다.

柴胡加龍骨牡蠣湯方

시호(柴胡) 4냥, 용골(龍骨)[27], 황금(黃芩), 생강(生薑) 썬 것, 연단(鉛丹)[28], 인삼(人蔘), 계지(桂枝) 껍질을 제거한 것, 복령(茯苓) 각 1냥반, 반하(半夏) 2홉반 씻은 것, 대황(大黃) 2냥, 모려(牡蠣) 1냥반 익힌 것, 대조(大棗) 6개 쪼갠 것.
이상 열두 가지 약재를 물 8승을 써서 달여서 4승을 취하고 대황을 잘라서 바둑알 크기로 넣고 다시 달여서 한두 번 끓여서 찌꺼기를 버리고 1승을 따뜻하게 복용한다. 책에서 말하기를 시호탕(柴胡湯)에 용골 등을 더한다고 하였다.

解說 상한에 걸려서 8~9일이 되었다. 변비로 하제(下劑)를 주었는데 가슴이 그득하고 신경과민인 상태〔煩驚〕로 되고 소변이 잘 안 나오고 헛소리를 하고 몸이 무겁게 되고 잘 때 몸을 돌리지 못하는 환자는 시호가용골모려탕(柴胡加龍骨牡蠣湯)으로 주로 치료한다는 것이 조문의 내용이다.

시호가용골모려탕(柴胡加龍骨牡蠣湯)의 증상으로서는 가슴과 옆구리가 괴롭고 그득하며 번거롭고 잘 놀라며 가슴이 두근거리고 변비가 있는 것이 중요하다. 일반적으로 연단(鉛丹)은 빼고 사용한다. 번경(煩驚)은 여러 정신 신경 증상을 말하는 것이다.

27) 용골(龍骨): 고대에 살았던 코끼리, 코뿔소 등 덩치가 큰 포유동물의 뼈화석. 맛과 성질은 달고 떫으며, 약간 차다.
28) 연단(鉛丹): 순수한 납을 가공하여 만든 사산화납(Pb_3O_4)의 가루. 맛과 성질은 맵고 짜고 차며, 독이 있다.

應用 부정맥, 뇌혈관장애, 신경증, 자율신경실조증, 고혈압증, 전간(癲癎)

症例

23세 남성으로 약제사가 직업이다. 주된 증상은 가슴이 두근거리고〔動悸〕 메스꺼운 것〔惡心〕이다. 199X년 7월 18일 일을 하다가 동계(動悸)를 느끼고 기분이 나쁘다고 호소하여서 외래로 왔다. 심전도에는 단일 형태의 심실성(心室性) 기외수축(期外收縮)이 다발하였다. 사진으로는 다소 비만체형이었고 피부안면의 색은 희다. 혀는 얇은 백태가 있었다. 맥은 뭉쳐있는 느낌을 받았다. 복진(腹診)은 흉협고만(胸脇苦滿)으로 왼쪽 배꼽 근처에서 복부대동맥의 박동을 느꼈다. 시호가용골모려탕(柴胡加龍骨牡蠣湯)으로 판단하였고 엑기스 7.5g을 처방하였는데, 2주간 복용하여도 증상의 개선은 전혀 보이지 않았다. 항부정맥약인 노르페이스, 와소란을 병용하였는데 동계(動悸)는 약간 개선되었다. 8월 28일 지금까지 처방된 약을 복용하였어도 동계와 오심과 피곤하기 쉬운 것을 주소로 하여 외래로 와서 진료를 요청하였다. 시호가용골모려탕증(柴胡加龍骨牡蠣湯證)은 여전히 남아있다고 판단하여서 시호가용골모려탕을 달인 약으로 주었다. 기타의 항부정맥 약은 중지하였다. 전탕약을 복용하고 3일째부터는 동계를 전혀 자각하지 못하였고 오심과 피로감도 없어졌다. (저자 치험례)

症例

원형탈모증을 시호가용골모려탕(柴胡加龍骨牡蠣湯)으로 치료한 케이스. 24세 여성으로 199X년 12월 21일 미용원에서 머리 꼭대기에 직경 약 4cm의 원형탈모증이 있다고 말해줬는데 한방치료를 희망하여 내원하였다. 자식이 아토피성 피부염으로 고생하고 있어서 밤에는 잘 수가 없었다. 맥은 가라앉고 가늘었으며 복력은 충실하였고 흉협고만(胸脇苦滿)이 있었다. 시호가용골모려탕을 주었다. 8주간 경과하여 털이 나기 시작하였고 약 10개월 된 무렵에 원혈탈모증은 눈에 띄지 않게 되었다. (저자 치험례)

名醫의 論說

[吉益東洞] 시호가용골모려탕(柴胡加龍骨牡蠣湯)은 소시호탕증(小柴胡湯證)으로 가슴과 배에 뛰는 것이 있고 번조(煩躁)하고 놀라서 날뛰며, 대변 보기 어렵고 소변이 잘 나가지 않는 자를 치료한다.『方極』

[淺田宗伯] 이 시호가용골모려탕(柴胡加龍骨牡蠣湯)은 간담(肝膽)의 울열(鬱熱)을 눌러 내릴 때 쓰는 주요 처방이다. 그러므로 상한병(傷寒病)에 가슴이 그득하고 번거롭게 잘 놀랄 뿐만 아니라 소아의 경우에 경간(驚癎), 대인의 경우에 전간(癲癎)에 사용한다. 또한 중풍(中風)의 일종으로 열탄간(熱癱簡, 뇌염 수막염 등)이라고 칭하는 경우도 있다. 이 처방을 쓰면 잘 낫는다.『方函口訣』

參考文獻

大塚敬節: 柴胡加龍骨牡蠣湯, 漢方醫學, 131쪽, 創元社, 2003년

柴胡加龍骨牡蠣湯의 요점	
自覺症狀	정신신경증상(煩驚), 흥분(興奮), 변비(便秘)
他覺症狀	복력(腹力)은 중등도 이상, 흉협고만(胸脇苦滿)

제108조

傷寒, 腹滿, 譫語, 寸口脈浮而緊, 此肝乘脾也, 名曰縱. 刺期門.

상한(傷寒)에 배가 그득하고 헛소리를 하며 촌구맥(寸口脈)이 부(浮)하면서 긴(緊)하면 이것은 간(肝)이 비(脾)를 이기는[乘] 양상이니 종(縱)이라 부른다. 기문혈(期門穴)에 침을 놓는다.

解說 상한으로 배가 그득하고 헛소리를 하며 촌맥(寸脈)이 뜨고 긴(緊, 가볍게 압박하면 잘 만질 수 있으나 강하게 압박하면 맥을 촉하기 어렵고 유력하고 꼬은 밧줄과 같은 맥)한 것은 간(肝)이 비(脾)를 승(乘)하고 있는 것을 보여주고 있다. 종(縱)이라고 부르는데 기문(期門)에 침을 놓으면 좋다는 것이 조문의 내용이다.

기문혈(期門穴)은 족궐음간경(足厥陰肝經)의 혈(穴)로서 앞쪽 가슴에 있고, 여섯 번째 갈비뼈 유두(乳頭) 바로 아래에 있다(그림 19). 오행설(五行說)에 의한 설명이다.

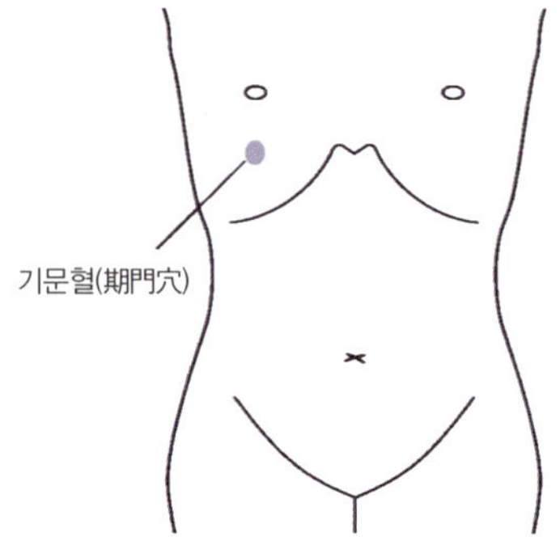

그림 19 기문혈(期門穴)

유두(乳頭)에서 아래로 여섯 번째 갈비뼈 유두(乳頭) 바로 아래에 위치하고 있다.

제109조

傷寒, 發熱, 嗇嗇惡寒, 大渴欲飮水, 其腹必滿, 自汗出, 小便利, 其病欲解, 此肝乘肺也, 名曰橫. 刺期門.

상한(傷寒)에 열이 나면서 오싹오싹 오한(惡寒)이 나고, 크게 갈증이 나서 물을 마시려고 하며, 배가 반드시 그득한데 자한(自汗)이 있고 소변이 잘 통하면 그 병이 장차 풀어지려는 것이니, 이것은 간(肝)이 폐(肺)를 이기는(乘) 양상이니 횡(橫)이라 부른다. 기문혈(期門穴)에 침을 놓는다.

解說 상한에 걸려 열이 나고 오싹오싹하며〔嗇嗇〕 오한이 있고 입이 많이 말라서 물을 마시고자 하여 배가 그득하게 되고 자한(自汗)이 나오고 소변은 정상적으로 나오면 병이 치유되는 증후이다. 이것은 간(肝)이 폐(肺)에 승(乘)하기 때문이다. '횡(橫)'이라고 부른다. 기문혈(期門穴)을 자침(刺鍼)하면 좋다는 것이 조문의 내용이다. 색색(嗇嗇)은 몸이 움츠러드는 오한의 상태를 말한다.

제 110 조

太陽病二日，反躁，凡熨[29]其背，而大汗出，火熱入胃，胃中水竭，躁煩，必發譫語，十餘日振慄自下利者，此爲欲解也．故其汗從腰以下不得汗，欲小便不得，反嘔，欲失溲，足下惡風，大便硬，小便當數，而反不數及不多，大便已，頭卓然而痛，其人足心必熱，穀氣下流故也．

태양병(太陽病) 2일에 오히려 조(躁)하여 등에 울법(熨法)을 사용하여 크게 땀을 냈는데, 화열(火熱)의 사기가 위(胃)에 들어가 위중(胃中)의 진액(津液)이 고갈되어 조동(躁動)하고 번거로우며 반드시 헛소리를 하게 된다. 10여일이 지나 부들부들 떨고 저절로 설사를 하는 경우에는 이는 병이 나아지려는 징조이다. 그러므로 환자의 땀이 허리 이하에서는 나지 않으며, 소변을 보려고 하나 나오지 않고 오히려 구토를 하고 소변을 흘리려고 하며 발바닥이 시리고 대변이 굳고 소변은 마땅히 자주 보아야 하는데도 자주 보지 못하고 양도 많지 않으며 대변을 보고나서 머리가 쪼개질 듯이 아프며, 환자의 발바닥에 반드시 열이 있으니 곡기가 아래로 흘러내려가기 때문이다.

解說 태양병(太陽病)이 되어서 2일째 되어 조(躁)하고 등 가운데를 뜨거운 습포(濕布)로 찜질하여 크게 땀을 냈기 때문에 체표의 열이 위(胃) 속으로 들어가 위(胃) 속의 수기(水氣)가 없어지고 가슴이 괴로우며 손발은 안절부절 못하고 답답해하며〔躁煩〕 반드시 헛소리를 한다. 10여일 지나 신체가 떨리고 스스로 설사를 하는 경우는 이를 낫는 징후로 본

29) 울법(熨法): 약가루 또는 거친 약물을 베로 싸서 따뜻하게 하여 외부에서 찜질하는 방법. 외치법(外治法)의 하나이다. 위법(熨法)이라고도 한다.

다. 허리로부터 이하는 땀이 나지 않고 소변이 잘 안 나오고 구역감이 있고 소변을 흘리며 발에서 추위를 느끼며 대변은 딱딱하다. 소변을 자주 보아야하나 횟수가 적고 양도 많지 않다. 대변을 본 후에는 머리가 심하게 아프고〔卓然〕 발바닥이 뜨겁게 된다. 이것은 소화흡수된 영양물질〔穀氣〕이 밑으로 흘러가기 때문이라는 것이 조문의 내용이다. 의심컨대 이 조문은 중경 자신의 것이 아닌 것으로 보여진다.

제111조

太陽病中風, 以火劫發汗, 邪風被火熱, 血氣流溢, 失其常度, 兩陽相熏灼其身發黃, 陽盛則欲衄, 陰虛小便難, 陰陽俱虛竭, 身體則枯燥, 但頭汗出, 劑頸而還, 腹滿微喘, 口乾咽爛, 或不大便, 久則譫語, 甚者至噦, 手足躁擾, 捻衣摸床, 小便利者, 其人可治.

태양병(太陽病) 중풍(中風)에 화법(火法)을 사용하여 강제로 땀을 내면 풍사(風邪)가 화열(火熱)을 받아서 혈기(血氣)가 흘러넘쳐 정상의 한도를 잃게 된다. 풍사와 화열이 서로 몸을 훈작(熏灼)하여 황달이 오고 양이 성하여 코피가 나려고 하며 음이 허하여 소변을 보기 힘들고, 음양이 함께 허하고 고갈되어 몸이 건조해진다. 단지 머리에서만 땀이 나서 목에까지만 이르고 배가 부르면서 숨이 차고 입이 마르며 목구멍이 문드러지고[爛], 혹은 대변을 보지 못하다가 오래되면 헛소리를 하고 심하면 딸국질을 하며 손발을 조동(躁動)하여 흔들며 옷과 침상을 만지작거리게 되니, 소변이 잘 나가는 경우에는 환자를 치료할 수 있다.

解說 태양병 중풍(中風)에 걸려서 화법(火法)으로 치료하여 땀을 낸 경우 풍사(風邪)에 화열(火熱)이 더해져서 혈과 기의 흐름이 넘치고〔流溢〕 풍사(風邪)와 화열(火熱) 두 개의 양〔兩陽〕의 사기(邪氣)가 서로 모여서 한층 가열되어〔熏灼〕 온몸의 황달을 일으킨다. 양(陽)이 성하게 되면 코피〔衄〕가 나오게 되고 음(陰)이 허(虛)하면 소변이 나오기 어렵게 되고, 음(陰)과 양(陽)이 둘 다 허(虛)해지면 신체는 메말라서 건조〔枯燥〕해진다. 머리와 목 부위에 국한되어 땀을 흘리고 배가 그득하며 약간 천식(喘息)을 한다. 입은 말라 있고 인후가 문드러진다. 혹은 변비가 있어 오래되면 헛소리를 하고 딸꾹질을 하고 토해도 나오는 것이 없다. 손발을 안절부절 못하고〔手足躁擾〕 옷을 꼬고 침상을 더듬는 것 같이 한다. 소변이 나오는 사람은 낫는 징조라는 것이 조문의 내용이다.

제 112 조

傷寒, 脈浮, 醫以火迫劫之, 亡陽, 必驚狂, 臥起不安者, 桂枝去芍藥加蜀漆牡蠣龍骨救逆湯主之.

상한(傷寒)에 맥이 부(浮)한데 화법(火法)을 써서 강제로 땀을 내면 망양(亡陽)이 되어 반드시 놀라고 미치게 되며 잠을 편안히 잘 수 없게 되니 계지거작약가촉칠모려용골구역탕(桂枝去芍藥加蜀漆牡蠣龍骨救逆湯)으로 주로 치료한다.

桂枝去芍藥加蜀漆牡蠣龍骨救逆湯方

계지(桂枝) 3냥 껍질을 제거한 것, 감초(甘草) 2냥 구운 것, 생강(生薑) 3냥 썬 것, 대조(大棗) 12개 쪼갠 것, 모려(牡蠣) 5냥 구운 것, 촉칠(蜀漆)[30] 3냥 씻어서 비린 것을 없앤 것, 용골(龍骨) 4냥.
이상 일곱 가지 약재를 물 1두 2승을 써서 먼저 촉칠을 달여 2승으로 줄이고 다른 약재들을 넣어서 달여 3승을 취하고, 찌꺼기를 버리고 1승을 따뜻하게 복용한다. 책에서 말하기를 계지탕(桂枝湯)에다 여기에서 작약을 빼고 촉칠, 모려, 용골을 더했다고 하였다.

注 박겁(迫劫)은 강하게 협박하는 것으로 이 문맥에서는 화열(火熱)을 사용하여 땀을 내는 것이다.

解說 상한에 걸려 맥이 부(浮)한 때에 의사가 화열(火熱)을 사용하여 발한(發汗)을 시켰으나 발한(發汗)이 지나쳐 양(陽)과 땀이 동반하여 소실되었다〔亡陽〕. 이와 같은 때에는 정신이 이상한 흥분상태〔驚狂〕가 되고 안정할 수가 없게 된다. 이와 같은 경우에는 계지거작약가촉칠모려용골구역탕(桂枝去芍藥加蜀漆牡蠣龍骨救逆湯)으로 주로 치료한다는 것이 조문의 내용이다.

계지거작약가촉칠모려용골구역탕이란 이름은 길어서 보통 구역탕(救逆湯)이라고 생략해서 사용한다. 구역탕은 화상에 잘 응용할 수 있다. 필자는 촉칠을 집어넣지 않고 쓴다. 화상인 경우에는 자운고(紫雲膏)를 사용한다. 엑기스로는 계지가용골모려탕(桂枝加龍骨牡蠣湯)을 대용한다.

30) 촉칠(蜀漆): 범의귀과 식물 황상산(黃常山)의 어린 잎과 가지. 맛과 성질은 쓰고 매우며 약간 뜨겁고 독이 있다.

症例

화상에 대하여 구역탕(救逆湯)을 쓴다. 1세의 여아. 199X년 7월 1일 오후 7시 30분경 진료를 끝내고 돌아오려고 하는 때에 꼬마 아이가 화상을 입었는데 치료해 주세요라고 하면서 전화가 걸려왔다. 집에는 한방약 밖에 없으니 그거라도 좋으면 그것으로 치료해보자고 답변해주었다. 어머니가 아이를 안고 내원하였다. 오후 7시쯤 어머니가 꼬마를 오른쪽 어깨에서부터 가슴까지 잘못해서 열탕(熱湯)을 끼얹졌다는 것이다. 화상의 크기는 10×5cm의 크기로 수포가 있었다. 구역탕가황기거촉칠(救逆湯加黃芪去蜀漆)을 투여했다. 화상의 부위에는 자운고(紫雲膏)를 도포하였다. 매일 내원하여 상처에 처치를 하였는데 6일째에 상처는 수포도 생기지 않고 감염도 없었다. 상처는 잘 나았다. 혹시 몰라 약 3주간 복용한 후에 투여를 중지하였다. (저자 치험례)

症例

자하현근강국포생군일야대와정(滋賀縣 近江國 蒲生郡 日野大窪町)의 쌀장수 반(伴) 아무개라고 하는 환자가 나의 집 문을 두드리면서 흐느끼며 말했다. 나의 처는 반년 전에 아프게 되어 수십 일 째에 병상에서 일어나지 못하고 있다. 여러 의사의 치료는 효과가 없었다. 어떻게 해서든지 도와달라고 말하였다. 환자는 왕진해 보니 38세로 맥은 미세(微細)하였고 파리하게 몸이 말라서 먹는 것은 적었고 한열(寒熱)이 번갈아 나타났고 두통과 현훈(眩暈)이 있고 정신상태는 불안정하였으며 목과 뒷목이 뻣뻣하게 당기고 눈썹 부위의 골통(骨痛)이 있었고(앞이마 부위의 골통) 하루 중에 끈적끈적한 타액을 토하면서 타액이 악취가 난다고 말하였다. 스스로 뇌루(腦漏, 부비강염)라고 진단하였는데 죽는 것이 기정사실이었다. 내가 진찰한 결과 타액자체의 악취는 없었고 뇌루(腦漏)는 아니라고 설명하였는데 믿지 않아서 환자의 집을 떠났다. 저녁에 가족이 내가 있는 곳에 와서 약을 요청하였다. 나는 계지거작약가촉칠모려용골구역탕(桂枝去芍藥加蜀漆牡蠣龍骨救逆湯)을 주었다. 10일이 되자 한열이 있고 타액을 토하기는 하지만 반감하였다. 악취도 없어졌다고 말하였다. 1개월이 지나자 증상이 반 이상 개선되었고 약 50일째 치유되었다. (杉原周作『繼興醫報』)

名醫의 論說	[淺田宗伯] 이 처방[桂枝去芍藥加蜀漆牡蠣龍骨救逆湯]은 화사(火邪)를 주로 치료한다. 그러므로 탕화상(湯火傷)에 답답하고 통증이 있는 환자와 또한 입안이 헐어서 열이 나는 자에게 효과가 있다. 모려의 분말 단방을 참기름에 개어서 탕화상에 바르면 곧바로 화독(火毒)은 없어진다. 그 효과는 미루어 알 수 있다. 『方函口訣』

桂枝去芍藥加蜀漆牡蠣龍骨救逆湯의 요점	
自覺症狀	발한(發汗)과 정신의 흥분상태
他覺症狀	화상

제 113 조

形作傷寒, 其脈不弦緊而弱, 弱者必渴, 被火者必譫語. 弱者發熱脈浮, 解之, 當汗出愈.

드러나는 증상이 상한(傷寒)과 비슷하나 맥이 현긴(弦緊)하지 않고 약(弱)하다. 맥이 약하면 반드시 목이 마르게 되며 화법(火法)을 잘못 쓴 경우에는 반드시 헛소리를 한다. 맥이 약(弱)한 자가 열이 나고 맥이 부(浮)하면 이것을 풀어야 하는데 마땅히 땀이 나면 낫는다.

解說 형태는 상한과 유사하나 맥은 현(弦)하거나 긴(緊)하지 않고 약(弱)하다. 맥이 약한 환자는 반드시 목이 마르다. 화열(火熱)의 치료법을 사용하면 반드시 헛소리를 한다. 맥이 약한 사람인데 열이 나면서 맥이 뜨게 되는 환자는 땀을 내서 치료한다는 것이 조문의 내용이다.

제 114 조

太陽病, 以火熏之, 不得汗, 其人必躁, 到經不解, 必淸血, 名爲火邪.

태양병(太陽病)에 화훈법(火熏法)을 썼는데 땀이 나지 않으면 환자는 반드시 조(躁)가 생기게 된다. 6, 7일이 경과하여도 병이 풀리지 않으면 변혈(便血)이 생길 수 있으니 이를 화사(火邪)라 부른다.

解說 태양병에서 화열(火熱)의 치료법을 행하였으나 땀이 나지 않는다. 환자는 반드시 들뜨게 되며 경(經)을 전(傳)하는 동안 치료할 수 있는 때가 있지만 이때에 치료하지 못하면 혈변(血便)을 보게〔淸血〕 된다. 이를 화사(火邪)라고 부른다는 것이 조문의 내용이다. 청(淸)에는 측(厠, 변소)이라는 의미가 있으니 청혈(淸血)은 변혈(便血)을 말한다.

제 115 조

脈浮熱甚, 而反灸之, 此爲實, 實以虛治, 因火而動, 必咽燥吐血.

맥이 부(浮)하고 열이 심한 환자에게 도리어 뜸을 떴으니, 이는 실증(實證)인데 실증을 허증(虛證)으로 알고 치료한 것이니 그로 인해 화(火)가 동(動)하면 목이 마르고 피를 토하게 된다.

解說 맥이 뜨고 열이 심한 것은 실증(實證)이다. 이 상태에서 뜸을 뜨면 실증(實證)에 보법(補法)을 쓰는 것이 된다. 구법(灸法)의 화열(火熱)에 의하여 병세(病勢)가 악화되고 반드시 인후가 건조해지고 피를 토하게 된다는 것이 조문의 내용이다.

제 116 조

微數之脈, 愼不可灸, 因火爲邪, 則爲煩逆, 追虛逐實, 血散脈中, 火氣雖微, 內攻有力, 焦骨傷筋血難復也. 脈浮, 宜以汗解, 用火灸之, 邪無從出, 因火而盛, 病從腰以下必重而痺, 名火逆也. 欲自解者, 必當先煩, 煩乃有汗而解. 何以知之, 脈浮, 故知汗出解.

환자의 맥이 미약하며 빠른[數] 경우에는 함부로 뜸을 사용할 수 없다. 화(火)로 인하여 사기(邪氣)가 생기면 번(煩)하여 기가 거슬러 올라서 허(虛)와 실(實)을 더욱 심화시켜 혈이 맥 속에서 흩어지게 하니, 화기(火氣)가 비록 미약하나 안으로 공격하는데 힘이 있으므로 뼈를 마르게 하고 근을 손상시키며 혈이 다시 회복되기 어렵게 한다. 맥이 부(浮)한 것은 표증이므로 마땅히 발한(發汗)시켜 풀어야 하는데, 불로 뜸을 뜨면 사기가 땀과 함께 따라 나오지 못하고 화(火)가 성해지니, 병이 허리 이하로 반드시 무겁고 저리게 되니, 이를 화역(火逆)이라 한다. 저절로 풀리려고 하는 경우는 반드시 먼저 번(煩)이 있다가 번(煩)이 땀이 나면서 풀어진다. 무엇으로 알 수 있는가. 맥이 부(浮)하기 때문에 땀이 나면 풀릴 것이라는 것을 알 수 있다.

解說 미약(微弱)하고 빠른 맥의 환자에게 무리하게 뜸을 쓰면 안 된다. 구법(灸法)의 화(火)에 의하여 사기(邪氣)가 생기면 가슴이 번거롭게 된다〔煩逆〕. 구법(灸法)의 화사(火邪)에 의하여 허증(虛證)인 환자 속에서 열의 실사(實邪)가 생기고 혈액은 맥의 가운데에서 흩어져 버린다. 화기(火氣)는 미약하나 몸 가운데를 침범하면 힘을 가지고 뼈를 타게 하고 근을 상하며 그 혈이 회복하기 어렵게 된다. 맥이 뜬 경우에는 땀을 내서 치료해야 한다. 구법(灸法)으로 불에 의한 치료를 하면 사기(邪氣)의 출구가 없어져 오히려 병세가 위중하게 되고 허리부터 이하로 무겁고 저리게 된다. 이것을 화역(火逆)이라고 한다. 자연히 나으려고 하는 사람은 반드시 우선 번(煩)하게 된다. 번(煩)하면 곧 땀이 나면서 치료가 된다. 어떻게 이것을 알 수 있는가. 말하자면, 맥이 뜨면 땀이 나면서 낫는다는 것을 알기 때문이라는 것이 조문의 내용이다. 일반적으로 화역(火逆)은 구법(灸法) 등 온열자극의 치료수단을 오용하여 발생시킨 증상이라고 말한다.

제 117 조

燒鍼令其汗, 鍼處被寒, 核起而赤者, 必發奔豚. 氣從少腹上衝心者, 灸其核上各一壯, 與桂枝加桂湯, 更加桂二兩也.

소침(燒鍼)으로 발한(發汗)을 시킬 때에 침을 놓는 부위가 한사(寒邪)의 침입을 받아 도드라져 붉어지는 경우에는 반드시 분돈(奔豚)이 생길 것이다. 기가 아랫배[少腹]에서부터 가슴까지 상충(上衝)하는 경우에는 그 도드라진 곳 위에 각각 뜸을 1장씩 뜨고 계지가계탕(桂枝加桂湯)을 복용하게 하니 원방(原方)에 다시 계지(桂枝) 2냥을 더한 것이다.

桂枝加桂湯方

계지(桂枝) 5냥 껍질을 제거한 것, 작약(芍藥) 3냥, 생강(生薑) 3냥 썬 것, 감초(甘草) 2냥 구운 것, 대조(大棗) 12개 쪼갠 것.

이상 다섯 가지 약재를 물 7승을 써서 달여 3승을 취하고, 찌꺼기를 버리고 1승을 따뜻하게 복용한다. 책에서 말하기를 계지탕에 지금 계지를 더하여 5냥으로 만들었다고 하였다. 계지를 더하는 이유는 분돈기(奔豚氣)를 내려 보내려는 것이다.

注 분돈(奔豚)은 아랫배로부터 가슴과 목구멍으로 기가 갑자기 치고올라오는 병증이다.

解說 가열한 침〔燒鍼〕으로써 땀을 내는 경우, 침을 놓은 장소가 한(寒)의 사기(邪氣)를 받아서 붉게 부풀어 오른 환자는 반드시 분돈병(奔豚病)이 된다. 기가 아랫배로부터 올라와서 가슴으로 갑자기 올라오는 사람은 침으로 부은 곳에 한 장의 뜸을 뜨고 계지가계탕(桂枝加桂湯)을 주는 것이 좋다는 것이 조문의 내용이다. 계지탕증(桂枝湯證)으로 머리가 아파서 상기(上氣)가 심한 경우에 사용한다.

症例

33세 여성. 주된 증상은 발열과 상기(上氣), 사지관절통임. 199X년 6월 7일 오후부터 37.2도의 열이 나서 상기되고 사지관절통과 어깨 결림이 나타나서, 풍사(風邪)에 걸리지 않았는가하고 호소하며 내원하였다. 땀은 없었고 혀는 설질(舌質)이 담홍색(淡紅色)으로 설태(舌苔)는 얇고 백태(白苔)였다. 맥은 뜨고 약하였다. 복진(腹診)에서 복근은 연하였고 특별한 소견은 없었다. '상기'를 상충(上衝)이라고 간주하고 계지가계탕증(桂枝加桂湯證)이라고 판단하였다. 계지가계탕(桂枝加桂湯)을 전탕하여 주었는데 1일분을 복용하자 상충(上衝, 상기)과 사지 관절통, 어깨 결림은 개선되었으나 두통은 계속되었다. 맥이 뜨고 약한 것이 계속해서 지속되었고 계속해서 계지가계탕(桂枝加桂湯)을 2일간 투여하였다. 두통을 포함하여 모든 증상은 개선되었다. (저자 치험례)

症例

한 남자가 나이가 60세인데 적취(積聚, 아픔을 동반한 복부의 덩어리)를 앓은 지 여러 해가 되었다. 발작 때마다 분돈기(奔豚氣)가 있었고 가슴으로 상충(上衝)하여 올라와 숨이 막혀서 제대로 쉴 수가 없었다. 구부리고 펼 수가 없어서 음식을 생각할 수조차 없었다. 이 처방〔桂枝加桂湯〕에 삼황환(三黃丸)을 겸용하여 치유하였는데 후에 재발하지 않았다. (六角重任『古方便覽』)

名醫의 論說	[吉益東洞] 계지가계탕(桂枝加桂湯)은 계지탕증(桂枝湯證)으로 상충(上衝)이 심한 자를 치료한다.『方極』

參考文獻 荒木性次: 桂枝加桂湯, 新古方藥囊, 77쪽, 方術信和會, 1989년

桂枝加桂湯의 요점[桂枝湯證+上衝(두통, 상기)]	
自覺症狀	두통, 발열, 발한(發汗), 오풍, 상충(上衝)
他覺症狀	부맥(浮脈, 가볍게 압박해서 잘 만질 수 있으나 강하게 압박하면 만지기 어렵다.)

제 118 조

火逆, 下之, 因燒鍼煩躁者, 桂枝甘草龍骨牡蠣湯主之.

화역증(火逆證)에 설사를 시키고 이어서 소침(燒鍼)을 써서 번조(煩燥)하게 된 경우에는 계지감초용골모려탕(桂枝甘草龍骨牡蠣湯)으로 주로 치료한다.

桂枝甘草龍骨牡蠣湯方

계지(桂枝) 1냥 껍질을 제거한 것, 감초(甘草) 2냥 구운 것, 모려(牡蠣) 2냥 구운 것, 용골(龍骨) 2냥.
이상 네 가지 약재를 물 5승을 써서 달여 2승반을 취하고 찌꺼기를 버리고, 8홉을 따뜻하게 복용한다. 하루에 3번 복용한다.

解說 화열치료(火熱治療)를 잘못 시행하고〔火逆〕 나아가 하제(下劑)로 설사시키고 또한 화침〔燒鍼〕으로 화열치료(火熱治療)를 시행한 결과 가슴이 괴롭고 손발이 안절부절못하고 답답해하는〔躁煩〕 환자는 계지감초용골모려탕(桂枝甘草龍骨牡蠣湯)으로 주로 치료한다는 것이 조문의 내용이다. 화역(火逆)은 화열치료(火熱治療)를 잘못 시행하였기 때문에 생긴 병증이다.

症例

65세의 여성. 199X년 3월 26일에 어질어질하다고 말하며 내원하였다. 복증(腹證)은 복력은 중등도로서 흉협고만(胸脇苦滿)이 있었다. 맥박이 100회/1분 이라는 점 말고는 이상 소견은 없었다. 갑상선의 종대도 없었는데 갑상선 호르몬이 상승치를 보여 정밀검사를 하니 바세도우씨병이라고 진단되었다. 4월 15일에 환자 자신이 어떻게든 한방약으로 치료하고 싶다는 희망을 표시하였다. 흉협고만(胸脇苦滿)을 목표로 시호가용골모려탕(柴胡加龍骨牡蠣湯)을 투여한 결과 복용하여 다음날 머리가 어질어질하고 아찔하는 증상이 나타나서 복약을 중지하였다. 4월 24일에 반하후박탕합계지감초용골모려탕(半夏厚朴湯合桂枝甘草龍骨牡蠣湯)을 투여하였다. 약 1개월 복용하니 맥박은 분당 80~90회였다. 12월 13일에 맥박은 분당 78회가 되었는데 갑상선 호르몬도 다소 저하하여 증상은 좋아졌다. 양호한 결과를 보였다. (저자 치험례)

名醫의 論說	[吉益東洞] 계지감초용골모려탕(桂枝甘草龍骨牡蠣湯)은 가슴과 배에 움직임이 있어서 급박한 사람을 치료한다.『方極』

桂枝甘草龍骨牡蠣湯의 요점	
自覺症狀	발한(發汗), 동계(動悸), 번조(煩躁)

제119조

太陽傷寒者, 加溫鍼必驚也.

태양상한(太陽傷寒)의 경우에는 온침(溫鍼) 치료를 더하면 반드시 잘 놀라게 된다.

解說 태양병(太陽病) 상한에 걸린 환자에게 가열침〔溫鍼〕을 시행하면 반드시 정신불안의 상태〔驚〕가 된다는 것이 조문의 내용이다.

제120조

太陽病, 當惡寒發熱, 今自汗出, 反不惡寒發熱, 關上脈細數者, 以醫吐之過也. 一二日吐之者, 腹中饑, 口不能食, 三四日吐之者, 不喜糜粥, 欲食冷食, 朝食暮吐, 以醫吐之所致也, 此爲小逆.

태양병(太陽病)이 마땅히 오한과 발열이 있어야 하는데 지금 자한(自汗)이 나면서 오히려 오한과 발열이 없고 관맥(關脈)이 가늘고 빠른 것은 의사가 지나치게 토법(吐法)을 썼기 때문이다. 병을 얻은 지 1, 2일째에 잘못 토하게 한 경우에는 배가 고파도 먹을 수 없는 증상이 생기고, 병을 얻은 지 3, 4일째에 잘못 토하게 한 경우에는 묽은 죽도 싫어하고 차가운 음식만 먹으려 하며 아침에 먹은 것을 저녁에 토한다. 모두 의사가 잘못 구토시켜서 일어난 것이니 이를 소역(小逆)이라 한다.

解說 태양병은 오한과 발열이 당연히 있는 것인데 이제 자연히 땀이 나와 오한도 없고 발열도 하지 않는다. 촌관척(寸關尺)의 맥 가운데 관맥(關脈)이 가늘고 빠른 환자는 의사가 잘못하여 토법(吐法)을 행하였기 때문이다. 1, 2일에 토법(吐法)을 행하면 배 속에는 굶주려 있어도 먹는 것을 입에 댈 수 없다. 3, 4일에 토법(吐法)을 행하면 죽을 들기를 원하지 않고 차가운 음식을 먹고자 한다. 아침에 먹고서 저녁에 토한다. 이것은 의사가 토법(吐法)을 잘못 행한 때문이다. 이것은 작은 허물〔小逆〕이라는 것이 조문의 내용이다.

제121조

太陽病, 吐之, 但太陽病當惡寒, 今反不惡寒, 不欲近衣, 此爲吐之內煩也.

태양병(太陽病)에 토법(吐法)으로써 치료하였는데 단 태양병(太陽病)에 마땅히 오한이 있어야 하나 지금 도리어 오한이 없고 또 옷이나 이불을 가까이 하려하지 않으니 이것은 잘못 토하게 하여 안으로 번(煩)이 생겼기 때문이다.

解說 태양병에서 토법(吐法)을 행하였더니 토하였다. 태양병은 오한이 있어야 하는데 오히려 오한이 없으며 옷을 입는 것도 원하지 않는다. 이것은 잘못 토법(吐法)을 시행하여 가슴에 답답한 것〔內煩〕이 생겼기 때문이라는 것이 조문의 내용이다.

제122조

病人脈數, 數爲熱, 當消穀引食, 而反吐者, 此以發汗, 令陽氣微, 膈氣虛, 脈乃數也, 數爲客熱, 不能消穀, 以胃中虛冷, 故吐也.

환자의 맥이 삭(數)할 경우 삭맥(數脈)은 열증(熱證)을 나타내므로 마땅히 소화가 잘되고 많이 먹으려 해야 하나 오히려 구토를 하는 경우에는, 잘못 땀을 내서 양기(陽氣)가 미약해져서 격간(膈間)의 기가 허하여 맥도 이에 빨라진 것이다. 삭맥(數脈)은 열사(熱邪)가 있는 것이며, 음식을 소화시킬 수 없는 것은 (胃中)이 허하고 냉(冷)하기 때문이니 그래서 구토를 하게 된다.

注 격(隔)은 횡격막을 말한다. 격기(膈氣)는 위기(胃氣) 즉, 소화기능을 말한다.

解說 병인(病人)의 맥이 빠른 것은 열이 있음을 나타내고, 이는 음식을 소화하며 식사가 가능하기 때문이다. 그러나 오히려 구토를 하는 사람은 땀을 내서 양기(陽氣)가 줄어들어 위(胃)의 소화기능〔膈氣〕이 쇠(衰)하여 맥이 빠르게 되었기 때문이다. 맥이 빠

른 것은 허열(虛熱, 客熱)을 나타내고 음식을 소화하는 것이 불가능하기 때문이다. 위(胃) 속이 허(虛)하며 냉(冷)하기 때문에〔胃中虛冷〕 구토한다는 것이 조문의 내용이다.

제 123 조

太陽病, 過經十餘日, 心下溫溫欲吐, 而胸中痛, 大便反溏, 腹微滿, 鬱鬱微煩, 先此時自極吐下者, 與調胃承氣湯. 若不爾者, 不可與. 但欲嘔, 胸中痛, 微溏者, 此非柴胡湯證, 以嘔, 故知極吐下也.

태양병(太陽病)이 10여일이 지났는데 심하(心下)가 메슥메슥하여 토할 것 같고 가슴 속이 아프면서 대변은 도리어 무르고 배는 약간 그득하며 답답하고 조금 번(煩)이 있다. 이러한 증상이 크게 토하고 설사를 한 후에 나타난 것이라면 조위승기탕(調胃承氣湯)을 복용하게 한다. 만약 그렇지 않으면 조위승기탕(調胃承氣湯)을 복용하게 할 수 없다. 단지 토할 것 같고 가슴 속이 아프며 대변이 약간 무른 경우는 시호탕증(柴胡湯證)이 아니다. 구토하는 것으로써 이전에 크게 토하고 설사했었다는 것을 알 수 있다.

解說 태양병으로 경(經)을 지나서 10여일이 지나면 위(胃)가 메슥메슥〔心下溫溫〕하여 구역감이 있고 가슴 속이 아프고 대변이 오히려 무르고〔溏〕 배는 약간 땅기고 마음은 시원하게 않고〔鬱鬱〕 약간 답답하다〔微煩〕. 증상이 나타나기 전에 저절로 구토와 설사로 고생한 사람은 조위승기탕(調胃承氣湯)을 주는 것이 좋다. 만약 구토와 설사가 없다면 조위승기탕을 주면 안 된다. 다만 구역감이 있고 가슴 속이 아프며 변이 무른 사람은 시호탕증(柴胡湯證)은 아니다. 구역감이 있으므로 이전에 구토제(嘔吐劑)와 하제(下劑)로 토하고 설사하게 한 것을 알 수 있다는 것이 조문의 내용이다.

제124조

太陽病六七日，表證仍在，脈微而沈，反不結胸，其人發狂者，以熱在下焦．少腹當硬滿，小便自利者，下血乃愈．所以然者，以太陽隨經，瘀熱在裏故也．抵當湯主之．

태양병(太陽病)에 6, 7일이 지나도 표증(表證)이 여전히 있고, 맥이 미약하고 침(沈)한데 오히려 결흉(結胸) 증상이 없으며 환자가 발광(發狂)하는 것은 열이 하초(下焦)에 있기 때문이다. 아랫배가 마땅히 딴딴하고 그득해야 하며 만약 소변은 저절로 잘 나간다면 하혈(下血)하면 곧 낫는다. 그러한 이유는 태양(太陽)의 경(經)을 따라서 내려가 어열(瘀熱)이 속에 맺혀있기 때문이다. 저당탕(抵當湯)으로 주로 치료한다.

抵當湯方

수질(水蛭)[31] 익힌 것, 맹충(虻蟲)[32] 각 30개 날개와 다리를 제거하고 익힌 것, 도인(桃仁) 20개 피첨(皮尖)을 제거한 것, 대황(大黃) 술에 씻은 것.

이상 네 가지 약재를 물 5승을 써서 달여 3승을 취하고 찌꺼기를 제거하고 1승을 따뜻하게 복용한다. 하리(下痢)하지 않으면 다시 복용한다.

注 결흉(結胸)은 사기가 가슴 속에 모인 것으로 상복부(上腹部)를 누르면 아픈 병증이다.

解說 태양병이 되어 6, 7일 지나도 아직 표증(表證)이 남아 있다. 맥은 미약(微弱)하고 침(沈, 가볍게 누르면 촉지하기 어렵고 강하게 누르면 극히 가늘고 연한 맥을 만질 수 있다.)하나 결흉(結胸)의 소견은 없다. 환자가 미친것 같은 상태에 있는 경우에는 열이 하초(下焦)에 있고 아랫배가 딴딴하면서 그득하다〔硬滿〕. 소변이 나오는 사람은 혈을 내리면 바로 치료된다. 그러한 환자는 태양방광경(太陽膀胱經)을 따라서 뭉친 열〔瘀熱〕이 속에 있기 때문이다. 이것을 저당탕(抵當湯)으로 주로 치료한다는 것이 조문의 내용이다.

31) 수질(水蛭): 거머리과 동물 일본의질(日本醫蛭), 관체금선질(寬體金線蛭) 또는 다색질(茶色蛭)의 말린 전체. 맛과 성질은 짜고 쓰고 차지도 뜨겁지도 않으며, 약간 독이 있다.

32) 맹충(虻蟲): 등에과 곤충 복대맹(複帶虻) 또는 기타 같은 과에 속하는 곤충의 암컷. 맛과 성질은 쓰고 서늘〔凉〕하며 독이 있다.

應用 정신분열증, 인지증(認知症)

症例

86세의 여성으로 알츠하이머에 걸린 적이 있다. 200X년 10월 건망증이 눈에 띄게 나타났다. 11월 MRI를 시작으로 여러 가지 검사를 받았는데 정신과에서 알츠하이머성 치매〔認知症〕라고 진단되고 투약을 받았는데도 효과는 없었다. 요양시설에 갈 때에는 '안 갈 거야, 안 갈 거야'라고 하면서 난폭해지고 가족에게 심한 언사를 썼다. 좋은 약이 없을까 라는 가족들의 희망에 따라 저당탕(抵當湯)을 주었다. 복력(腹力)은 중등도였고 어혈(瘀血)의 압통점은 없었다. 저당탕(抵當湯)을 복용하여 일주간 지나자 차분해졌고 태도도 안정되었다. 가족이 말하는 것에 대하여도 그대로 듣고자 하였다. 4개월간 복용하여 양호하였으나 건망증은 변함이 없었다. 양명병 조문에서 저당탕(抵當湯)이 건망에 효과가 있다는 설명에 의하여 치매에 사용한다. (저자 치험례)

名醫의 論說	[吉益東洞] 저당탕(抵當湯)은 어혈(瘀血)환자를 치료한다. 어혈(瘀血)에는 두 가지가 있는데, 그 하나는 아랫배가 딴딴하고 그득하며 소변을 잘 보는 것이며, 또 하나는 배가 그득하지 않은데 환자가 그득하다고 말하는 경우이다. 급증에는 탕(湯)을 주고 완만한 병증에는 환(丸)을 준다.『方極』

抵當湯의 요점	
自覺症狀	변비(便秘), 광(狂)과 유사한 것
他覺症狀	복력(腹力)은 중등도, 어혈(瘀血)의 복증(腹證)

參考文獻 藤平 健: 抵當湯에 의한 精神病의 治驗 2例. 漢方臨床노트 治驗篇, 390쪽, 創元社, 1986년

제 125 조

太陽病, 身黃, 脈沈結, 少腹硬, 小便不利者, 爲無血也. 小便自利, 其人如狂者, 血證諦也, 抵當湯主之.

태양병(太陽病)에 온몸이 노랗고 맥이 침결(沈結)하고 아랫배가 단단하며 소변이 잘 통하지 않는 경우에는 어혈(瘀血)이 없는 것이다. 소변이 저절로 나가며 환자가 미친 것 같으면 혈증(血證)임을 알 수 있으니, 저당탕(抵當湯)으로 주로 치료한다.

解說 태양병으로 황달이 있고 맥이 침결(沈結)하고 아랫배〔少腹〕가 땡땡하고 소변이 적은 사람은 어혈(瘀血)이 아니다. 소변을 그대로 보고 환자가 미친 것 같으면 분명히〔諦〕 어혈(瘀血)의 증(證)이 있고 저당탕(抵當湯)으로 주로 치료한다는 것이 조문의 내용이다. 이 조문이 앞부분은 황달에 대하여 인진호탕(茵蔯蒿湯)을 써야한다는 것이 조문의 내용이다.

제 126 조

傷寒, 有熱, 少腹滿, 應小便不利, 今反利者, 爲有血也. 當下之, 不可餘藥, 宜抵當丸.

상한(傷寒)에 열이 있고 아랫배가 그득하면 응당 소변이 잘 나가지 않아야 하는데, 지금 오히려 잘 나가는 것은 어혈(瘀血)이 있는 것이다. 당연히 내려보내야 하니 다른 약을 주면 안 되고 마땅히 저당환(抵當丸)으로 치료해야 한다.

抵當丸方

수질(水蛭) 20개 익힌 것, 맹충(虻蟲) 20개 날개와 다리를 제거하여 익힌 것, 도인(桃仁) 25개 피첨(皮尖)을 제거한 것, 대황(大黃) 3냥.

이상 세 가지 약재를 찧어서 4개의 덩어리〔丸〕로 나누고 물 1승을 써서 한 덩어리를 달여 7홉을 취하여 그것을 복용한다. 하루 밤낮 동안 있다가 당연히 피를 쏟게 되는데 만약 쏟지 않으면 다시 복용한다.

解說 상한으로 열이 있고 아랫배〔少腹〕가 그득하면 소변이 적어야 하는데 지금 오히려 소변이 나오는 것은 어혈(瘀血)이 있기 때문이다. 저당환(抵當丸)으로 어혈(瘀血)을 내려야 한다는 것이 조문의 내용이다.

저당환(抵當丸)과 저당탕(抵當湯)은 거의 같은 처방이다. 저당환(抵當丸)의 치험례는 그다지 많지 않다.

參考文獻

緖方玄芳: 痔瘻에 托裏消毒散과 抵當丸, 漢方治療症例選集, 234쪽, 現代出版플래닝, 1988년

제127조

太陽病, 小便利者, 以飮水多, 必心下悸, 小便少者, 必苦裏急也.

태양병(太陽病)에 소변이 잘 나가는 경우에는 물을 많이 마시므로 반드시 심하(心下)에 동계(動悸)가 생길 것이며, 만약 소변이 적은 경우에는 반드시 뱃속이 땅길 것이다.

解說 태양병인데 소변이 잘 나오는 자는 마시는 물이 많기 때문에 반드시 심하(心下)에 동계(動悸)가 느껴진다. 소변이 적은 사람은 반드시 복통〔裏急〕으로 괴롭다는 것이 조문의 내용이다.

제3장

태양병(太陽病) 맥증(脈證)과 치료를 변(辨)한다〈下〉.

辨太陽病脈證幷治下

제128조

問曰, 病有結胸, 有藏結, 其狀何如. 答曰, 按之痛, 寸脈浮, 關脈沈, 名曰結胸也.

묻기를, 병에는 결흉(結胸)이 있고 장결(藏結)이 있는데 그 양상이 어떠한가. 답하기를, 가슴을 누르면 통증이 있고, 촌맥(寸脈)이 부(浮)하며 관맥(關脈)이 침(沈)한 것을 결흉(結胸)이라 부른다.

解說 결흉(結胸)이라고하는 병증(病證)과 장결(藏結)이라고 하는 병증(病證)이 있는데, 그 증상은 어떠한 것인가 하는 질문에 대하여 답하면 이를 누르면〔按〕 아프고 촌맥(寸脈)은 뜨고 관맥(關脈)은 가라앉는 것을 결흉(結胸)이라고 한다는 것이 조문의 내용이다.

제129조

何謂藏結. 答曰, 如結胸狀, 飮食如故, 時時下利, 寸脈浮, 關脈小細沈緊, 名曰藏結. 舌上白胎滑者, 難治.

무엇을 장결(藏結)이라 하는가. 답하기를, 결흉(結胸)과 비슷한 양상인데 먹고 마시는 것은 평상시와 같고 때때로 설사를 하며, 촌맥(寸脈)은 부(浮)하고 관맥(關脈)은 작고 가늘며 침긴(沈緊)한 것을 장결(藏結)이라 부른다. 혀 위의 설태(舌苔)가 희고 활(滑)한 것은 치료하기 어렵다.

解說 무엇을 장결(藏結)이라고 말하는가. 답하여 말하기를 결흉(結胸)의 증상과 유사하고 음식을 먹는 데에는 변함이 없고 때때로 설사를 하며 촌맥(寸脈)이 뜨고 관맥(關脈)이 작고 가늘며 침긴(沈緊)한 것을 장결(藏結)이라고 한다. 혀 위의 백태(白苔)가 미끌미끌한 것〔舌上白苔滑〕은 치료하기 어렵다는 것이 조문의 내용이다.

제 130조

藏結, 無陽證, 不往來寒熱, 其人反靜, 舌上胎滑者, 不可攻也.

장결(藏結)에 양증(陽證)이 없고 한열왕래(寒熱往來)도 없으며 환자가 오히려 안정(安靜)하고 설태(舌苔)도 활(滑)한 경우에는 공하법(攻下法)을 사용할 수 없다.

解說 장결(藏結)의 병증(病證)으로 양증(陽證)이 없고 왕래한열(往來寒熱)도 없으며 환자가 조용하며 설태가 미끌미끌한 것〔舌上苔滑〕은 공하(攻下)하는 치료법을 써서는 안 된다는 것이 조문의 내용이다.

제 131조

病發於陽, 而反下之, 熱入因作結胸. 病發於陰, 而反下之, 因作痞也. 所以成結胸者, 以下之太早故也. 結胸者, 項亦强, 如柔痓狀, 下之則和, 宜大陷胸丸.

병이 양분(陽分)에 생겼는데 오히려 하법(下法)을 쓰면 열이 안으로 들어가서 결흉(結胸)을 만든다. 병이 음분(陰分)에서 생겼는데 오히려 하법(下法)을 쓰면 그로 인하여 비증(痞證)을 만든다. 결흉(結胸)이 생기는 이유는 하법(下法)을 너무 일찍 사용했기 때문이다. 결흉(結胸)으로 뒷목이 또한 뻣뻣하여 유치(柔痓)의 증상과 같을 때에는 하법(下法)을 쓰면 부드러워지니, 마땅히 대함흉환(大陷胸丸)으로 치료해야 한다.

大陷胸丸方[1)]

대황(大黃) 반근, 정력자(葶藶子) 반근 익힌 것, 망초(芒硝) 반승, 행인(杏仁) 반승 피첨(皮尖)을 제거하고 익혀서 검게 만든 것.

이상 네 가지 약재 중 2개를 찧어서 체로 치고 행인, 망초를 넣고 함께 갈아서 기름덩어리처럼 만들고 가루에 버무려 탄환 크기의 한 개를 취한다. 별도로 감수(甘遂) 가루를 1돈 숟가락만큼 찧고 꿀 2홉과 물 2승으로 달여 1승을 취하고 따뜻하게 하여 돈복(頓服)한다. 하루 밤 지나면 바로 설사한다. 만약 설사를 하지 않으면 다시 복용한다. 설사를 하면 효과가 있다. 삼가 약법과 같이 한다.

---

1) 大陷胸丸方: 『상한론』 131조 대함흉환에 나오는 정력자는 용량이 반승으로 되어 있다.

注 비(痞)는 흉복(胸腹)사이 기의 흐름이 저해되기 때문에 생기는 증상이다. 유치(柔痓)는 경련성의 질환인 치병(痓病)의 일종으로 목이 뻣뻣하고 땀이 나며 맥은 가라앉고 느리며 경련을 일으키는 병증이다.

解說 사기(邪氣)가 태양경(太陽經)에 있기 때문에 하제(下劑)를 주어서 공하(攻下)시킨 경우에 열이 속으로 들어가서 결흉(結胸)으로 되었다. 사기가 소음경(少陰經)에 있기 때문에 하제(下劑)를 주어서 공하(攻下)시킨 경우 상복부(上腹部)에 비(痞)가 생긴다. 결흉(結胸)이 되는 것은 하제(下劑)로써 지나치게 빨리 공하(攻下)했기 때문이다. 결흉(結胸)인 경우는 유치(柔痓)의 증상과 마찬가지로 목이 뻣뻣한데, 대함흉환(大陷胸丸)과 같은 하제(下劑)로서 공하(攻下)시키면 바로 좋아진다는 것이 조문의 내용이다.

症例

상산후(上山侯)의 가신(家臣)인 모리손평차(毛利孫平次)의 차남. 흉격(胸膈)이 조여들면서 아픈 것이 심하며 허리와 다리가 당기면서 아파서 굴신(屈伸)하는 것이 어렵게 되었다. 몇 사람의 의사가 와서 한산(寒疝)이라고 진단하여 치료하였지만 효과가 없었다. 본인〔淺田宗伯〕은 맥이 침현(沈弦)하고 옆구리 아래가 딴딴하며 그득하면서 아프기 때문에 손을 아픈 곳에 댈 수가 없고 팔도 또한 저리기〔痺〕 때문에 현음(懸飮, 水毒)이라고 진단하였다. 십조탕(十棗湯)을 주어 공하(攻下)시킨 다음에 연년반하탕(延年半夏湯)을 주고, 때때로 대함흉환(大陷胸丸)을 겸용하였다. 조여드는 통증은 서서히 좋아졌다. 회향(茴香), 계지(桂枝), 감초(甘草), 당귀(當歸) 등을 달인 약으로서 아픈 부위에 습포하니 허리와 다리의 굴신도 개선되었다. (淺田宗伯『橘窓書影』)

大陷胸丸의 요점	
自覺症狀	목과 어깨가 결림, 변비
他覺症狀	복력은 중등도

제 132 조

結胸證, 其脈浮大者, 不可下, 下之則死.

결흉증(結胸證)에 맥이 부대(浮大)한 경우에는 공하(攻下)할 수 없으니 공하하면 죽게 된다.

解說 결흉(結胸)의 증상이 있고 맥이 뜨고 큰 경우는 공하해서는 안 된다. 이것을 공하(攻下)하는 경우 바로 죽게 된다는 것이 조문의 내용이다.

제133조

結胸證悉具, 煩躁者亦死.

결흉증(結胸證)이 모두 갖추어져 있으면서 번조(煩躁)한 경우에도 또한 죽게 된다.

解說 결흉증(結胸證)이 모두 갖추어지고 가슴이 괴롭고 손발을 안절부절 못하게 떨면서 번조(煩躁)한 사람은 죽는다는 것이 조문의 내용이다.

제134조

太陽病, 脈浮而動數, 浮則爲風, 數則爲熱, 動則爲痛, 數則爲虛, 頭痛發熱, 微盜汗出, 而反惡寒者, 表未解也. 醫反下之, 動數變遲, 膈內拒痛, 胃中空虛, 客氣動膈, 短氣躁煩, 心中懊憹, 陽氣內陷, 心下因硬, 則爲結胸, 大陷胸湯主之. 若不結胸, 但頭汗出, 餘處無汗, 劑頸而還, 小便不利, 身必發黃.

태양병(太陽病)에 맥이 부(浮)하면서 동삭(動數)한데, 부맥(浮脈)는 풍사(風邪)가 있고, 삭맥(數脈)은 열이 있고, 동맥(動脈)은 통증이 있고, 삭맥(數脈)은 허(虛)한 것이니 두통과 발열이 있고 조금 도한(盜汗)이 나는데 오히려 오한이 있는 것은 아직 표(表)가 풀리지 않은 것이다. 의사가 잘못 공하(攻下)하여 맥이 동삭(動數)한 것이 느리게 변하고 흉격(胸膈) 속이 아파서 누를 수 없으며 위중(胃中)에 공허감이 있고 사기(邪氣)가 흉격을 요동시켜 숨이 짧고 조번(躁煩)하며 가슴이 답답하고 괴로우며 양기가 안으로 꺼져 들어가서 심하(心下)가 딴딴하면 결흉(結胸)이 된 것이니, 대함흉탕(大陷胸湯)으로 주로 치료한다. 만약 결흉이 되지 않고 단지 머리에서만 땀이 나고 다른 부위에는 나지 않아서 목까지만 내려오며 소변을 잘 보지 못하면 온몸에 반드시 황달(黃疸)이 나타난다.

大陷胸湯方

대황(大黃) 6냥 껍질을 제거한 것, 망초(芒硝) 1승, 감수(甘遂) 1돈 숟가락.
이상 세 가지 약재를 물 6승을 써서 먼저 대황을 달여 2승을 취하고 찌꺼기를 버리고 망초를 넣어 달여 한두 번 끓이고 감수 가루를 넣어 1승을 따뜻하게 복용한다. 시원하게 설사를 하면 이후의 복용을 멈춘다.

解說 태양병으로 맥이 뜨고 빠르며 머리가 아프고 열이 있고 도한(盜汗)이 나며 오한이 있는 경우는 표증(表證)이 남아있기 때문이다. 따라서 의사가 하제(下劑)를 주어 공하(攻下)시키면 빠른 맥이 느린맥으로 바뀌며, 가슴을 누르면 아프고〔膈內拒痛〕, 위(胃) 속이 공허하게 되며〔胃中空虛〕, 숨이 끊어질 것 같으며〔短氣〕, 가슴이 괴롭고 손발을 안절부절 못하게 떨며〔煩躁〕, 가슴이 답답하면서 괴롭게 되며〔心中懊憹〕, 양기(陽氣)가 체내로 잦아들기 때문에〔陽氣內陷〕, 상복부(上腹部)가 딱딱하게 되어 결흉(結胸)의 상태가 된다. 이것은 대함흉탕(大陷胸湯)으로 주로 치료하는 경우이다. 만약 결흉(結胸)으로 되지 않고 머리에만 땀이 나며 기타 부위에는 땀이 없고 소변이 적을 때에는 온몸에 황달이 생긴다는 것이 조문의 내용이다.
즉, 대함흉탕(大陷胸湯)은 복부 전체가 딱딱하게 긴장되며 심하게 아픈 병상에 사용할 수 있다. 현대의학적인 병으로는 급성 복증, 급성 복막염(위 · 십이지장궤양의 천공), 급성 췌장염 등이 여기에 해당하는 병증이라고 생각된다.

症例

통사정목(通四丁目), 송옥원병위(松屋源兵衛)의 자식. 나이가 열한 살임. 배가 그득하고 아프며 구토가 심하여 약을 복용할 수 없었다. 어느 의사는 산(疝)이라고 치료하였지만, 점점 증상은 심하게 되었고 가슴과 배는 부르면서 아프고 번조하여 차마 볼 수 없을 정도로 괴로워하였다. 본인〔淺田宗伯〕은 대함흉탕(大陷胸湯)을 지어서 차갑게 하여 복용시켰는데, 곧이어 구토와 설사는 멈추었고 복통과 번조(煩躁)도 바로 줄어들었다. 그 이후에 견중탕(堅中湯)을 주고 때때로 대함흉환(大陷胸丸)을 겸용하여 회복시켰다. (淺田宗伯『橘窓書影』)

名醫의 論說	[目黑道琢] 열독(熱毒)에 의하여 혀에 황태(黃苔) 등이 있는 증에는 이 처방[大陷胸湯]으로써 공하(攻下)하면 크게 효과가 있는데, 예컨대 가슴으로 상충(上衝)하고 재발하는 경우가 있다고 하더라도 한 번은 반드시 효과가 있다. 다만 심하(心下)가 딴딴하면서 그득하고 손으로 누르기를 싫어하는 증상이 목표가 된다.『餐英館療治雜話』 [淺田宗伯] 이 처방[大陷胸湯]은 열이 실(實)하여 나타나는 결흉(結胸)을 주로 다스리는 약이다. 그 이외에 흉통(胸痛)에 특효가 있다. 한 무사(武士)가 가슴으로부터 등에 걸쳐서 아프며 밤낮으로 그 고통을 견딜 수 없는 정도였다. 여러 가지 치료를 했지만 효과는 없었고 빈사의 상태가 되었다. 대함흉탕(大陷胸湯)을 3첩 복용하여 바로 치유하였다. 또한 각기충심(脚氣衝心)으로 의식을 *(계속)*

名醫의 論說	(계속) 잃은 사람에게는 대함흉탕(大陷胸湯)을 주어서 소생시켰다. 의사는 환자가 죽을 지경에 이르렀을 때 대함흉탕을 사용하는 기회가 있다는 것을 알아야한다. 또한 유음(留飮)에 의하여 어깨와 등이 결리는 자에게 빠른 효과가 있다. 소아의 구루병[龜背] 등에도 이 처방을 사용하는 경우가 있는데, 소아 구루병의 경증에는 대함흉환(大陷胸丸)이 좋다. 또 소아가 새가슴[龜胸, 鳩胸]인 때에 대함흉탕을 조기에 사용하면 효과가 있다.『方函口訣』

大陷胸湯의 요점	
自覺症狀	흉통(胸痛), 흉만(胸滿)
他覺症狀	심와부(心窩部)가 돌처럼 딱딱하며 긴맥(緊脈, 힘이 있으며 꼬은 밧줄의 느낌이다.) 〔結胸에 해당하는 병증〕 급성 복증, 급성 복막염, 급성 췌장염, 각기 등을 추정할 수 있다.

표 17 대함흉탕과 대함흉환의 비교

	大黃	芒硝	甘遂	杏仁	葶藶子	白蜜	증상
大陷胸湯	6냥	1승	1돈				結胸, 硬滿通
大陷胸丸	0.5근	0.5승	1돈	0.5승	0.5근	2되	結胸, 項背强

제135조

傷寒六七日, 結胸熱實, 脈沈而緊, 心下痛, 按之石硬者, 大陷胸湯主之.

상한병(傷寒病) 6, 7일에 결흉(結胸)으로 열(熱)이 실(實)한데 맥은 침(沈)하면서 긴(緊)하고 심하(心下)가 아프며 누르면 돌과 같이 단단한 경우에는 대함흉탕(大陷胸湯)으로 주로 치료한다.

解說 상한에 걸려 6, 7일이 지나고 결흉(結胸)이 있으며 열증(熱證)이고 실증(實證)이다. 맥은 침(沈)하며 긴(緊)하고 명치 부위〔心下〕가 아프며 이를 누르면 돌과 같이 딱딱한〔石硬〕 경우는 대함흉탕(大陷胸湯)으로 주로 치료한다는 것이 조문의 내용이다.

제 136 조

傷寒十餘日, 熱結在裏, 復往來寒熱者, 與大柴胡湯. 但結胸, 無大熱者, 此爲水結在胸脇也. 但頭微汗出者, 大陷胸湯主之.

상한(傷寒) 10여일에 열사(熱邪)가 리(裏)에 맺히고 다시 한열(寒熱)이 왕래(往來)하는 경우에는 대시호탕(大柴胡湯)을 복용하게 한다. 단지 결흉(結胸)의 증상만 있고 대열(大熱)이 없다면 이것은 흉협(胸脇)에 수기(水氣)가 맺힌 것인데, 단지 머리에만 약간 땀이 나는 경우에는 대함흉탕(大陷胸湯)으로 주로 치료한다.

大柴胡湯方

시호(柴胡) 반근, 지실(枳實) 4개 구운 것, 생강(生薑) 5냥 썬 것, 황금(黃芩) 3냥, 작약(芍藥) 3냥, 반하(半夏) 반승 씻은 것, 대조(大棗) 12개 쪼갠 것.

이상 일곱 가지 약재를 물 1두 2승을 써서 달여 6승을 취하고 찌꺼기를 버리고 다시 끓인다. 1승을 따뜻하게 복용한다. 하루에 3번 복용한다. 다른 한 처방에는 대황을 2냥 더한다. 만약 더하지 않으면 아마도 대시호탕(大柴胡湯)이 되지 않을 것이다.

解說 상한에 걸려서 10여일이 지나 열의 사기(邪氣)가 체내에 맺혀 있어서, 오한이 있을 때는 열이 없다가 오한이 멈추어야 열이 나온다〔往來寒熱〕. 그러한 환자는 대시호탕(大柴胡湯)을 주는 것이 좋다. 다만 결흉(結胸)이 있고 체표에 열이 없는 사람은 수독(水毒)이 가슴과 옆구리 부위에 모여 있기 때문인데, 머리에 약간 땀이 나는 사람은 대함흉탕(大陷胸湯)으로 주로 치료한다는 것이 조문의 내용이다.

제137조

太陽病，重發汗而復下之，不大便五六日，舌上燥而渴，日晡所小有潮熱，從心下至少腹硬滿而痛，不可近者，大陷胸湯主之.

태양병(太陽病)에 여러 번 땀을 내고 다시 공하(攻下)하였는데 지금 5, 6일 동안 대변이 나오지 않고 설태(舌苔)가 건조하며 구갈(口渴)이 있고, 해가 저물 무렵 약간의 조열(潮熱)이 있으며, 심하(心下)에서 아랫배까지 딴딴하고 그득하면서 아파서 손을 댈 수 없는 경우에는 대함흉탕(大陷胸湯)으로 주로 치료한다.

注 '일포소(日晡所)'는 오후 4시경, 해가 저물 무렵을 나타낸다. '조열(潮熱)'은 열이 나는 것이 조수(潮水)와 같이 일정한 시각에 맞추어 체온이 올라가는 것을 말한다.

解說 태양병(太陽病)에 거듭하여 땀을 내거나 나아가 하제(下劑)를 사용하여 공하(攻下)하였지만 변비가 5, 6일 계속되고 혀는 건조하며 목이 마르고 해질 무렵〔日晡所〕에 약간 조열(潮熱)이 있다. 명치〔心下〕 밑으로 아랫배에 걸쳐서 딱딱하게 긴장되어 있으며〔硬滿〕 아프기 때문에 누르는 것이 불가능한 환자는 대함흉탕(大陷胸湯)으로 주로 치료한다는 것이 조문의 내용이다.

제138조

小結胸病，正在心下，按之則痛，脈浮滑者，小陷胸湯主之.

소결흉병(小結胸病)의 부위는 바로 심하(心下)에 있는데, 누르면 통증이 있고 맥이 부활(浮滑)한 경우에는 소함흉탕(小陷胸湯)으로 주로 치료한다.

小陷胸湯方

황련(黃連) 1냥, 반하(半夏) 반승 씻은 것, 과루실(瓜蔞實) 큰 것 1개.
이상 세 가지 약재를 물 6승을 써서 먼저 과루실을 달여 3승을 취하고 찌꺼기를 버리고, 다른 약재들을 넣어서 달여 2승을 취하고 찌꺼기를 버리고 나누어 따뜻하게 3번 복용한다.

解說 소결흉병증(小結胸病證)은 심하(心下)에 병이 있어 이것을 누르면 아프며 맥이 뜨고 활(滑)한 경우는 소함흉탕(小陷胸湯)으로 주로 치료한다는 것이 조문의 내용이다.

소함흉탕은 윗배와 갈비뼈 부위의 압통이 중요하며, 기관지염과 위염, 복막염 등에 사용한다.

症例

25세의 남성이며 가슴이 당기는 느낌과 트림을 주된 증상으로 하여 199X년 6월 10일에 병원을 방문하였다. 최근에 가슴이 당기는 느낌이 있고 때때로 가슴에 압박감도 느끼며 트림도 난다고 호소하였다. 2일 동안 대변을 보지 못하고 소변은 평소보다 적다는 느낌이 든다고 하였다. 저자가 맥진하니 뜨고 활(滑)하여, 혀는 얇은 황색의 태가 있었다. 복력은 중등도로써 심하부(心下部)의 압통이 있었고, 소결흉(小結胸)의 병이라고 진단되어 소함흉탕(小陷胸湯)을 주었다. 1일분 복용시켰는데 가슴이 당기는 감각이 호전되었고 트림도 개선되었다. 2일 후에 내원하니 심하(心下) 부위의 압통도 개선되었다. 1일간 더 복용시킨 후 더 이상 약을 주지 않아도 되었다. (저자 치험례)

症例

본향육정목(本鄕六丁目)의 뇌호물옥(瀨戶物屋)의 부인이 병에 걸렸다. 의사선생님인 고전립면(高田立眠)의 치료를 받았다. 그 증상은 가슴과 옆구리가 딴딴하고 아프며 손발에는 약간 차가움이 있었는데, 고전(高田) 선생은 부자제(附子劑)를 처방하였지만 그 고통이 점점 심하게 되었다. 고전(高田) 선생은 치료에 어려움을 느껴 본인〔山田業廣〕에게 치료를 맡기었다. 진찰해보니 가슴과 옆구리가 딴딴하고 아프며, 손발은 약간 차가움이 있다고 할 수 있었지만 맥은 빠르고 혀는 말라있었다. 찌는 듯 한 열이 있었다. 이것은 결흉(結胸)의 증(證)으로 보이며 부자(附子)의 증은 아니다. 그러므로 부자(附子)를 주어 고통이 더욱 악화된 것이다. 소함흉탕(小陷胸湯)을 대량으로 주니 고통이 씻은 듯이 사라져서 바로 모두 나았다. (山田業廣『椿庭夜話』)

名醫의 論說	[目黒道琢] 이 처방[小陷胸湯]은 폐열해수(肺熱咳嗽), 심하비견(心下痞堅), 흉만(胸滿)한 때의 열민(熱悶)을 느끼는 증(證)에 매우 효과가 있다.『餐英館療治雜話』 [淺田宗伯] 이 처방[小陷胸湯]은 음사(飮邪)가 심하(心下)에 맺혀서 아픈 사람을 치료한다. 과루실(瓜蔞實)은 통증을 주로 치료한다.『方函口訣』

小陷胸湯의 요점	
自覺症狀	심와부통(心窩部痛), 흉통(胸痛), 심번(心煩), 트림
他覺症狀	활맥(滑脈, 구슬이 손가락 밑에 굴러가는 듯 한 맥), 부맥(浮脈, 가볍게 누르면 잘 촉지할 수 있지만 강하게 누르면 맥을 잘 촉지할 수 없다.), 심와부(心窩部) 압통(壓痛)

표 18 대함흉탕과 소함흉탕의 비교

	大黃	芒硝	甘草	黃連	半夏	瓜蔞實	증상	脈
大陷胸湯	6냥	1승	1돈				結胸과 硬滿痛	脈沈緊
小陷胸湯				1냥	0.5근	큰 것, 1매	心下壓痛	脈浮滑

제139조

太陽病，二三日，不能臥，但欲起，心下必結，脈微弱者，此本有寒分也．反下之，若利止，必作結胸，未止者，四日復下之，此作協熱利也．

태양병(太陽病)을 앓은 지 2, 3일에 편안히 누워있지 못하고 일어나려고만 하며, 심하(心下)가 반드시 뭉쳐있고 맥이 미약(微弱)한 경우는 평소에 한사(寒邪)가 있었기 때문이다. 오히려 공하(攻下)했는데 만약 설사가 그치면 반드시 결흉(結胸)이 생기게 되며, 만약 설사가 그치지 않았는데 4일 째에 다시 공하하면 협열리(協熱利)가 생기게 된다.

解說 태양병(太陽病)에 걸려서 2~3일이 지나 눕는 것이 불가능하여 다만 일어나 있으려고 하는 상태로, 심하(心下) 부위에 반드시 사기(邪氣)가 뭉쳐있다. 맥이 미약(微弱)한 사람은 원래 체내에 한사(寒邪)가 있기 때문이다. 하제(下劑)로서 공하(攻下)하여 만약 하리(下痢)가 멈추면 반드시 결흉(結胸)하게 된다. 하리(下痢)가 멈추지 않는 경우에 4일 후에 또 하제(下劑)로서 공하(攻下)하면 표열(表熱)과 리한(裏寒)이 함께 있는 하리(下痢)〔協熱利〕가 된다는 것이 조문의 내용이다.

제140조

太陽病, 下之, 其脈促, 不結胸者, 此爲欲解也. 脈浮者, 必結胸, 脈緊者, 必咽痛. 脈弦者, 必兩脇拘急. 脈細數者, 頭痛未止. 脈沈緊者, 必欲嘔. 脈沈滑者, 協熱利. 脈浮滑者, 必下血.

태양병(太陽病)에 공하(攻下)하여 환자의 맥이 촉급(促急)하면서 결흉(結胸)이 되지 않은 경우는 병이 풀리려는 것이다. 맥이 부(浮)하면 반드시 결흉이 생길 것이고, 맥이 긴(緊)하면 반드시 인통(咽痛)이 생길 것이며, 맥이 현(弦)하면 반드시 양 옆구리가 당길 것이며, 맥이 세삭(細數)하면 두통이 그치지 않을 것이고, 맥이 침긴(沈緊)하면 반드시 구역질을 할 것이며, 맥이 침활(沈滑)하면 협열리(協熱利)가 생길 것이고, 맥이 부활(浮滑)하면 반드시 혈변(血便)을 볼 것이다.

解說 태양병(太陽病)에서 하제(下劑)로 공하(攻下)하였으나 맥은 빠르게 되고 결흉(結胸)이 되지 않는 사람은 장차 좋아질 징후이다. 맥이 뜨는 경우는 반드시 결흉(結胸)이 생긴다. 맥이 긴(緊)한 경우는 반드시 목구멍이 아프며, 맥이 현(弦)한 경우는 사람은 반드시 양측의 옆구리가 뻣뻣하게 당긴다. 맥이 가늘고 빠른 사람은 두통이 아직 멈추지 않은 것이다. 맥이 가라앉으면서 긴(緊)한 사람은 반드시 구토를 하려고 하고, 맥이 가라앉으면서 활(滑)한 사람은 표열(表熱)과 리한(裏寒)이 함께 있는 설사〔協熱利〕가 된다. 맥이 뜨고 활(滑)한 사람은 반드시 변혈(便血)을 본다는 것이 조문의 내용이다.

제141조

病在陽, 應以汗解之, 反以冷水潠之, 若灌之, 其熱被劫不得去, 彌更益煩, 肉上粟起, 意欲飮水, 反不渴者, 服文蛤散. 若不差者, 與五苓散. 寒實結胸, 無熱證者, 與三物小陷胸湯, 白散亦可服.

병이 양(陽)에 있으면 마땅히 땀을 내서 풀어야 하는데, 오히려 찬물을 내뿜거나 씻는 방법을 쓰면 열이 찬물로 인해 울체(鬱滯)되어 풀어질 수 없어서 번(煩)을 더욱 가중시키며, 기육 위에는 좁쌀모양의 돌기가 일어나고, 물을 마시고자 하지만 오히려 갈증은 없는 경우에는 문합산(文蛤散)을 복용한다. 만약 차도가 없으면 오령산(五苓散)을 복용하게 한다. 한기(寒氣)가 실(實)한 결흉(結胸)으로 열증(熱證)이 없으면 삼물소함흉탕(三物小陷胸湯)을 복용하게 하며 백산(白散)도 또한 복용할 수 있다.

文蛤散方

문합(文蛤) 5냥.

이 약재를 가루로 만들어 끓는 물을 써서 1방촌 숟가락을 개어서 복용한다. 탕은 5홉을 사용한다.

五苓散方

저령(猪苓) 18수 검은 껍질을 제거한 것, 백출(白朮) 18수, 택사(澤瀉) 1냥6수, 복령(茯苓) 18수, 계지(桂枝) 반냥 껍질을 제거한 것.

이상 다섯 가지 약재를 산(散)으로 만들어서 다시 절구 속에서 찧고 미음에 개어서 방촌(方寸)숟가락 양을 복용한다. 하루에 3번 복용한다. 따뜻한 물을 많이 마셔서 땀이 나오면 낫는다.

白散方

길경(桔梗) 3푼, 파두(巴豆) 1푼 껍질과 심을 제거하고 익혀서 검게 만들고 갈아서 기름과 같이 된 것, 패모(貝母) 3푼.

이상 세 가지 약재를 산(散)으로 만든다. 파두를 넣고 다시 절구 가운데에 이를 찧고 미음에 개어서 복용한다. 건장한 사람은 반돈숟가락으로, 약한 사람은 용량을 줄인다. 병이 흉격(胸膈) 상부(上部)에 있으면 반드시 토하고, 흉격 아래에 있으면 반드시 설사를 한다. 설사를 하지 않으면 뜨거운 죽 한 그릇을 먹고, 설사가 지나쳐서 멈추지 않으면 차가운 죽을 한 그릇 먹는다. 온몸에 열이 나고 피부가 떨리는 것이 풀리지 않고 이불을 끌어당겨 스스로 덮고 싶어 하는데, 만약 물을 뿌려서 이를 씻으면 점점 더 열이 겁을 먹어 나갈 수가 없게 된다. 마땅히 땀이 나야 하는데 땀이 나지 않으면 곧 답답하게 된다. 예컨대 땀이 나오는 것이 멈추고 배 속이 아프면 작약(芍藥) 3냥을 주는데 위의 방법과 같이 한다.

解說 사기(邪氣)가 태양병(太陽病)에 있어서 발한법(發汗法)을 사용하여 땀을 내야 하는 것인데, 의사가 냉수를 환자에게 뿌리거나 끼얹는 치료법〔灌〕을 시행하면 열의 사기가 몸으로부터 밖으로 나오지 못한다. 더욱 더 번조(煩躁)하며 피부에 닭살이 돋는다. 물을 마시고자 해도 목이 마르지 않는 경우는 문합산(文蛤散)을 복용시키고 나아가 더 좋아지지 않을 경우에는 오령산(五苓散)을 쓴다. 한증(寒症)이면서 실증(實證)의 결흉(結胸)으로 열증(熱證)이 없으면 삼물소함흉탕(三物小陷胸湯)을 쓴다. 길경백산(桔梗白散)도 또한 복용하면 좋다는 것이 조문의 내용이다.

문합산(文蛤散)에 대해서는 치험례가 없다. 길경백산(桔梗白散)은 강한 하제(下劑)로서 실증(實證)에 쓰는 약이다. 인두 디프테리아, 폐 화농증으로 다량의 농(膿)과 담(痰)이 인후에 막혀서 호흡곤란을 보이는 증상에 사용한다. 현재는 기관내 삽관, 기관내 절개, 흡입법 등을 쓸 수도 있다.

症例

소산(篠山)의 야촌주덕(野村周德)의 둘째아들 주오랑(周五郎)이 어느 날 밤에 인후가 막혀서 숨을 쉴 수가 없었다. 손발은 약간 차가웠고 땀이 나오며 괴로워하여 본인〔淺田宗伯〕에게 진찰받으러 왔다. 진단해보니, 급성 후비(인두 디프테리아)로 보였다. 길경백산(桔梗白散)을 만들어 입 안에 부어넣자 바로 구토와 설사를 하였다. 호흡이 편안하게 되었고 길경탕(桔梗湯)을 주니 완전히 치료되었다. (淺田宗伯『橘窓書影』)

名醫의 論說	[吉益東洞] 길경백산(桔梗白散)은 독이 흉중(胸中)에 있어서 악취가 있는 농(膿)이 섞인 담(痰)[濁唾臭膿]을 토하는 경우에 사용한다.『方極』 [尾台榕堂] 이 처방[桔梗白散]은 특히 폐옹(肺癰)(폐 화농증)을 치료하는 경우뿐만 아니라 소위 유옹(幽癰, 상복부의 화농증), 위완옹(胃脘癰), 나아가 흉격(胸膈) 중의 완담(頑痰)이 있고 가슴과 등에 조이는 통증이 생기는 사람, 기침을 자주 하는 환자가 찐득한 담이 얽혀서 목구멍이 통하지 않고 호흡할 때에 냄새가 나는 사람 등에게 모두 효과가 있다.『類聚方廣義』

桔梗白散의 요점	
自覺症狀	다량의 담(痰)이 인후에 막히는 경우, 기침

제142조

太陽與少陽并病, 頭項强痛, 或眩冒, 時如結胸, 心下痞硬者, 當刺大椎第一間, 肺俞, 肝俞, 愼不可發汗, 發汗卽譫語, 脈弦, 五日譫語不止, 當刺期門.

태양(太陽)과 소양(少陽)의 병병(幷病)으로 머리와 뒷목이 뻣뻣하면서 아프고 혹은 머리가 어지럽고 정신이 혼미(昏冒)한 증상이 있으며 때때로 결흉(結胸)처럼 심하(心下)가 딴딴하게 막힌 경우에는 마땅히 척추 제일간(第一間)인 대추혈(大椎穴)과 폐수혈(肺兪穴), 간수혈(肝兪穴) 등에 침을 놓아야 하며, 함부로 땀을 내서는 안된다. 만약 잘못하여 땀을 내면 곧 섬어(譫語)가 생길 것이다. 맥이 현(弦)하고 5일이 지나도록 섬어(譫語)가 그치지 않으면 기문혈(期門穴)에 침을 놓아야 한다.

解說 태양병과 소양병의 병병(并病)으로 머리와 뒷목이 매우 아프며, 혹은 어지러우며 때때로 결흉(結胸)의 모양이 나타나고, 명치가 딴딴하게 막히는 경우는 대추혈(大椎穴), 폐수혈(肺俞穴), 간수혈(肝俞穴)에 침을 놓아야 한다. 땀을 내서는 안 된다. 만약 땀을 내면 헛소리를 한다. 맥이 현(弦)하며 5일 지나도록 헛소리가 멈추지 않는 때에는 기문혈(期門穴)을 자(刺)해야 한다는 것이 조문의 내용이다. 대추혈(大椎穴)은 독맥(督脈)의 경혈(經穴)로서 제7경추와 제1흉추의 극돌기(棘突起) 사이에 위치한다. 폐수혈(肺俞穴)은 족태양방광경(足太陽膀胱經)의 경혈(經穴)이다. 폐수혈(肺俞穴)은 제3흉추 극돌기(棘突起)의 밑에 있고, 정중선에서

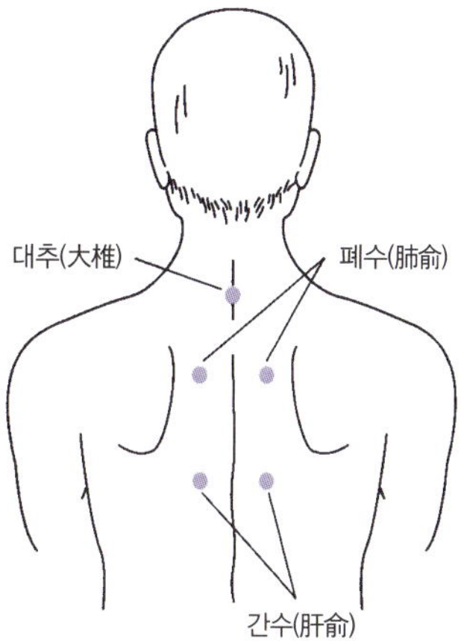

그림 20 대추(大椎), 폐수(肺兪), 간수(肝兪)

대추는 제7경추와 제1경추의 극돌기(棘突起) 사이에 위치한다. 폐수는 제3흉추 극돌기 아래, 정중앙에서 1.5촌 외측에 위치하며, 간수는 제9흉추 극돌기 아래, 정중앙에서 1.5촌 외측에 위치한다.

1.5촌 바깥쪽에 위치하며, 간수혈(肝兪穴)은 제9흉추 극돌기(棘突起) 밑에서 정 가운데로부터 1.5촌 바깥쪽에 위치한다(그림 20). 기문혈(期門穴, 그림 19, 122쪽 참조)은 족궐음간경(足厥陰肝經)의 경혈(經穴)로서 유두(乳頭) 바로 아래에 있으며 제6늑간(肋間)에 위치한다.

제 143 조

婦人中風, 發熱惡寒, 經水適來, 得之七八日, 熱除而脈遲身凉, 胸脇下滿, 如結胸狀, 譫語者, 此爲熱入血室也, 當刺期門, 隨其實而取之.

부인(婦人)이 태양중풍(太陽中風)을 앓아 열이 나고 오한이 있는데 마침 월경이 시작되어 7, 8일 후에 열이 물러나면서 맥이 느리며[遲] 몸이 냉하여 가슴과 옆구리 아래가 그득하여 결흉(結胸)증상과 비슷하고 헛소리를 하는 경우는 열이 혈실(血室)로 들어갔기 때문이다. 마땅히 기문혈(期門穴)에 침을 놓아 그 실(實)한 것을 따라서 치료해야 한다.

解說 부인이 중풍에 걸려 발열과 오한의 증상이 있는 때에는 월경〔經水〕이 순조롭지 못하고, 병이 난 후 7~8일 경과하면 열이 내려가며 맥은 느려지게 된다. 몸은 차가워지고 가슴과 옆구리 아래가 당기며 결흉(結胸)의 증상이 있다. 헛소리를 하는 환자는 열이 자궁〔血室〕에 들어가 있기 때문에 기문혈(期門穴)에 침을 놓아 실사(實邪)를 치료해야 한다는 것이 조문의 내용이다.

제 144 조

婦人中風, 七八日, 續得寒熱, 發作有時, 經水適斷者, 此爲熱入血室, 其血必結, 故使如瘧狀, 發作有時, 小柴胡湯主之.

부인(婦人)이 중풍(中風)을 앓은 지 7, 8일 후에 계속 한열(寒熱)이 있어 일정한 시간에 발작을 하는데, 월경이 마침 이때 그치는 경우는 열이 혈실(血室)에 들어간 것이다. 그 혈이 반드시 뭉친(結)것이므로 학질(瘧疾)증상과 같이 한열 발작이 일정하게 일어나니, 소시호탕(小柴胡湯)으로 주로 치료한다.

小柴胡湯方

시호(柴胡) 반근, 황금(黃芩) 3냥, 인삼(人蔘) 3냥, 반하(半夏) 반근 씻은 것, 감초(甘草) 3냥, 생강(生薑) 3냥 썬 것, 대조(大棗) 12개 쪼갠 것.
이상 일곱 가지 약재를 물 1두 2승을 써서 달여 6승을 취하고 찌꺼기를 버리고 다시 달여 3승을 취하고 1승을 따뜻하게 복용한다. 하루에 3번 복용한다.

解說 부인(婦人)이 중풍(中風)에 걸려 7~8일이 지난 후에 발작적으로 오한과 발열이 일어나며 월경〔經水〕이 그치는 경우는 열사(熱邪)가 자궁에 들어갔기 때문이다. 혈이 맺혀서〔結〕 말라리아〔瘧疾 양상〕와 같이 때때로 발작을 일으킨다. 이 병증은 소시호탕(小柴胡湯)으로 주로 치료한다는 것이 조문의 내용이다. 혈실(血室)이 간(肝)이라는 견해도 있다.

제145조

婦人傷寒發熱, 經水適來, 晝日明了, 暮則譫語, 如見鬼狀者, 此爲熱入血室, 無犯胃氣, 及上二焦, 必自愈.

부인이 상한(傷寒)으로 열이 날 때에 마침 월경이 시작되어 낮에는 정신이 명료하다가 저녁에는 헛소리를 하고 귀신을 보는 것처럼 하는 경우에는 이것은 열이 혈실(血室)로 들어간 것이니, 위기(胃氣)와 상부 중초(中焦), 상초(上焦)를 범하지 말아야 하니 그러면 반드시 저절로 낫게 된다.

解說 부인(婦人)이 상한에 걸려 열이 나며 월경이 순조롭지 못하였다. 낮 동안에는 의식이 명료하였지만 저녁 무렵에 헛소리를 하며, 귀신과 같은 모습이 보이는 것은 열이 자궁〔血室〕에 들어갔기 때문이다. 위기(胃氣)와 상초, 중초(上部의 二焦)를 범하지 않으면 자연히 낫는다는 것이 조문의 내용이다.

제146조

傷寒六七日，發熱微惡寒，支節煩疼，微嘔，心下支結，外證未去者，柴胡桂枝湯主之.

상한병(傷寒病) 6, 7일에 열이 나고 약간 오한하며, 사지관절이 답답하고 아프며 조금 구역질이 나며 심하(心下)에 치받으면서 맺혀있는 느낌이 있고 표증(表證)이 아직 없어지지 않은 경우에는 시호계지탕(柴胡桂枝湯)으로 주로 치료한다.

柴胡桂枝湯方

계지(桂枝) 껍질을 제거한 것, 황금(黃芩) 1냥반, 인삼(人蔘) 1냥반, 감초(甘草) 1냥 구운 것, 반하(半夏) 2홉반 씻은 것, 작약(芍藥) 1냥반, 대조(大棗) 6개 쪼갠 것, 생강(生薑) 1냥반 썬 것, 시호(柴胡) 4냥.
이상 아홉 가지 약재를 물 7승을 써서 달여 3승을 취하고 찌꺼기를 버리고 1승을 따뜻하게 복용한다. 책에서 말하기를 인삼탕(人蔘湯)을 지을 때 계지탕(桂枝湯) 방법과 같이 하고 반하, 시호, 황금을 더할 때 다시 시호탕(柴胡湯)의 방법과 같이 한다. 여기서는 인삼탕(人蔘湯)을 써서 반제를 만든다.

解說 상한에 걸려서 6, 7일 지나 발열과 약간의 오한이 있으며 사지가 아프며〔支節煩疼〕 약간 부종이 있다. 명치 부위에는 무언가 막혀 있어서 시원하지 않다〔心下支結〕. 발열과 오한 등의 증상〔外證〕이 떠나지 않는 경우는 시호계지탕(柴胡桂枝湯)으로 주로 치료한다는 것이 조문의 내용이다. 복증(腹證)은 가슴과 옆구리가 괴롭고 그득하며 복부의 피부가 당기는 것〔腹直筋의 긴장〕을 볼 수 있다(그림 21).

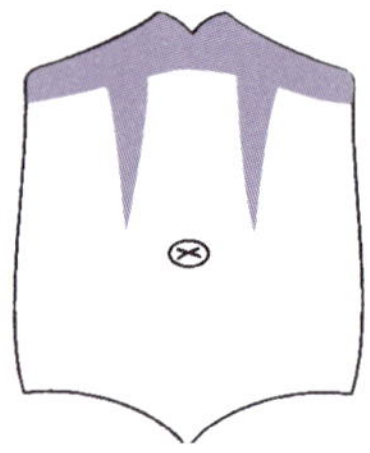

그림 21 시호계지탕의 복증(腹證)
흉협고만(胸脇苦滿)과 복피구급(腹皮拘急)을 볼 수 있다.

症例

9살 남자아이. 야뇨증(夜尿症). 199X년 2월 6일에 초진하였다. 야뇨증이 지속되었고 매일 소변을 지렸기 때문에 작년부터 모 병원 소아과에서 진료를 받았지만 개선되지 않았고, 한방치료를 원하여 본원에 내원하였다. 복피구급(腹皮拘急, 腹直筋의 긴장)이 보이기 때문에 소건중탕(小建中湯)을 전탕하여 주었다. 6주간 복용시켰고 1주일간에 하루나 이틀 정도 소변을 보지 않는 경우도 있다고 한다. 복증(腹證)을 한 번 더 살펴보니, 복피구급과 더불어 흉협고만(胸脇苦滿)이 보여서 시호계지탕증(柴胡桂枝湯證)이라고 판단하여 시호계지탕(柴胡桂枝湯) 달인 약을 주었다. 7일간 복용하자 야뇨증이 바로 나았다. (저자 치험례)

症例

24세의 여성. 본 병원에서 위 내시경을 시행하여 위궤양이라고 진단된 환자가 한방약으로 치료받으려는 뜻을 표명하였다. 복증(腹證)에 따라서 시호계지탕가회향모려(柴胡桂枝湯加茴香牡蠣)를 주어서 7일 만에 복통이 개선되었다.

名醫의 論說	[吉益東洞] 시호계지탕(柴胡桂枝湯): 소시호탕(小柴胡湯)과 계지탕(桂枝湯)의 두 개의 증(證)에 모두 맞는 환자를 치료한다.『方極』 [淺田宗伯] 이 처방[柴胡桂枝湯]은 세상 의사들이 으레 주는 풍을 치료하는 처방에 그치지 않고 결흉(結胸)과 비슷한 증상으로 명치가 치받치고 맺힌 것[心下支結]을 주로 치료하는 약이다. 다만 표증(表證)이 약간 남아있기 때문에 계지(桂枝)를 사용하게 된다.『금궤요략(金匱要略)』에서는 한산(寒疝) 복통에 사용한다. 즉 말하자면 산기(疝氣)가 있는 사람에게 사용하는 것이다. 또한 장옹(腸癰, 급성 충수염)으로 복부의 한쪽이 당기면서 옆구리 아래가 강하게 당기며 그 열상(熱狀)이 상한과 유사하나 완전히 같지는 않은 자에게 이 처방이 적합하다.『方函口訣』

參考

상견삼랑씨(相見三郎氏)는 시호계지탕(柴胡桂枝湯)의 작약(芍藥)의 양을 2~6g으로 증량하여 전간(癲癎) 치료에 응용하고 있다. 나도 증례를 경험하였는데, 매우 효과가 좋은 경우가 있었다.

柴胡桂枝湯의 요점	
自覺症狀	발열, 오한, 사지동통(四肢疼痛), 구토, 심하부(心下部)가 막힌 듯한 느낌
他覺症狀	복증(腹證)은 흉협고만(胸脇苦滿), 복피구급(腹皮拘急)

제 147 조

傷寒五六日，已發汗而復下之，胸脇滿微結，小便不利，渴而不嘔，但頭汗出，往來寒熱，心煩者，此爲未解也，柴胡桂枝乾薑湯主之.

상한(傷寒) 5, 6일에 이미 발한(發汗)을 시키고 다시 하법(下法)을 썼는데 가슴과 옆구리가 그득하면서 조금 맺혀있고 소변이 잘 나가지 않으며 목이 마르나 구토는 없으며 단지 머리에만 땀이 나고 한열(寒熱)이 왕래하고 가슴이 번거로운 경우에는 아직 병이 풀리지 않은 것이니, 시호계지건강탕(柴胡桂枝乾薑湯)으로 주로 치료한다.

柴胡桂枝乾薑湯方[2)]

시호(柴胡) 반근, 계지(桂枝) 3냥 껍질을 제거한 것, 건강(乾薑) 2냥 과루근(瓜蔞根) 4냥, 황금(黃芩) 3냥, 모려(牡蠣) 2냥 익힌 것, 감초(甘草) 2냥 구운 것.

이상 일곱 가지 약재를 물 1두 2승을 써서 달여 6승을 취하고 찌꺼기를 버리고 다시 달여 3승을 취하고 1승을 따뜻하게 복용한다. 하루에 3번 복용한다. 처음에 복용하면 조금 번(煩)하고 다시 복용하면 땀이 나면서 곧 낫는다.

解說

상한에 걸려 5, 6일이 되었는데 이미 땀을 내거나 공하(攻下)하여 가볍게 가슴과 옆구리가 그득하고〔胸脇滿微結〕 소변은 적게 나오며 목이 마르고 구토는 없다. 머리에 땀이 나며, 오한이 있을 때는 열이 없고 오한이 멈추면 열이 나며〔往來寒熱〕 가슴이 답답하여 괴로운〔心煩〕 경우는 아직 치료되지 않았음을 알 수 있다. 이때에는 시호계지건강탕(柴胡桂枝乾薑湯)으로 주로 치료한다는 것이 조문의 내용이다.

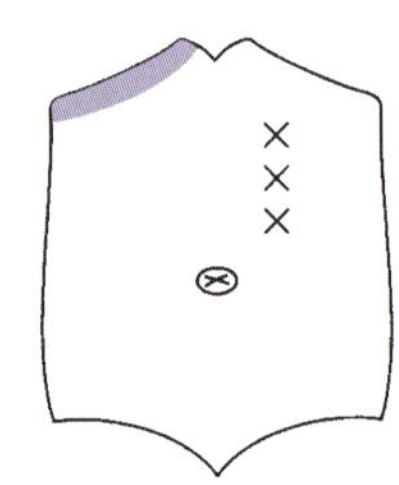

그림 22 시호계지건강탕의 복증(腹證)

복부는 연약하고 경도의 흉협고만(胸脇苦滿), 복부대동맥의 박동 항진이 있다.

시호계지건강탕(柴胡桂枝乾薑湯)은 심한 풍사(風邪)에 사용하는 경우가 있다. 만성질환에는 시호

2) 柴胡桂枝乾薑湯方: 『상한론』 147조 시호계지건강탕에 나오는 건강, 모려는 용량이 각각 3냥으로 되어 있다.

계지탕(柴胡桂枝湯) 허증(虛證)의 병증에 사용한다. 복증(腹證)은 복부는 연약하고 가벼운 흉협고만(胸脇苦滿)과 복부 대동맥의 박동 항진이 있다(그림 22).

應用	감기, 도한(盜汗), 기관지염, 폐결핵

症例

65세 남성. 풍사(風邪)가 지속됨. 199X년 1월 26일에 초진하였다. 2주 전에 감기에 걸려서 낫지 않아, 현재는 인두 통증과 목마름이 있고 체온은 36도이며, 특히 상체에 침한(寢汗)이 있고 증상이 계속되었다. 맥은 가라앉으며 목구멍이 붉어지고 복진(腹診)상 복부는 연약하고 가벼운 흉협고만(胸脇苦滿)이 있으며 배꼽 옆으로 동계(動悸)도 있었다. 복증(腹證)에 의해 시호계지건강탕(柴胡桂枝乾薑湯) 달인 약을 처방하였다. 4일 후에 오한과 인두통이 없어지고 목마름과 침한(寢汗)도 없어지게 되었다. (저자 치험례)

症例

우리 마을 궁정(弓町)의 서촌정암(西村貞庵)이라는 환자. 연령은 60세 남짓. 예전에 감기에 걸려서 치료를 지전서백(池田瑞伯) 선생에게 의뢰하였다. 선생이 어떤 처방을 주었는데, 배꼽 좌측에 동계(動悸)가 느껴지고 오한이 오히려 심해졌다. 기분은 상쾌하지는 않고 변비가 있어서 대황제(大黃劑)로 바꾸었으나 증상은 더욱 더 심하게 되었다. 따라서 나〔山田業精〕에게 치료를 의뢰하였다. 과도하게 땀을 낸 데다가 다시 하제(下劑)를 주어서 간기(肝氣)를 상승시켰기 때문에 이러한 증상이 나타난 것이다. 진정시키는 약제를 투여하지 않으면 발광(發狂)하는 증상이 나타날 것이다. 시호계지건강탕가용골(柴胡桂枝乾薑湯加龍骨)을 주어서 상승한 간기(肝氣)를 하강시키며 수음(水飮)의 충동(衝動)을 해소시켜, 복용한지 며칠 만에 완쾌시켰다. (山田業精『井見集附錄』)

名醫의 論說	[尾台榕堂] 노채(勞瘵, 폐결핵), 폐위(肺痿, 폐결핵), 폐옹(肺癰, 폐화농증), 옹저(癰疽), 나력(瘰癧, 경부림프절결핵), 치루(痔漏), 결독(結毒), 매독 등으로 오랫동안 낫지 않으며, 점점 쇠약해져 흉만(胸滿), 건구(乾嘔), 한열휴작(寒熱休作), 동계(動悸), 번민(煩悶), 도한(盜汗), 자한출(自汗出) 등이 있으며 담수(痰嗽), 건해(乾咳), 인건구조(咽乾口燥), 대변당설(大便溏泄), 소변불리(小便不利)가 있고 안면(顔面)에 혈색이 없으며, 정신곤핍(精神困乏)하고 후미(厚味)한 약에 견딜 수 없는 자는 이 처방이 적합하다.『類聚方廣義』 [淺田宗伯] 이 처방[柴胡桂枝乾薑湯]도 결흉(結胸)의 한 종류로서 수음(水飮)이 심하(心下)에 조금 뭉쳐서 소변이 순조롭지 못하고, 머리에서 땀이 나는 자를 치료한다.『方函口訣』

柴胡桂枝乾薑湯의 요점	
自覺症狀	구갈(口渴), 두부발한(頭部發汗), 왕래한열(往來寒熱), 안절부절못함.
他覺症狀	가벼운 흉협고만(胸脇苦滿), 복부대동맥의 박동항진, 복진 시 복부는 연약함.

제148조

傷寒五六日, 頭汗出, 微惡寒, 手足冷, 心下滿, 口不欲食, 大便硬, 脈細者, 此爲陽微結, 必有表, 復有裏也. 脈沈, 亦在裏也. 汗出爲陽微. 假令純陰結, 不得復有外證, 悉入在裏, 此爲半在裏半在外也. 脈雖沈緊, 不得爲少陰病, 所以然者, 陰不得有汗, 今頭汗出, 故知非少陰也. 可與小柴胡湯, 設不了了者, 得屎而解.

상한(傷寒) 5, 6일에 머리에서 땀이 나고 조금 오한이 나며 손발이 차고 심하(心下)가 그득하며 입맛이 없고 대변은 굳고 맥이 가는[細] 경우에는, 이것은 양(陽)이 약간 맺힌 것으로, 반드시 사기(邪氣)가 표(表)에 있으면서 다시 리(裏)에 있는 것이다. 맥이 침(沈)한 것도 또한 리(裏)에 있는 것이다. 땀이 나는 것은 양(陽)이 미약한 것이다. 만약 순수하게 음(陰)만 결(結)한 것이라면 다시 표증이 있을 수 없고 모두 안으로 들어와야 하는데, 여기서는 반은 리(裏)에 있고 반은 표(表)에 있는 경우이다. 맥이 비록 침긴(沈緊)하지만 소음병(少陰病)이라 할 수는 없으니, 그 이유는 음증(陰證)에는 땀이 날 수 없는데 지금 머리에서 땀이 나므로 소음병(少陰病)이 아님을 알 수 있다. 소시호탕(小柴胡湯)을 줄 수 있으니 만약 상쾌하게 낫지 않는 경우에는 대변을 보면 나을 것이다.

注 양결(陽結)은 위장(胃腸)의 실열(實熱)에 의한 변비를 말하는데 그 가벼운 증상을 양미결(陽微結)이라 한다. 음결(陰結)은 비신(脾腎)의 허증(虛證)으로서 한증(寒證) 상황의 변비를 말한다.

解說 상한병으로 5, 6일 경과하여 머리에 땀이 나고 약간 오한이 나며 손발이 차고 명치 부위가 땅기며 식욕이 없고 대변은 딱딱하며 맥이 가는 경우는 양미결(陽微結)이다. 반드시 표증(表證)과 리증(裏證)이 있으며 땀이 나오는 것을 양미(陽微)라고 말한다. 만약 음결(陰結)이면 표증(表證)은 없고 모두 리증(裏證)이다. 이 환자의 증상은 반은 리(裏)에 있고 반은 표(表)에 있다. 맥은 가라앉고 긴(緊)하지만 소음병(少陰病)이 아니다. 음병(陰病)에는 땀이 없기 때문이다. 지금 머리에 땀이 나오니 소음병(少陰病)이 아닌 것을 알 수 있다. 이것은 소시호탕(小柴胡湯)을 주어야 한다. 만약 아직 완치되지 않은 경우에라도 대변이 나오면 낫는다는 것이 조문의 내용이다.

제 149 조

傷寒五六日，嘔而發熱者，柴胡湯證具，而以他藥下之，柴胡證仍在者，復與柴胡湯. 此雖已下之，不爲逆，必蒸蒸而振，却發熱汗出而解. 若心下滿而硬痛者，此爲結胸也，大陷胸湯主之. 但滿而不痛者，此爲痞，柴胡不中與之，宜半夏瀉心湯.

상한(傷寒) 5, 6일에 구역질을 하면서 열이 나는 경우는 소시호탕증(小柴胡湯證)의 증상이 모두 갖추어졌는데 다른 약으로 공하(攻下)시켰어도 시호증(柴胡證)이 계속 남아있다면 시호탕(柴胡湯)으로 치료할 수 있다. 이것은 비록 이미 잘못 공하하였으나 역증(逆證)이 되지는 않은 것이다. 후끈후끈(蒸蒸)하면서 몸이 떨리다가 문득 열이 나고 땀이 나면서 풀릴 것이다. 만약 심하(心下)가 그득하면서 딴딴하고 통증이 있는 경우에는 이것은 결흉(結胸)에 해당하니 대함흉탕(大陷胸湯)으로 주로 치료한다. 단지 심하가 그득하기만 하고 통증이 없는 경우에는 시호탕(柴胡湯)을 주는 것이 적합하지 않으니 마땅히 반하사심탕(半夏瀉心湯)으로 치료해야 한다.

半夏瀉心湯方

반하(半夏) 반승 씻은 것, 황금(黃芩), 건강(乾薑), 인삼(人蔘), 감초(甘草) 구운 것 각 3냥, 황련(黃連) 1냥, 대조(大棗) 12개 쪼갠 것.
이상 일곱 가지 약재를 물 1두를 써서 달여 6승을 취하고 찌꺼기를 버리고 다시 달여 3승을 취하고 1승을 따뜻하게 복용하며 매일 3번 복용한다.

解說 상한병에 5, 6일 경과하고 구역감이 있으면서 열이 나는 경우에 시호탕(柴胡湯)의 증상이 갖추어져 있으나 다른 하제(下劑)로써 공하(攻下)하였다. 그래도 아직 시호탕(柴胡湯)의 증상이 있는 경우는 또 시호탕(柴胡湯)을 줄 수 있다. 하제(下劑)를 주었지만 잘못된 치료는 아니다. 반드시 체내로부터 열기가 찌듯이〔蒸蒸〕 나오고 신체가 떨리고, 열이 나고, 땀이 나와야만

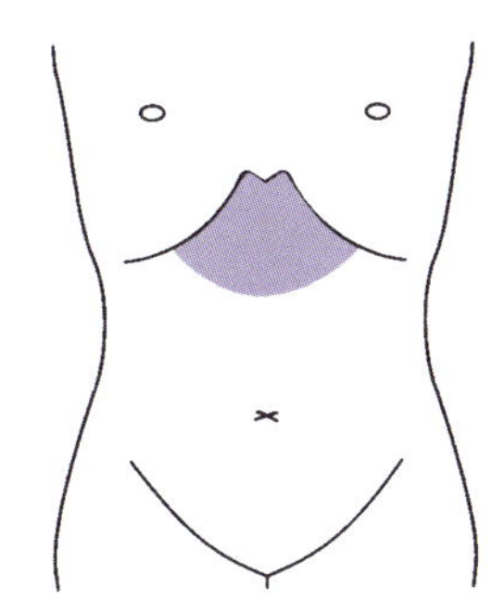

그림 23 심하비경(心下痞硬)의 복증(腹證)

치유되는 것이다. 만약 명치가 땅기고 딱딱하며 아픈〔硬痛〕 경우는 이것은 결흉(結胸)이기 때문에 대함흉탕(大陷胸湯)으로 주로 치료한다. 다만 명치가 땅기는데 아프지 않은 사람은 상복부에 비(痞)가 있는 것이니 시호제(柴胡劑)를 주어서는 안 된다. 반하사심탕(半夏瀉心湯)을 투여하는 것이 좋다는 것이 조문의 내용이다. 심하비경(心下痞硬)의 복증(腹證)이 중요하다(그림 23).

應用 위염, 위궤양, 만성장염, 신경증

症例

사사봉행(寺社奉行) 입간후(笠間侯). 심하비경(心下痞硬)이 있어서 식욕이 없고 때때로 억울(抑鬱) 상태가 되며 건망증상도 있다. 이 때문에 사직하려고 생각하고 있었다. 나〔淺田宗伯〕는 심하(心下)에 탁음(濁飮, 水毒의 일종)이 있는 데다, 심기의 불안정과 담음이 마음에 장애를 주기 때문에 정신 증상이 생기는 것이라고 하였고, 병증이 나으면 원기(元氣)가 회복할 것이니 사직할 필요는 없다고 설명하였다. 반하사심탕가오수유복령(半夏瀉心湯加吳茱萸茯苓)을 주고 우황청심환(牛黃清心丸)을 겸용하였다. 1개월 정도 복용하니 명치가 딴딴하게 막힌 것〔心下痞硬〕은 개선되었고 심기(心氣)도 왕성하게 되어 사사봉행(寺社奉行)의 일도 잘 할 수 있게 되었다. 립간후(笠間侯)는 크게 기뻐하여 나에게 서책과 선물을 주었다. (淺田宗伯 『橘窓書影』)

症例

71세의 남성. 위(胃)가 묵직하다는 주소증으로 199X년 10월 16일에 초진하였다. 70세에 회사를 퇴직하면서부터 밤낮으로 각각 2홉의 사케를 마셨다. 다음날은 위 속이 메슥메슥거려 위(胃)가 몹시 괴로워졌다. 마시지 않으면 괜찮지만, 그만 마셔버리고 말았다. 위(胃) 언저리가 막히고 배가 꼬르꼬르 울리며, 복진(腹診)에서는 복력은 중등도였고 상복부가 막히고 딱딱한 것〔心下痞硬〕이 있었다. 술을 적게 마시도록 지도하였고 반하사심탕(半夏瀉心湯)을 처방하였다. 6일 후에 위(胃)가 메슥메슥거리며 막히는 것은 개선되었고 배가 꼬르꼬르 울리는 것도 없어졌다. 명치도 부드럽게 되었다. 4주 안에 모든 증상이 개선되었다.(저자 치험례)

名醫의 論說	[目黑道琢] 심하비(心下痞)가 있고 설사를 하는 사람은 이 처방[半夏瀉心湯]을 쓰면 반드시 효과가 있다.『餐英館療治雜話』 [淺田宗伯] 이 처방[半夏瀉心湯]은 담음(痰飮)의 사기(邪氣)가 뭉쳐서 명치가 막히고 딴딴한[心下痞硬] 자를 치료한다.『方函口訣』

半夏瀉心湯의 요점	
自覺症狀	심하부(心下部)가 막힌 것, 복중뇌명(腹中雷鳴), 하리(下痢), 구역감
他覺症狀	복력(腹力)이 중등도, 심하비경(心下痞硬)

제 150조

太陽少陽并病, 而反下之, 成結胸, 心下硬, 下利不止, 水漿不下, 其人心煩.

태양병(太陽病)과 소양병(少陽病)의 병병(幷病)에 오히려 공하(攻下)시키면 결흉(結胸)이 생겨서 심하(心下)가 딴딴하고 설사가 그치지 않고 마실 것을 넘기지 못하며 그 사람은 가슴이 번(煩)하게 된다.

解說 태양병과 소양병의 병병(并病)이라 하제(下劑)로써 공하(攻下)시킨 결과로 결흉(結胸)이 생겨 명치가 딱딱하고 설사가 멈추지 않는다. 마시는 것〔水〕도 목구멍으로 내려가지 못하고 번거로워서 괴롭다〔心煩〕는 것이 조문의 내용이다.

제 151조

脈浮而緊, 而復下之, 緊反入裏, 則作痞, 按之自濡, 但氣痞耳.

맥이 부(浮)하면서 긴(緊)한 것을 다시 공하(攻下)하면 맥이 긴(緊)하던 것이 오히려 리(裏)로 들어가서 비증(痞證)이 생기니, 누르면 자체로 유연하므로 이것은 단지 기가 막힌 것[痞]일 뿐이다.

解說 맥이 뜨고 긴(緊)한데 하제(下劑)로써 공하(攻下)하였기 때문에 사기(邪氣)가 안으로 들어가 상복부(上腹部)가 막히게〔痞〕 되었다. 눌러서 부드러운 것〔濡〕은 단지 기가 막힌 것이기 때문이라는 것이 조문의 내용이다.

제 152 조

太陽中風, 下利嘔逆, 表解者, 乃可攻之, 其人漐漐汗出, 發作有時, 頭痛, 心下痞硬滿, 引脇下痛, 乾嘔, 短氣, 汗出, 不惡寒者, 此表解裏未和也. 十棗湯主之.

태양중풍(太陽中風)에 설사와 구역질을 하는데 표증(表證)이 풀린 경우에는 이내 공하법(攻下法)을 쓸 수 있다. 만일 환자가 조금씩 계속 땀이 나고 일정한 시간마다 발작하며, 머리가 아프고 심하(心下)가 막혀서 딱딱하면서 그득하고 옆구리 아래가 당기면서 통증이 있고 헛구역질을 하며 숨이 짧고 땀이 나면서 오한이 없는 경우에는 이것은 표증(表證)은 이미 풀리고 리증(裏證)은 아직 풀리지 않은 것이니 십조탕(十棗湯)으로 주로 치료한다.

十棗湯方

원화(芫花) 익힌 것, 감수(甘遂), 대극(大戟).

이상 세 가지 약재 동일한 분량을 각각 따로 찧어서 산(散)으로 만들고 물 1승을 써서 먼저 대추가 튼실한 것을 10개 달여 8홉을 취하고 찌꺼기를 버리고 약가루를 넣는다. 건장한 사람은 1돈 숟가락으로 복용하고 약한 사람은 반돈을 복용한다. 이를 따뜻하게 복용한다. 평단(平旦)에 복용한다. 만약 설사를 조금하여 병이 낫지 않는 경우는 다음날 다시 복용하는데 반돈을 더하고 시원하게 설사를 한 후에 미음으로 스스로 보양한다.

解說 태양중풍(太陽中風)에 설사와 구토의 증상이 있고 표증(表證)이 없어지면 하제(下劑)를 주어서 공하(攻下)하여도 좋다. 환자가 전신에 조금씩 축축한 정도〔漐漐〕의 땀을 흘리고 머리가 아프고 명치 부위가 팽만하면서 딱딱하고 옆구리 아래가 땅기는 듯한 아픔이 있고 헛구역질을 하며 호흡이 곤란하고 땀이 나며 오한이 나지 않는 것은, 표증(表證)은 풀렸지만 리증(裏證)이 아직 남아있기 때문이니 이러한 병증(病證)에는 십조탕(十棗湯)으로 주로 치료한다는 것이 조문의 내용이다.

應用 흉막염

症例

기륜지월암(箕輪指月庵)의 자성(慈性) 비구니 스님이 때때로 어깨와 등 가운데가 땅기면서 아프고 옆구리 아래가 찌르는 듯이 아프며 호흡수가 많았다. 움직이는 것이 불가능하였다. 많은 의사가 담(痰, 水毒)으로서 이것을 치료하였으나 낫지 않았다. 나〔淺田宗伯〕는 현음(懸飮, 水毒의 일종)이라고 여겨 십조탕(十棗湯)을 주어서 크게 효과를 보았다. 환자는 보통 매일 고기를 먹고 술을 마시며 절제를 하지 않았다. 5, 6년 후의 정월 초하루에 이 증상이 재발하여 갑자기 사망하였다.

그 후 수십년 후에 정관원궁(靜寬院宮) 공주의 시녀인 수마(須磨)라는 여성이 이 증상〔현음(懸飮)〕으로 아프며 매일 밤 동이 틀 무렵 통증이 일어나고 호흡이 촉박하다가 멈추게 되었다. 나〔淺田宗伯〕는 십조탕(十棗湯)을 주어서 병증의 70~80% 개선하였다. 다만 왼쪽 옆구리 아래가 딴딴하고 그득하며 때때로 목구멍이 막혀 호흡곤란이 있었다. 따라서 『외대비요(外臺秘要)』의 한랭벽음(寒冷癖飮)을 치료하는 처방인 시호별갑탕(柴胡鼈甲湯)을 주어서 완치시켰다. (淺田宗伯 『橘窓書影』)

名醫의 論說	[吉益東洞] 십조탕(十棗湯), 병이 흉복(胸腹)에 있고 당기는 통증이 있는 자를 치료한다.『方極』 [淺田宗伯] 이 처방[十棗湯]은 현음내통(懸飮內通)을 주로 치료한다. 현음(懸飮)이라는 것은 외사(外邪)가 안으로 들어와서 위중(胃中)의 수기(水氣)를 가슴으로 끌어 올려 저장시키게 되고 또한 체표 쪽으로 끌고나가는 경향이 있어서 한출(汗出), 발열, 두통 등의 증상을 겸하더라도 안의 수기(水氣)를 주로 치료해야 하고 표(表)는 부차가 된다. 따라서 가슴 아래가 아프고 헛구역질을 하며 숨이 짧으며 혹은 기침을 하고 번거롭고 수기(水氣)로 부종이 있고 상기(上氣)하고 천식(喘息)이 있으며 대소변이 통하지 않는 자를 목표로 하여 이 처방을 주어야 한다. 또한 결분(缺盆)이 당기는 것을 목표로 사용한다. 맥은 가라앉고 현(弦)하며 혹은 긴(緊)하다. 또한 이 처방은 심한 경우에만 사용한다고 생각하면 안 된다. 기침을 계속하는 환자(咳家)의 수음(水飮)에 의한 것을 그냥 두면 노수(勞嗽, 폐결핵)로 변한다. 예컨대 땅기는 통증이 없어도 수음(水飮)의 증상을 발견하면 바로 이 처방을 사용해야 한다.『方函口訣』

十棗湯의 요점	
自覺症狀	발한, 두통, 기침, 흉통(胸痛), 호흡곤란, 변비, 소변감소
他覺症狀	심하부(心下部) 팽만(膨滿)

제153조

太陽病, 醫發汗, 遂發熱惡寒, 因復下之, 心下痞, 表裏俱虛, 陰陽氣并竭, 無陽則陰獨, 復加燒鍼, 因胸煩, 面色青黃, 膚瞤者, 難治. 今色微黃, 手足溫者, 易愈.

태양병(太陽病)에 의사가 땀을 내게 한 후에 계속 발열오한이 있으므로 다시 공하(攻下)시켰더니 심하(心下)에 비증(痞證)이 생기고 표리(表裏)가 모두 허해지고 음양(陰陽)의 기가 함께 고갈되어 양기(陽氣)는 사라지고 음기(陰氣)만 외로이 남았는데, 여기에 다시 소침(燒鍼)을 쓰게 되어 그로 인하여 가슴이 번(煩)하고 안색이 푸르면서 누렇고 피부가 떨리는 경우는 치료하기 어렵다. 지금 안색이 약간만 누렇고 손발이 따뜻한 경우에는 쉽게 낫는다.

解說 태양병(太陽病)으로 의사가 발한(發汗)시켰으나 열이 나고 오한의 증상이 있다. 다시 이번에는 하제(下劑)를 주어 공하(攻下)하였는데 명치가 막히는 증상〔心下痞〕이 생겼다. 표리(表裏)가 모두 허(虛)하고 음양(陰陽)의 기가 부족하였다. 나아가 가열한 침〔燒鍼〕의 치료를 시행한 경우에 가슴이 번거로웠고〔胸煩〕 얼굴색은 푸르고 누런데 피부가 씰룩씰룩〔瞤〕하는 경우는 난치이다. 지금 얼굴색이 약간 누렇고 손발이 따뜻한 사람은 치료하기 쉽다는 것이 조문의 내용이다.

제154조

心下痞, 按之濡, 其脈關上浮者, 大黃黃連瀉心湯主之.

심하(心下)가 막히면서 누르면 유연하고 관맥(關脈)이 부(浮)한 경우에는 대황황련사심탕(大黃黃連瀉心湯)으로 주로 치료한다.

大黃黃連瀉心湯方

대황(大黃) 2냥, 황련(黃連) 1냥.

이상 두 가지 약재를 끓는 물 2승으로 적시고 잠깐 지나 짜서 찌꺼기를 버리고 나누어 따뜻하게 두 번 복용한다.

解說 명치가 막혔는데 배를 누르면 부드럽고〔濡〕, 관맥(關脈)이 떠 있는 사람은 대황황련사심탕(大黃黃連瀉心湯)으로 주로 치료한다는 것이 조문의 내용이다.

名醫의 論說	[吉益東洞] 대황황련사심탕(大黃黃連瀉心湯)은 심번(心煩)하며 심하(心下)가 비(痞)하며 이를 누르면[按] 부드러운 자를 치료한다.『方極』

大黃黃連瀉心湯의 요점	
自覺症狀	심하부(心下部)의 막힘
他覺症狀	복부를 누르면 부드러움 관맥(關脈)이 부맥(浮脈, 가볍게 압박하면 잘 촉지할 수 있고, 강하게 압박하면 맥을 촉지하기 어렵다.)

제155조

心下痞, 而復惡寒汗出者, 附子瀉心湯主之.

심하(心下)가 막히면서 다시 오한이 있고 땀이 나는 경우에는 부자사심탕(附子瀉心湯)으로 주로 치료한다.

附子瀉心湯方

대황(大黃) 2냥, 황련(黃連) 1냥, 부자(附子) 1개 껍질을 버리고 깨뜨려 따로 달여서 즙을 취한 것.

解說 명치가 막혔는데 오한이 나며 땀이 나는 경우는 부자사심탕(附子瀉心湯)으로 주로 치료한다는 것이 조문의 내용이다.

症例

한 노파가 천식(喘息)을 앓음. 내가 진찰하니 명치가 막히고 가슴이 두근거린다. 부자사심탕(附子瀉心湯)을 써서 효과가 있었다. (『長沙腹診考』)

名醫의 論說	[吉益東洞] 부자사심탕(附子瀉心湯)은 사심탕증(瀉心湯證)으로서 오한이 있는 자를 치료한다.『方極』 [淺田宗伯] 이 처방[附子瀉心湯]은 기비(氣痞)의 오한을 목표로 한다. 계지가부자탕(桂枝加附子湯)의 오풍과 작약감초부자탕(芍藥甘草附子湯)의 오한이 모두 같은 뜻이다. 만약 심하비경(心下痞硬)하면서 오한이 있는 자는『천금익방(千金翼方)』의 반하사심탕가부자(半夏瀉心湯加附子)를 사용해야 한다.『方函口訣』

附子瀉心湯의 요점	
自覺症狀	심와부(心窩部)의 막힘, 오한(惡寒), 발한(發汗)
他覺症狀	심하비경(心下痞硬)의 복증(腹證)

제 156 조

本以下之, 故心下痞, 與瀉心湯, 痞不解, 其人渴而口燥煩, 小便不利者, 五苓散主之. 一方云, 忍之一日乃愈.

본래 잘못 설사를 시켜 심하(心下)에 비증(痞證)이 생겼는데, 사심탕(瀉心湯)을 주어서 비증(痞證)이 풀리지 않고 환자가 목이 마르면서 입이 건조하고 답답하며 소변이 잘 통하지 않는 경우에는 오령산(五苓散)으로 주로 치료한다. [다른 처방에서는 하루가 지나면 낫는다고 하였다.]

解說 본래 하제(下劑)로 공하(攻下)한 때문에 명치가 막혀서〔心下痞〕 사심탕(瀉心湯)을 주었으나 비증은 치료되지 않았다. 구갈(口渴)로 입이 마르고 번거롭고 소변이 적은 사람은 오령산(五苓散)으로 주로 치료한다. 어떤 처방에는 1일이 지나면 치료된다는 것이 조문의 내용이다.

제157조

傷寒, 汗出解之後, 胃中不和, 心下痞硬, 乾噫食臭, 脇下有水氣, 腹中雷鳴下利者, 生薑瀉心湯主之.

상한(傷寒)에 땀을 내서 병이 조금 풀린 후에, 위중(胃中)이 불화(不和)하고 심하(心下)가 막혀서 딴딴하며 트림을 하는데 냄새가 나고 옆구리 아래에 수기(水氣)가 있으며 뱃속에서 꾸륵꾸륵 소리가 나면서 설사를 하는 경우에는 생강사심탕(生薑瀉心湯)으로 주로 치료한다.

生薑瀉心湯方

생강(生薑) 4냥 썬 것, 감초(甘草) 3냥 구운 것, 인삼(人蔘) 3냥, 건강(乾薑) 1냥, 황금(黃芩) 3냥, 반하(半夏) 반승 씻은 것, 황련(黃連) 1냥, 대조(大棗) 2개 쪼갠 것.

이상 여덟 가지 약재를 물 1승을 써서 달여 6승을 취하고 찌꺼기를 버리고 다시 달여 3승을 취한다. 1승을 따뜻하게 복용하고 매일 3번 먹는다. 부자사심탕(附子瀉心湯)은 책에서 말하기를 부자를 더한 것이 반하사심탕(半夏瀉心湯), 감초사심탕(甘草瀉心湯)과 내용이 같고 이름이 다를 뿐이라고 하였다. 생강사심탕(生薑瀉心湯)은 책에서 말하기를 이중인삼황금탕(理中人蔘黃芩湯)에서 계지(桂枝), 백출(白朮)을 빼고 황련(黃連)을 더한 것으로 모두 간(肝)을 사(瀉)하는 방법이라고 하였다.

解說 상한에 걸려 땀이 나면서 한때 좋아졌지만 위(胃)의 움직임이 나빠져서 명치 부위가 막혀서 딱딱하게 되며〔心下痞硬〕 트림이 나오고 배가 꾸륵꾸륵하고〔腹中雷鳴〕 설사하는 사람은 생강사심탕(生薑瀉心湯)으로 주로 치료한다는 것이 조문의 내용이다.

應用 트림

症例

어떤 남자가 연령은 30여세. 명치가 딴딴하게 막히고 왼쪽 가슴 아래에 응결이 있고 배가 꾸륵꾸륵하고 과식하면 반드시 설사를 한다. 이러한 것이 6년간 계속 되었다. 길익남애(吉益南涯) 선생이 생강사심탕(生薑瀉心湯)을 사용하여 치료하였다. (吉益南涯 『成蹟錄』)

名醫의 論說	[吉益東洞] 생강사심탕(生薑瀉心湯)은 반하사심탕(半夏瀉心湯) 증(證)에 [트림, 식취(食臭)] 설사가 있는 자를 치료한다.『方函口訣』 [淺田宗伯] 이 처방[生薑瀉心湯]은 후세방 순기화중탕(順氣和中湯)을 사용해야 하는 상황에 즉효가 있다. 또한 향사육군자탕(香砂六君子湯), 향사평위산(香砂平胃散) 등을 주었는데 담화(痰火)가 위로 치받는 경향이 있어서 치료 효과가 나타나지 않는 경우에 사용하여 좋은 효과가 있다. 또한 허로(虛勞)나 비로(脾勞) 등의 심하비(心下痞)로 설사하는 자를 치료한다.『方函口訣』

生薑瀉心湯의 요점	
自覺症狀	트림, 심와부(心窩部)의 막힘, 하리(下痢), 복중뢰명(腹中雷鳴)
他覺症狀	심하비경(心下痞硬)의 복증(腹證)

제 158 조

傷寒中風, 醫反下之, 其人下利日數十行, 穀不化, 腹中雷鳴, 心下痞硬而滿, 乾嘔, 心煩不得安, 醫見心下痞, 謂病不盡, 復下之, 其痞益甚. 此非結熱, 但以胃中虛, 客氣上逆, 故使硬也. 甘草瀉心湯主之.

상한(傷寒) 중풍(中風)에 의사가 오히려 공하(攻下)시켜 환자가 설사를 하루에도 수십 번이나 하고 음식이 소화되지 않으며 뱃속이 꾸륵꾸륵 소리가 나고 심하(心下)가 막혀서 딴딴하면서 그득하고 헛구역질을 하며 가슴이 번거로워 편안치 못한데, 의사가 심하비(心下痞)를 보고 병이 다 낫지 않았다고 하면서 다시 공하(攻下)시키니 심하비(心下痞)가 더욱 심해졌다. 이것은 열결(熱結)이 아니라 위중(胃中)이 허하여 사기가 상역(上逆)하였기 때문에 딴딴해진 것이다. 감초사심탕(甘草瀉心湯)으로 주로 치료한다.

甘草瀉心湯方

감초(甘草) 4냥 구운 것, 황금(黃芩) 3냥, 건강(乾薑) 3냥, 반하(半夏) 반승 씻은 것, 대조(大棗) 12개 쪼갠 것, 황련(黃連) 1냥.

이상 여섯 가지 약재를 물 1두를 써서 달여 6승을 취하고 찌꺼기를 버리고 다시 달여 3승을 취한다. 1승을 따뜻하게 복용하고 매일 3번 복용한다.

解說 상한(傷寒) 중풍(中風)에 의사가 잘못 하제(下劑)로써 공하(攻下)하였는데 설사를 하루에 수십 번을 하고 소화가 안 된 변을 보고 배가 꾸륵꾸륵하며 명치가 막혀서 딱딱하고 탱탱하며〔心下痞硬으로 그득함〕 헛구역질이 있고 가슴이 번거롭다. 의사는 심하비(心下痞)를 보아 증상이 남아 있는 것이라고 말한다. 또한 하제(下劑)를 주었으나 점점 막힘이 심하게 되는데 이것은 열이 내부에 있는 것〔熱結〕 때문이 아니고 위(胃)가 허(虛)하여 사기〔客氣〕가 위로 치고 올라가기〔上逆〕 때문이다. 이것은 감초사심탕(甘草瀉心湯)으로 주로 치료한다는 것이 조문의 내용이다.

목흑도탁(目黑道琢)은 오치(誤治)로 설사를 시켰기 때문에 표사(表邪)가 허(虛)를 타고 안으로 들어와 심하(心下)에 모인 것이니 심하비경(心下痞硬)으로 그득한 것이 중요하다고 서술하고 있다.

應用 하리(下痢), 정신질환

症例

47세 여성. 주된 증상은 귀울림과 불면임. 199X년 10월 14일에 초진하였다. 약 6개월 전에 지방으로부터 수도권으로 이사하였다. 이후에 하루 종일 집안에 갇혀 있었다고 한다. 시어머니가 이사를 반대하였는데 현재도 여러 번 전화가 걸려오며 전화로 시어머니와 싸우면 신체가 떨리고 만다고 한다. 일주일 전부터 귀울림이 나타나고 불면이 와서 두세 시간 밖에 잘 수가 없으며 공복이 되어도 그다지 먹을 수가 없다. 기립성 조절장애도 있다고 한다. 지인의 소개로 본 병원을 방문하였는데 배에서 꾸르륵 소리가 크게 난다고 한다. 체중 43kg이고 혈압은 130/70, 맥은 가라앉으며 가늘고 복부는 다소 연약하다. 명치가 막히고 가벼운 압통이 있다. 감초사심탕(甘草瀉心湯)을 일주일간 투여하였다. 약을 복용하여 이틀이 되자 식욕이 생기고 잠을 잘 수 있었다. 일주일 후에 귀 울림도 없어지고 체중이 증가하여 양호한 상태가 되었다. (저자 치험례)

症例

마포상모전교(麻布相模殿橋)에 사는 복지좌병위(福地佐兵衛)의 부인으로 연령이 25세임. 산후 수개월 동안 설사가 계속되었다. 심하비경(心下痞硬)이 있고 식욕은 없고 입에 구내염이 나타났다. 양쪽 눈이 붉고 부으며 맥은 허(虛)하며 빠르고 몸이 마르는 것이 심하였다. 감초사심탕(甘草瀉心湯)을 주어서 약 10일간 복용시키자 설사가 멈추고 모든 증상이 치료되었다. (淺田宗伯『橘窓書影』)

名醫의 論說	[吉益東洞] 감초사심탕(甘草瀉心湯)은 반하사심탕증(半夏瀉心湯證)으로 가슴이 번거롭고 편안함을 잃을 수 없는 자를 치료한다.『方極』 [淺田宗伯] 이 처방[甘草瀉心湯]은 위중(胃中)이 편안하지 못한 경우의 설사를 주로 치료한다. 따라서 음식이 소화되지 않고 배가 꾸르륵하며 설사하는 것이 주요 치료대상이다. 만약 소화가 잘 안되고 배가 꾸르륵하지 않으면서 설사하는 경우에는 이중탕(理中湯)과 사역탕(四逆湯)을 쓸 수 있다.『외대비요(外臺秘要)』에는 수곡(水穀) 불화의 뜻으로 "청곡(淸穀)"이라 하여 글을 달리했는데, 이를 따르는 것이 마땅하다. 또한 산후(産後)의 구미사(口糜瀉, 구내염을 동반한 설사)에 사용하면 특별한 효과가 있다. 게다가 이들 중 황련은 건위(健胃)의 효과가 있다고 말할 수 있다.『方函口訣』

甘草瀉心湯의 요점	
自覺症狀	정신신경증상, 하리(下痢), 심하부(心下部)의 막힘
他覺症狀	심하비경(心下痞硬)의 복증(腹證)

표 19 瀉心湯類의 비교

	半夏(승)	黃芩(냥)	黃連(냥)	乾薑(냥)	人蔘(냥)	甘草(냥)	大棗(개)	生薑(냥)	大黃(냥)	附子(매)	증상
半夏瀉心湯	0.5	3	1	3	3	3	12				心下痞硬, 腹中雷鳴
生薑瀉心湯	0.5	3	1	1	3	3	12	4			心下痞硬, 트림
甘草瀉心湯	0.5	3	1	3	3	4	12			1	心下痞硬, 心煩
附子瀉心湯		1	1						2		心下痞硬, 惡寒發汗

제159조

傷寒, 服湯藥, 下利不止, 心下痞硬, 服瀉心湯已, 復以他藥下之, 利不止, 醫以理中與之, 利益甚. 理中者, 理中焦, 此利在下焦, 赤石脂禹余糧湯主之. 復不止者, 當利其小便.

상한(傷寒)에 탕약(湯藥)을 복용하여 설사가 그치지 않고 심하(心下)가 막혀서 딴딴하여[痞硬], 이에 사심탕(瀉心湯)을 복용한 후 다시 다른 약으로 공하(攻下)하였더니 설사가 그치지 않았는데, 의사가 이중탕(理中湯)을 주어 설사가 더욱 심하게 되었다. 이중탕은 단지 중초(中焦)를 조리(調理)하는 것이고, 이 하리(下痢)는 하초(下焦)에 있는 것이니 적석지우여량탕(赤石脂禹余糧湯)으로 주로 치료한다. 설사가 그치지 않는 경우에는 마땅히 소변을 잘 나가게 해야 한다.

赤石脂禹余糧湯方

적석지(赤石脂)[3] 1근 잘게 부순 것, 태일우여량(太一禹餘糧)[4] 1근 잘게 부순 것.
이상 두 가지 약재를 물 6승을 써서 달여 2승을 취하고 찌꺼기를 버리고 나누어 따뜻하게 3번 복용한다.

解說 상한(傷寒)으로 탕약(湯藥)을 복용하였는데 설사가 멈추지 않고 명치가 막히어 딱딱하게 되었다. 그래서 사심탕(瀉心湯)을 복용시키고 혹은 다른 공하제(攻下劑)를 써서 공하(攻下)시켰지만 설사는 멈추지 않았다. 이에 이중환(理中丸)을 주었지만 설사는 더욱 심하게 되었다. 이중환(理中丸)은 중초(中焦)를 다스리는 약이긴 하지만 이 설사는 하초(下焦)에 있기 때문에 적석지우여량탕(赤石脂禹余糧湯)으로 주로 치료한다. 만약 설사가 그치지 않으면 소변이 나가는 약을 잠시 사용해야 한다는 것이 조문의 내용이다.

名醫의 論說	[吉益東洞] 적석지우여량탕(赤石脂禹余糧湯)은 독(毒)이 배꼽 아래에 있어서 설사가 그치지 않는 자를 치료한다.『方極』 [尾台榕堂] 적석지우여량탕(赤石脂禹余糧湯)은 장벽(腸澼, 세균성 장염), 활탈(滑脫, 잦은 하리)과 맥이 약하고 무력하며 대변이 끈적끈적하여 농(膿)과 같거나 혹은 복통이 있고 헛구역질을 하는 자를 치료한다.『類聚方廣義』

3) 적석지(赤石脂): 규산염류 광물 함수고령토(含水高嶺土)의 적색 덩어리. 맛과 성질은 달고 떫으며, 따뜻하다.

4) 태일우여량(太一禹餘糧): 산화물류 광물 갈철광(褐鐵鑛)의 일종. 맛과 성질은 달고 떫으며 차갑지도 뜨겁지도 않다.

赤石脂禹余糧湯의 요점	
自覺症狀	하리(下痢), 심하부(心下部) 막힘

제160조

傷寒, 吐下後發汗, 虛煩, 脈甚微, 八九日心下痞硬, 脇下痛, 氣上衝咽喉, 眩冒, 經脈動惕者, 久而成痿.

상한(傷寒)에 토법(吐法)과 하법(下法)을 쓴 후 발한(發汗)하여 허번(虛煩)하고 맥이 매우 미약(微弱)해지며, 8, 9일째에는 심하(心下)가 막히면서 딴딴하고[痞硬] 옆구리 아래가 아프며 기(氣)가 인후까지 상충(上衝)하고 어지럽고 혼미하며 경락(經絡)이 조동(躁動)하는 경우에는 오래되면 위증(痿證)이 생긴다.

解說 상한에 구토를 시키거나 하제(下劑)로 공하(攻下)한 후에 땀을 내서 허번(虛煩)하게 되고 맥이 매우 약한 상태로 8, 9일이 지났다. 명치가 막히고 딴딴하며 옆구리 아래에 통증이 있고 기운이 인후(咽喉)로 상충(上衝)하는데 어지럽고〔眩冒〕 맥이 팔딱팔딱 움직이는 것은 오래 지나면 위(痿)의 증상이 된다는 것이 조문의 내용이다. 위(痿)라는 증상은 손발의 근육이 마르고 쇠(衰)하여 운동장애를 일으키는 병증이다.

제161조

傷寒, 發汗, 若吐, 若下, 解後, 心下痞硬, 噫氣不除者, 旋覆花代赭石湯主之.

상한(傷寒)에 땀을 내거나 혹은 구토와 설사를 시켜서 병이 풀린 후에 심하(心下)가 막히면서 딴딴하고 트림[噫氣]이 없어지지 않는 경우에는 선복화대자석탕(旋覆花代赭石湯)으로 주로 치료한다.

旋覆代赭湯方

선복화(旋覆花) 3냥, 인삼(人蔘) 2냥, 생강(生薑) 5냥, 대자석(代赭石)[5] 1냥, 감초(甘草) 3냥 구운 것, 반하(半夏) 반승 씻은 것, 대조(大棗) 12개 쪼갠 것.

이상 일곱 가지 약재를 물 1두를 써서 달여 6승을 취하고 찌꺼기를 버리고 다시 달여 3승을 취하고 1승을 따뜻하게 복용한다. 하루에 3번 복용한다.

解說 상한에 땀을 내게 하였거나 토법(吐法)을 써서 구토를 시켰거나 하제(下劑)를 주어 공하(攻下)하였는데 상한은 거의 좋아졌으나 상복부(上腹部)가 딱딱하게 막혀서〔心下痞硬〕 트림이 남아 있는〔噫氣〕 경우는 선복화대자석탕(旋覆花代赭石湯)으로 주로 치료한다는 것이 조문의 내용이다. 선복화대자석탕은 트림에 사용하고 생강사심탕(生薑瀉心湯)의 허증(虛證)에 사용된다.

症例

생실후(生實侯)의 가신(家臣) 내해(內海) 아무개의 부인으로 연령 26~27세임. 반위(反胃, 구토증)[6]를 앓고 있는데 수 십일이 지나도 낫지 않으며 몸이 파리하게 말라서 뼈가 드러나 있다. 많은 의사가 치료하였지만 효과가 없었다. 약을 먹고자 하면 구역감이 생겨 복용할 수가 없었다. 나〔淺田宗伯〕의 생각에는 이것은 위(胃)의 움직임이 저하되어(胃中不和) 반위(反胃)가 되고 명치(心窩部)에 정음(停飮, 水毒)이 있어서 음식물을 받아들이지 못하는 것이었다. 치료법은 위기(胃氣)를 도와서 명치의 담음(痰飮, 水毒)을 눌러서 내리는 것이 좋다. 선복대자석탕(旋覆代赭石湯)을 만들어 두 번 달여 서서히 마시자 2, 3일이 지나 구역감이 전부 그쳤다. 이어서 음식을 제한하고 메밀만을 주어 며칠 후에 좋아지고 그 후로 묽은 죽을 주고 선복대자탕(旋覆代赭湯)을 계속하여 복용시켰다. 수 십일이 지나 완전히 치료되었다. (淺田宗伯『橘窓書影』)

名醫의 論說	[目黒道琢] 이 처방은 심하비(心下痞)가 있고 트림을 하고 변비가 심하게 있는 사람에게 사용해야 한다.『餐英館療治雜話』 [淺田宗伯] 선복대자탕(旋覆代赭湯)은 생강사심탕(生薑瀉心湯)의 증상보다 더 심한 자를 치료한다. 의학강목(醫學綱目)에는 "병이 풀어진 후에 막히고 딴딴하며 트림하고 설사하지 않는 자"에게 이 처방을 사용하고 설사하는 자는 생강사심탕(生薑瀉心湯)을 쓴다. 여기서는 구토의 여러 증상과 대변이 막혀 단단해진 자에게 사용하는 것이 효과가 있다. 또한 설사를 멈추지 않고 묵은 물을 토하는 자에게 효과가 있다. 하나는 비결(秘結)에 마땅하고 하나는 하리(下利)에 마땅한데, 사용의 묘(妙)는 표리(表裏)에 있으니 이에 구속되면 안 된다. 또한 딸꾹질을 하고 수음(水飮)에 속하는 자를 치료한다. 주양준(周楊俊)이 말하기를 나는 이 처방을 사용하여 반위(反胃)와 딸꾹질로 기가 거슬러 내려오지 않는 자를 치료하여 신기한 효과가 있었다고 하였다. 한 번 써봄직 하다.『方函口訣』

5) 대자석(代赭石): 삼방정계(三方晶系)의 적철광(赤鐵鑛)인 삼산화이철(Fe_2O_3). 맛은 쓰고 성질은 차다.

6) 반위(反胃): 음식이 내려간 지 한참 만에 거꾸로 넘어오거나 속에서 한동안 묵었다가 도로 나오는 병증.

旋覆代赭湯의 요점(生薑瀉心湯의 虛證)	
自覺症狀	트림, 심하부(心下部)의 막힘
他覺症狀	심하비경(心下痞硬)의 복증(腹證)

제 162조

下後不可更行桂枝湯, 若汗出而喘, 無大熱者, 可與麻黃杏子甘草石膏湯.

하법(下法)을 쓴 후 다시 계지탕(桂枝湯)을 쓰면 안 되니, 만약 땀이 나면서 천식이 있고 열은 많이 나지 않는 경우에는 마행감석탕(麻杏甘石湯)을 복용하게 할 수 있다.

麻黃杏子甘草石膏湯方

마황(麻黃) 4냥, 행인(杏仁) 50개 피첨(皮尖)을 제거한 것, 감초(甘草) 2냥 구운 것, 석고(石膏) 반근 잘게 부수고 면으로 싼 것.

이상 네 가지 약재를 물 7승을 써서 마황을 달여 2승을 줄여 흰 거품을 제거하고 다른 약재들을 넣고 달여 2승을 취하고 찌꺼기를 버리고 1승을 따뜻하게 복용한다. 책에서 말하기를 황이배(黃耳杯)라고도 한다.

解說 하제(下劑)로 공하(攻下)한 후에 다시 계지탕(桂枝湯)을 투여하면 안 된다. 만약 땀을 내어 천증(喘症)이 있고 체표에는 열이 없는 경우에는 마황행인감초석고탕(麻黃杏仁甘草石膏湯)을 준다는 것이 조문의 내용이다. 행자(杏子)와 행인(杏仁)은 같은 것이다.

마행감석탕(麻杏甘石湯)에 대해서는 63조에서 이미 설명하였다. 하제(下劑)로 공하(攻下)한 경우에도 마행감석탕(麻杏甘石湯)을 사용한 경우가 있다는 점을 생각해 두어야 한다.

應用 상기도염, 기관지염, 기관지천식, 폐렴

제163조

太陽病, 外證未除, 而數下之, 遂協熱而利, 利下不止, 心下痞硬, 表裏不解者, 桂枝人蔘湯主之.

태양병(太陽病)에 외증(外證)이 아직 없어지지 않았는데 여러 번 공하(攻下)시키면 결국 열을 겸한 설사[協熱利]를 하게 되니 설사가 그치지 않고 심하(心下)가 막히면서 딴딴하며 표리(表裏)가 모두 풀리지 않는 경우에는 계지인삼탕(桂枝人蔘湯)으로 치료한다.

桂枝人蔘湯方

계지(桂枝) 4냥 별도로 썬 것, 감초(甘草) 4냥 구운 것, 백출(白朮) 3냥, 인삼(人蔘) 3냥, 건강(乾薑) 3냥.
이상 다섯 가지 약재를 물 9승을 써서 먼저 4약재를 달여 5승을 취하고 계지를 넣어 다시 달여서 3승을 취하고 찌꺼기를 버리고 1승을 따뜻하게 복용한다. 낮에 두 번 밤에 한 번 복용한다.

解說

태양병(太陽病)으로서 표증(表證)이 남아 있는데, 하제(下劑)를 주어서 공하(攻下)한 경우에 표열(表熱)과 리한(裏寒)이 합쳐져서 설사를 일으켜〔協熱利〕 설사가 멈추지 않았다. 명치가 막혀서 딴딴하고〔心下痞硬〕 표증(表證)과 리증(裏證)이 함께 있는 경우는 계지인삼탕(桂枝人蔘湯)으로 주로 치료한다는 것이 조문의 내용이다.

이것은 인삼탕(人蔘湯)에 계피(桂皮)를 첨가한 것이기 때문에 인삼탕(人蔘湯)의 설사에 발열이 첨가된 상황에 사용된다. 인삼탕(人蔘湯)은 위(胃) 속이 냉(冷)한 상태에 사용하기 때문에, 계지인삼탕증(桂枝人蔘湯證)에서는 신체의 표면은 열이 있는데 신체의 내부는 냉하여 설사를 하고 있다. 위장(胃腸)이 약한 사람의 만성 두통에 사용하는 경우가 있다.

症例

14세 남자. 주된 증상은 구토와 발열, 설사였고 199X년 1월 16일 아침부터 기분이 나빠지고 37.7도로 열이 났다. 17일 아침에 몇 번 구토를 하였고 한 번 설사를 하였다. 18일 아침에는 한 번의 구토와 설사가 있었고 37.3도의 발열이 있었다. 추위가 있고 자한은 없으며 목마름도 없었다. 오줌의 양은 보통이었다. 안색은 크게 변한 것이 없고 혀에는 얇은 백태(白苔)가 있었다. 맥은 뜨고 완(緩)하며 복진에서는 명치 부위에 압통이 있었다. 표열리한(表熱裏寒)의 증(證)으로 진단하였고 계지인삼탕(桂枝人蔘湯)을 투여하였는데 2제를 복용하니 구토 등의 증상이 소실되어 치료되었다. (저자 치험례)

名醫의 論說	[吉益東洞] 계지인삼탕(桂枝人蔘湯)은 인삼탕증(人蔘湯證)으로서 상충(上衝)이 매우 급박한 자를 치료한다.『方極』 [尾台榕堂] 두통, 발열, 한출(汗出), 오풍, 지체권태(肢體倦怠), 심하지탱(心下支撑, 心下痞와 마찬가지임), 물설사 등은 여름과 가을의 환절기에 많다. 이 처방[桂枝人蔘湯]이 적합하다. 인삼탕(人蔘湯)은 구토와 설사를 주로 치료하고 이 처방은 설사와 표증(表證)이 있는 것을 주로 치료한다.『類聚方廣義』

桂枝人蔘湯의 요점	
自覺症狀	두통, 발열, 한출(汗出), 오풍, 설사, 심하부(心下部)의 막힘
他覺症狀	심하비경(心下痞硬)의 복증(腹證)

제164조

傷寒, 大下後, 復發汗, 心下痞, 惡寒者, 表未解也, 不可攻痞, 當先解表, 表解乃可攻痞. 解表宜桂枝湯, 攻痞宜大黃黃連瀉心湯.

상한(傷寒)에 크게 설사를 시킨 후 또 발한(發汗)을 시켜 심하(心下)가 막히며[痞塞] 오한이 나는 경우는 표증(表證)이 아직 풀리지 않은 것이니, 비증(痞證)을 공략할 수 없고 마땅히 먼저 표(表)를 풀어야 하니 표가 풀어져야 이에 비증을 공략할 수 있다. 표증을 푸는 데에는 마땅히 계지탕(桂枝湯)으로 치료하고, 비증을 공략하는 데에는 마땅히 대황황련사심탕(大黃黃連瀉心湯)으로 치료해야 한다.

解說 상한에 강하게 하제(下劑)를 써서 공하(攻下)한 후에 또 발한제(發汗劑)로 땀을 내서 심하비증(心下痞證)과 오한이 나타나 것은 표증(表證)이 아직 낫지 않았기 때문이니 아직 비증(痞證)을 치료해서는 안 된다. 표(表)를 치료해야 하며 표(表)가 풀린 후에 비(痞)를 치료해야 한다. 표(表)를 치료하기 위해서는 계지탕(桂枝湯)이 좋으며 비(痞)를 치료하기 위해서는 대황황련사심탕(大黃黃連瀉心湯)이 좋다는 것이 조문의 내용이다.

제165조

傷寒, 發熱, 汗出不解, 心中痞硬, 嘔吐而下利者, 大柴胡湯主之.

상한(傷寒)에 열이 나는데 땀을 내도 풀리지 않고 가슴 속이 막혀서 딴딴하며 구토를 하면서 설사를 하는 경우에는 대시호탕(大柴胡湯)으로 주로 치료한다.

解說 상한에 열이 나는데 땀을 내도 낫지 않고 명치가 막히고 딴딴하며 구토 설사의 증상이 있는 경우는 대시호탕(大柴胡湯)으로 주로 치료한다는 것이 조문의 내용이다. 여기서 심중비경(心中痞硬)은 심하비경(心下痞硬)과 마찬가지이다. 『금궤옥함경(金匱玉函經)』에는 심하비경(心下痞硬)이라고 되어 있다. 삼립지(森立之)의 『상한론고주(傷寒論考注)』에도 이 심중(心中)은 심하(心下)라고 기재되어 있다.

제166조

病如桂枝證, 頭不痛, 項不强, 寸脈微浮, 胸中痞硬, 氣上衝咽喉, 不得息者, 此爲胸有寒也. 當吐之, 宜瓜蒂散.

병이 계지증(桂枝證)과 유사한데 단지 두통이 없고 뒷목이 뻣뻣하지 않으며 촌맥(寸脈)이 약간 부(浮)하고, 가슴 속이 막혀서 딴딴하며 기(氣)가 인후(咽喉)에 상충(上衝)하여 숨을 제대로 쉬지 못하는 경우에는 이는 흉중(胸中)에 한기(寒氣)가 있는 것이니 당연히 토하게 해야 하는데 과체산(瓜蒂散)이 좋다.

瓜蒂散方

과체(瓜蒂)[7] 1푼 익혀서 노랗게 만든 것, 적소두(赤小豆) 1푼.
이상 두 가지 약재를 각각 별도로 찧어서 가루로 만들어 합친 다음 1돈 숟가락으로 취한다. 향두시(香豆豉) 1홉을 뜨거운 물 7홉으로 달여 죽처럼 물러지면 찌꺼기를 버리고 즙만 취하여 가루를 개어서 돈복(頓服)한다. 토하지 않으면 조금씩 양을 늘려 복용하되 토하면 복용하지 말아야 한다. 출혈하였거나 허약한 사람은 과체산(瓜蒂散)을 쓰지 말아야 한다.

7) 과체(瓜蒂): 박과에 속하는 덩굴성 일년생 초본식물 첨과(甛瓜), 참외의 꼭지. 맛과 성질은 쓰고 차며, 독이 있다.

解說 병의 증상은 계지탕증(桂枝湯證)과 유사하나 머리가 아프지 않고 목이 뻣뻣하지 않으며 촌맥(寸脈)은 약간 뜨고 가슴이 막혀서 딴딴하며〔胸中痞硬〕 기가 인후로 상충(上衝)하여 숨 쉬는 것이 힘든 경우는 가슴 속에 한기(寒氣)가 있기 때문이다. 이러한 경우에는 구토를 시켜야 하니 과체산(瓜蒂散)을 사용하면 좋다는 것이 조문의 내용이다. 과체산(瓜蒂散)은 현재 거의 사용하지 않고 있다.

症例

남자. 가슴이 막혀서 그득하고 식욕이 없고 동작이 활발하지 못하여 혼자 어두운 장소에 가서 앉아 있으려고 한다. 여러 약으로 반년 정도 치료를 받았지만 효과는 없었다. 중신금계(中神琴溪) 선생이 진찰을 하자 명치가 돌과 마찬가지로 딱딱하고 맥은 가라앉으면서 빨랐다. 따라서 과체산(瓜蒂散)을 주라고 하셨는데 2승 넘게 구토하고 치료되었다. (中神琴溪『生生堂治驗』)

名醫의 論說	[吉益東洞] 과체산(瓜蒂散)은 답답하여 구토를 하려는 자를 치료한다.『方極』

瓜蒂散의 요점	
自覺症狀	흉중(胸中)이 막힘, 기가 인후로 상충(上衝)함, 구역감
他覺症狀	촌맥(寸脈)이 미약함(극히 세(細)하고 부드러워서 누르면 사라져 버린다.) 부맥(浮脈, 가볍게 누르면 잘 촉지할 수 있지만 강하게 누르면 맥을 촉지하기 어렵다.)

제 167 조

病脇下素有痞, 連在臍旁, 痛引少腹, 入陰筋者, 此名臟結, 死.

병이 옆구리 아래가 평소에 비증(痞證)이 있어서 배꼽 주위까지 이어지고 아픈 것이 아랫배까지 당겨서 음부의 근육으로 들어간 경우에는 이를 장결(臟結)이라 하며 죽는 병이다.

解說 원래 옆구리 아래에 비증(痞證)이 있어서 배꼽 부위까지 이어져 있고 아픈 것이 아랫배에서 퍼져서 음경(陰莖)까지 들어가는 것은 장결(臟結)이라 부르는데, 죽는 병증(病證)이라는 것이 조문의 내용이다.

제 168 조

傷寒, 若吐, 若下後, 七八日不解, 熱結在裏, 表裏俱熱, 時時惡風, 大渴, 舌上乾燥而煩, 欲飮水數升者, 白虎加人蔘湯主之.

상한(傷寒)에 혹은 토하게 하거나 설사를 시킨 이후에 7, 8일이 지나도록 풀리지 않고 열이 안에 쌓여서 표리(表裏)가 모두 열이 나며 때때로 오풍(惡風)이 있고 크게 목이 마르며 혀가 건조하면서 번하여 많은 양[數升]의 물을 마시려고 하는 경우에는 백호가인삼탕(白虎加人蔘湯)으로 주로 치료한다.

白虎加人蔘湯方

지모(知母) 6냥, 석고(石膏) 1근 잘게 부순 것, 감초(甘草) 2냥 구운 것, 인삼(人蔘) 2냥, 멥쌀 6홉.
이상 다섯 가지 약재를 물 1말로 달여 쌀이 익으면 탕이 만들어진 것이니 찌꺼기를 버리고 1승을 따뜻하게 복용한다. 하루 3번 복용한다. 본방은 입하(立夏) 후와 입추(立秋) 전에 복용할 수 있으나 입추 후에는 복용할 수 없다. 정월(正月), 이월(二月), 삼월(三月)은 아직 추우므로 복용하지 말아야 한다. 만약 복용한 뒤 배가 아프고 설사가 나면 덥게 해주는 방법으로 하면 낫는다.

解說 상한에 구토나 설사를 시킨 후에 7, 8일째에도 낫지 않고 열사(熱邪)가 체내에 모여 있다. 표리(表裏)에 모두 열이 있고 때때로 오풍(惡風)하며 심하게 입이 마르고 혀가 건조하며 번민(煩悶)하고 많은 물을 마시려고 하면 백호가인삼탕(白虎加人蔘湯)으로 주로 치료한다는 것이 조문의 내용이다.

백호가인삼탕증(白虎加人蔘湯證)에 대해서는 26조에서 이미 말하였다. 백호가인삼탕(白虎加人蔘湯)은 열증(熱證)에 사용될 수 있는데 최근의 아토피성 피부염과 당뇨병에도 잘 사용할 수 있다.

症例

7세의 여자. 주된 증상은 발열과 기침이고 199X년 4월 25일 아침부터 39도의 발열과 해수가 있어서 밤에 가지고 있던 마황탕(麻黃湯) 엑기스를 주었으나 복용 후 구토하였다. 4월 26일 오전에 40.5도의 발열이 있고 당클리닉에서 진찰을 받았다. 목이 마르고 열 때문에 괴로워하며 머리가 아프고 눈이 어지럽고 몸이 여기저기 아프다며 누워 자고 싶다고 하였다. 한때 이마에서 땀이 났고 뺨이 붉고 맥은 뜨고 유력(有力)하였다. 계지이월비일탕(桂枝二越婢一湯)을 처방하였다. 26일 밤부터 29일까지 구토하고 코피가 나며 39도의 열이 났다. 30일 오전에 내원하였는데, 그날 아침엔 춥고 구갈이 있으며 열이 나서 괴로워했다. 열은 39도였는데 땀이 나지 않고 구역감이 있고 소변은 3, 4회로 색은 보통이였고 설사는 한 번 하고 맥은 뜨고 홍대(洪大)하였고 복증(腹證)은 이상이 없었다. 삼양(三陽)의 합병(合病)이라고 생각하여 백호가인삼탕(白虎加人蔘湯)을 주었다. 열은 36.8도로 내렸고 잠을 편안하게 잘 수 있었다. 몇 일만에 처음으로 잠을 편하게 잤다고 한다. 5월 1일에는 발열과 구갈은 없었고 기침이 약간 있었다. 마행감석탕(麻杏甘石湯)을 처방하여 이틀로 치유되었다. (저자 치험례)

제169조

傷寒, 無大熱, 口燥渴, 心煩, 背微惡寒者, 白虎加人蔘湯主之.

상한(傷寒)에 대열(大熱)은 없으며, 입이 건조하고 목이 마르며 가슴이 번(煩)하고 등에 조금 오한(惡寒)을 느끼는 경우에는 백호가인삼탕(白虎加人蔘湯)으로 주로 치료한다.

解說 상한에 체표에 열이 없고 입은 건조하고 목이 말라서 괴로워하였으며 등 가운데가 약간 오한이 있는 경우에는 백호가인삼탕(白虎加人蔘湯)으로 주로 치료한다는 것이 조문의 내용이다.

제170조

傷寒, 脈浮, 發熱無汗, 其表不解, 不可與白虎湯. 渴欲飮水, 無表證者, 白虎加人蔘湯主之.

상한(傷寒)에 맥이 부(浮)하고 열이 나면서 땀이 없는 것은 표증(表證)이 아직 풀리지 않은 것이니 백호탕(白虎湯)을 복용하게 할 수 없다. 갈증이 나서 물을 마시려고 하며 표증(表證)이 없으면 백호가인삼탕(白虎加人蔘湯)으로 주로 치료한다.

解說 상한에 맥이 뜨고 열이 나고 땀이 없으면 표(表)가 낫지 않은 것이니 백호탕(白虎湯)을 주어서는 안 된다. 입이 마르고 물을 마시려 하며 표증(表證)이 없으면 백호가인삼탕(白虎加人蔘湯)으로 주로 치료한다는 것이 조문의 내용이다.

제171조

太陽少陽并病, 心下硬, 頸項强而眩者, 當刺大椎, 肺俞, 肝俞, 愼勿下之.

태양병(太陽病)과 소양병(少陽病)의 병병(并病)에 심하(心下)가 막혀서 딴딴하고 목이 뻣뻣하면서 어지러운 경우에는 마땅히 대추혈(大椎穴), 폐수혈(肺兪穴), 간수혈(肝兪穴) 등에 침을 놓아야 하며 함부로 공하(攻下)해서는 안 된다.

解說 태양병과 소양병이 병병(并病)하여 명치가 딱딱하고 목이 뻣뻣하며 어지러움이 나타나는 사람은 대추혈(大椎穴), 폐수혈(肺俞穴), 간수혈(肝俞穴)에 침을 놓으면 나으니 이를 공하(攻下)시켜서는 안 된다는 것이 조문의 내용이다. 대추혈(大椎穴)은 독맥(督脈)의 혈(穴)로서 제7경추와 제1흉추의 극돌기(棘突起) 사이에 위치한다. 폐수혈(肺俞穴), 간수혈(肝俞穴)은 족태양방광경(足太陽膀胱經)의 혈(穴)이다. 폐수혈(肺俞穴)은 제3흉추 극돌기(棘突起) 밑에 있고 정 가운데로부터 1.5촌 바깥쪽에 위치하고, 간수혈(肝俞穴)은 제9흉추 극돌기(棘突起) 밑에 있는데 정 가운데로부터 1.5촌 바깥쪽에 있다(그림 20, 153쪽 참조).

제172조

太陽與少陽合病, 自下利者, 與黃芩湯. 若嘔者, 黃芩加半夏生薑湯主之.

태양(太陽)과 소양(少陽)이 동시에 병들어[合病] 저절로 설사를 하는 경우에는 황금탕(黃芩湯)을 주고 만약 구토를 하는 경우에는 황금가반하생강탕(黃芩加半夏生薑湯)으로 주로 치료한다.

黃芩湯方

황금(黃芩) 3냥, 작약(芍藥) 2냥, 감초(甘草) 2냥 구운 것, 대조(大棗) 12개 쪼갠 것.
이상 네 가지 약재를 물 1되를 써서 달여 3승을 취하고 찌꺼기를 버리고 1승을 따뜻하게 복용한다. 낮에 두 번 밤에 한 번 복용한다.

黃芩加半夏生薑湯方

황금(黃芩) 3냥, 작약(芍藥) 2냥, 감초(甘草) 2냥 구운 것, 대조(大棗) 12개 쪼갠 것, 반하(半夏) 반승 씻은 것, 생강(生薑) 1냥반.
이상 여섯 가지 약재를 물 1두를 써서 달여 3승을 취하고 찌꺼기를 버리고 1승을 따뜻하게 복용한다. 낮에 두 번 밤에 한 번 복용한다.

解說 태양병과 소양병의 합병(合病)으로 설사하는 사람은 황금탕(黃芩湯)을 준다. 만약 구역감이 있는 사람은 황금가반하생강탕(黃芩加半夏生薑湯)으로 주로 치료한다는 것이 조문의 내용이다.

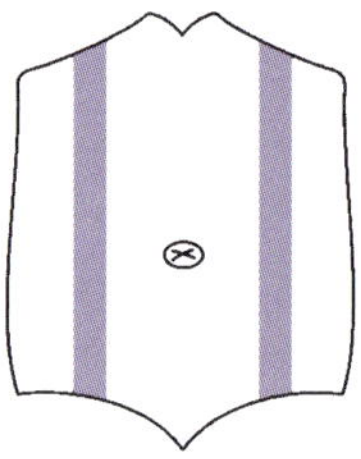

그림 24 황금탕의 복증(腹證)
복피구급(腹皮拘急, 腹直筋의 긴장)이 나타난다.

황금탕은 열이 있고 설사하는 때에 사용하나 황금탕에는 작약과 감초가 포함되어 있어서 이는 작약감초탕(芍藥甘草湯)이기 때문에 황금탕증(黃芩湯證) 가운데 복통이 나타나고 배에는 피부가 당기는 증상〔腹皮拘急〕이 보인다(그림 24).

症例

18세 여성이고 주된 증상은 설사와 복통, 구토임. 199X년 12월 3일 밤에 38.5도의 발열이 나타나고 3번 구토하였다. 12월 4일 10번 이상의 구토와 설사가 있었고 복통을 동반하였으며 열은 39도였다. 밤에 코피가 있었다. 12월 5일에 설사가 4번 있었고 다소 열이 내려갔으나 간헐적으로 심한 복통이 있기 때문에 본 병원을 방문하였다. 식욕은 있었으나 먹는 것은 불가능하였다. 얼굴은 청백색(青白色)이고 설태(舌苔)는 누렇고 두터웠으며 맥은 활(滑)하였다. 이상의 소견으로부터 황금탕(黃芩湯) 달인 약을 주었다. 밤에는 설사와 구토가 없었고 복통은 다소 줄어들었다. 12월 6일에는 복통이 없었고 대부분의 증상은 개선되었다. (저자 치험례)

名醫의 論說	[尾台榕堂] 황금탕(黃芩湯)은 이질(痢疾)(설사 질환의 하나), 발열, 복통, 심하비(心下痞), 이급후중(裏急後重)이 있어 농혈(膿血)이 나오는 자를 치료한다. 『類聚方廣義』 [淺田宗伯] 이 처방[黃芩湯]은 소양부위(少陽部位)의 설사에 신묘한 처방이다. 후세의 작약탕(芍藥湯) 등과 같이 논할 바가 아니다. 다만 같은 설사에 있어서도 시호(柴胡)는 왕래한열(往來寒熱)을 주로 치료한다. 이 처방은 복통을 주로 치료한다. 따라서 이 증상에 구역감이 있으면 시호를 사용하면 안 되고 뒤의 처방을 사용해야 한다. 뒤의 처방이란 작약탕(芍藥湯)을 말하는 것이다. 『方函口訣』

黃芩湯의 요점	
自覺症狀	설사, 발열, 복통, 심하부(心下部)의 막힘
他覺症狀	복피구급(腹皮拘急)

제173조

傷寒, 胸中有熱, 胃中有邪氣, 腹中痛, 欲嘔吐者, 黃連湯主之.

상한(傷寒)에서 흉중(胸中)에 열이 있고 위중(胃中)에 사기(邪氣)가 있어서 뱃속이 아프고 구토를 하려는 경우에는 황련탕(黃連湯)으로 주로 치료한다.

黃連湯方

황련(黃連) 3냥, 감초(甘草) 3냥 구운 것, 건강(乾薑) 3냥, 계지(桂枝) 3냥 껍질을 제거한 것, 인삼(人蔘) 2냥, 반하(半夏) 반승 씻은 것, 대조(大棗) 12개 쪼갠 것.

이상 일곱 가지 약재를 물 1승을 써서 달여 6승을 취하고 찌꺼기를 버리고 따뜻하게 복용한다. 낮에 3번 밤에 2번 복용한다. 아마도 중경(仲景)의 처방이 아닌 것 같다.

解說 상한에 가슴에 열이 있고 위중(胃中)에 사기(邪氣)가 있으며 뱃속이 아프고 구역감이 있으면 황련탕(黃連湯)으로 주로 치료한다는 것이 조문의 내용이다.

위중(胃中)의 사기(邪氣)라 함은 한(寒)의 사기(邪氣)를 말하는데, 한(寒) 때문에 복통이 나타난다. 구토와 복통, 심번(心煩)이 주요 증상이다.

應用 구토, 설사, 위염

症例

열성(熱性) 곽란(霍亂)으로 인하여 발생한 병에는 황련탕(黃連湯)을 쓴다. 15세 남자임. 주된 증상은 발열, 구토, 설사였다. 199X년 1월 17일 저녁부터 구토와 설사가 있었고 열감도 있었다. 열성의 곽란〔嘔吐下痢症〕이라고 생각되어 오령산(五苓散)을 투여하였다. 1월 18일 동이 틀 무렵에 구토와 설사가 있었고 복통도 나타났다. 아침에 기분이 나쁘고 열이 난다고 호소하였다. 낮에는 38.4의 발열과 설사가 3번 있었다. 밤에는 38.3도의 발열과 오심(惡心)과 복통이 있어서 오령산(五苓散)을 투여하였다. 배에 막힌 것(痞證)이 있다고 한다. 괴롭다고 호소하며 졸리기 때문인지 의식이 다소 저하되어 있는 것처럼 보였다. 구취(口臭)가 있고 맥은 빠르고 유력(有力)하였다. 복진(腹診)에서는 복부의 동통이 강하여 가볍게 복부를 만지는 것만으로도 심하게 통증이 있었다. 심하비(心下痞)가 있고 족삼리혈(足三里穴), 양구혈(梁丘穴)에 침을 놓아도 전혀 개선되지 않았다. 오령산증(五苓散證)은 아니다. 진맥을 하고 『유취방광의(類聚方廣義)』를 보면서 생각하였는데 열성 곽란의 처방으로는 오령산(五苓散), 황련탕(黃連湯), 황금가반하생강탕(黃芩加半夏生薑湯) 등이 있는데 오령산은 효과가 없었다. 황금가반하생강탕은 "황금탕증(下痢, 腹拘急, 心下痞 등을 치료한다.)에 구역하는 자를 치료한다."이다. 황련탕은 "가슴이 답답하고〔心煩〕 심하(心下)가 막히고 딴딴하며〔痞硬〕 배가 아프고 구토하며 상충(上衝)하는 자를 치료한다." 이어서 '괴롭다고 호소하며 의식이 다소 저하되어 있는' 상태를 심번(心煩)이라고 생각하고 황련탕을 투여하였다. 1월 18일 오후 10시경 황련탕(달인 약)을 끓여 주자 환자는 바로 약간 효과가 나는 듯하다고 하였다. 복통이 다소 개선되어 있었다. 1월 19일 새벽 12시 반에 체온은 다소 떨어지고 있었고 오전 10시에 땀이 났으며 복통은 없고 그다지 괴로워하지 않고 약간 구역감이 있었다. 또 황련탕을 복용하였다. 오전 12시에 구역감은 없고 체온은 36.4도이며 매우 기분이 좋다고 했다. 치료되었다고 판단하였다. (저자 치험례)

症例

29세의 여성. 주된 증상은 구토 복통. 199X년 12월 4일 새벽 3시경 매우 날카로운 상복부 통증이 나타났으며 2번 구토가 있었고 오전 중에 본 병원에서 진찰을 받았다. 구역감이 있으며 구갈은 없었다. 소변량은 보통이었으며 설사는 없었다. 안색도 특별한 변화가 없었고 혀에는 약간 황태(黃苔)가 있었다. 맥은 현(弦)하였고 복진(腹診)에서는 명치 부위에 가벼운 압통과 비증(痞證)이 있었다. 황련탕(黃連湯)의 증(證)이라 생각하고 황련탕 엑기스 7.5g을 투여하였다. 11월 5일에 가벼운 구역감과 복통이 있었지만 구토는 없었고 바로 개선되었다. (저자 치험례)

名醫의 論說	[吉益東洞] 황련탕(黃連湯)은 심번(心煩), 심하비경(心下痞硬), 복통, 구토, 상충(上衝)하는 자를 치료한다.『方極』 [尾台榕堂] 황련탕(黃連湯)은 곽란(霍亂), 산가(疝瘕, 복부의 硬結)로서 공심복통(攻心腹痛), 발열상역(發熱上逆), 심계(心悸), 구역감이 있고 또한 부인의 혈기통(血氣痛, 月經痛)으로 구토하며 심번(心煩)하고 발열, 두통이 있는 자를 치료한다.『類聚方廣義』

黃連湯의 요점	
自覺症狀	복통, 구토, 심하부(心下部)의 막힘, 심번(心煩)
他覺症狀	심하비경(心下痞硬)의 복증(腹證)

제 174 조

傷寒八九日, 風濕相搏, 身體疼煩, 不能自轉側, 不嘔不渴, 脈浮虛而澁者, 桂枝附子湯主之, 若其人大便硬, 小便自利者, 去桂加白朮湯主之.

상한병(傷寒病) 8, 9일에 풍습(風濕)이 서로 맞붙어 온몸이 아프면서 번(煩)하여 몸을 돌아누울 수가 없으며 구역질하지도 않고 갈증도 없는데 맥이 부허(浮虛)하면서 삽(澁)한 경우에는 계지부자탕(桂枝附子湯)으로 주로 치료한다. 만약 환자가 대변은 딱딱하게 굳으며 소변은 저절로 잘 나가는 경우에는 거계가백출탕(去桂加白朮湯)으로 주로 치료한다.

桂枝附子湯方

계지(桂枝) 4냥 껍질을 제거한 것, 부자(附子) 3개 포(炮)하여 껍질을 제거하고 부순 것, 생강(生薑) 3냥 썬 것, 대조(大棗) 12개 쪼갠 것, 감초 2냥 구운 것.

이상 다섯 가지 약재를 물 6승을 써서 달여 2승을 취하고 찌꺼기를 버리고 나누어 따뜻하게 3번 복용한다.

去桂加白朮湯方

부자(附子) 3개 포(炮)하고 껍질을 제거하여 부순 것, 백출(白朮) 4냥, 생강(生薑) 3냥 썬 것, 감초(甘草) 2냥 구운 것, 대조(大棗) 12개 쪼갠 것.

이상 다섯 가지 약재를 물 6승을 써서 달여 2승을 취하고 찌꺼기를 버리고 나누어 따뜻하게 3번 복용한다. 처음 복용할 때 환자의 몸이 저리는 것 같으니, 반나절 후에 다시 이를 복용한다. 3번 다 복용하면 환자가 덮어 쓴 것〔冒〕 같이 되나 괴이하게 보지는 말아야 한다. 이것은 부자, 백출을 써서 같이 피부 속을 달려가 수기(水氣)를 쫓았으나 아직 다 제거하지 못한 때문에 그런 것뿐이다. 법(法)에는 마땅히 계지 4냥을 더한다. 이 한 처방에 2개의 법으로서 대변이 단단하고 소변이 저절로 나가는 것에는 계지를 빼게 된다. 대변이 단단하지 않고 소변이 잘 나가지 않는 것에는 마땅히 계지를 더해야 한다. 부자 3개가 많은 것을 두려워하는 경우가 있는데 허약자과 임산부는 이를 줄여 복용하는 것이 마땅하다.

解說 상한에 걸려 8, 9일이 경과하였다. 풍사(風邪)와 습사(濕邪)가 하나로 침범하여 몸이 답답하며 아프고 자신의 힘으로 누어서 몸을 돌릴 수가 없다. 구역감은 없었고 구갈도 없었고 맥이 뜨고 허(虛)하며 색(濇)할 경우에는 계지부자탕(桂枝附子湯)으로 주로 치료한다. 만약 대변이 딱딱하고 소변이 잘 나오는 경우는 거계가백출탕(去桂加白朮湯)으로 주로 치료한다는 것이 조문의 내용이다.

거계가백출탕은 백출부자탕(白朮附子湯)이라고도 불려진다. 냉(冷)으로부터 오는 근육동통질환에 사용한다. 색맥(澁脈)은 작은 칼로 대나무를 긁을 때와 같이 까끌까끌한 맥이다.

症例

거계가백출탕(去桂加白朮湯)의 치험례. 60세의 남성. 주된 증상은 다리가 지끈지끈 아픈 것이다. 3월이 되자 오른쪽 발이 무슨 이유인지 모르게 지끈지끈 아팠다. 50미터 정도 걸으면 오른쪽 발이 심하게 끊임없이 아프며 근육 통증이 심하게 되었다. 일주일 전부터 침을 맞으러 다녔지만 효과가 없었다. 4월 2일에 본 병원을 방문하였다. 소변과 대변은 이상이 없었고 안색은 나빴다. 맥은 가라앉고 가늘었으며 복진 상에서 복부는 부드럽고 특별히 이상은 없었다. 이상의 소견으로 보아 근육의 동통이라 생각되고 거계가백출탕증(去桂加白朮湯證)이라고 판단되어서 달인 약을 주었다. 발이 지끈지끈하여 아픈 것이 서서히 좋아져서 4월 5일 이후에는 천천히 걸으면 300미터 정도 걸어도 지끈지끈 아프지는 않았다. 4월 8일에는 통증이 더 이상 없었고, 4월 23일에는 매우 좋은 상태가 되었다. 2주분을 다시 처방한 후에 투약을 중단하였다. (저자 치험례)

桂枝附子湯의 名醫의 論說	[吉益東洞] 계지부자탕(桂枝附子湯)은 계지거작약탕증(桂枝去芍藥湯證)으로서 신체가 아프고 번거로우며 스스로 몸을 돌리는 것을 못하는 자를 치료한다. 『方極』 [尾台榕堂] 이 처방[桂枝附子湯]도 마찬가지로 백출(白朮)을 첨가하면 효력이 있다. 통풍, 관절류마티스와 뭉친 독이 스며들어 통증을 나타내는 자를 치료한다.『類聚方廣義』

桂枝附子湯의 요점	
自覺症狀	몸이 답답하면서 아프고, 자는 자세에서 방향을 바꾸지 못함
他覺症狀	부맥(浮脈, 가볍게 만지면 잘 만질 수가 있지만 강하게 압박하면 맥을 만지기 어려움) 허맥(虛脈, 무력한 맥으로 압박하면 공허한 느낌의 맥이다.)

去桂加白朮湯의 名醫의 論說	[吉益東洞] 계지부자거계가백출탕(桂枝附子去桂加白朮湯)은 계지부자탕증(桂枝附子湯證)으로서 대변이 굳고 소변은 저절로 나오며 상충(上衝)하는 자를 치료한다.『方極』

去桂加白朮湯의 요점	
自覺症狀	근육통, 대변이 딱딱함, 소변이 잘 나옴.
他覺症狀	부맥(浮脈, 가볍게 만지면 잘 만질 수가 있지만 강하게 압박하면 맥을 만지기 어려움) 허맥(虛脈, 무력한 맥으로서 압박하면 공허한 느낌의 맥)

제175조

風濕相搏, 骨節煩疼, 掣痛不得屈伸, 近之則痛劇, 汗出短氣, 小便不利, 惡風不欲去衣, 或身微腫者, 甘草附子湯主之.

풍습(風濕)이 서로 맞붙어 골절(骨節)이 번거롭고 아프며 땅기고 아파서 굴신을 하지 못하며 가까이 하면 극렬하게 아프며 땀이 나면서 숨이 짧고 소변이 잘 통하지 않으며 오풍(惡風)으로 옷을 벗으려 하지 않거나 혹은 몸이 약간 붓는 경우에는 감초부자탕(甘草附子湯)으로 주로 치료한다.

甘草附子湯方

감초(甘草) 2냥 구운 것, 부자(附子) 2개 포(炮)하여 껍질을 제거하고 부순 것, 백출(白朮) 2냥, 계지(桂枝) 4냥 껍질을 제거한 것.

이상 네 가지 약재를 물 6승을 써서 달여 3승을 취하고 찌꺼기를 버리고 1승을 따뜻하게 복용한다. 하루에 3번 복용한다. 처음 복용할 때 조금 땀을 내면 곧 풀려서 식사를 할 수 있으면서 땀이 그친다. 다시 번(煩)해지는 경우는 장차 5홉을 복용하는데 1승이 많다고 염려되면 6, 7홉을 복용하여 시작하는 것이 마땅하다.

解說 풍사(風邪)와 습사(濕邪)가 하나로 되어서 인체에 침입하여 뼈가 아픈 것이 끌어당기는 것 같으니〔掣痛〕 때문에 굴신(屈伸)하는 것이 불가능하다. 손을 가까이 대는 것만으로도 아픔이 심하고 땀이 나며 호흡이 촉박해지고 오줌도 적어지며 바람을 맞으면 추위를 느낀다〔惡風〕. 의복을 벗고 싶지 않은 상태이며 때때로 약간 붓는 사람은 감초부자탕(甘草附子湯)으로 주로 치료한다는 것이 조문의 내용이다.

應用 관절류마티즘

症例

61세의 여성. 손가락이 붓고 동통을 주된 증상으로 하여 199X년 5월 2일 본원에서 초진하였다. 199X년 3월 하순부터 오른손 세 번째 손가락이 아프고 붉어지며 붓는 것을 느꼈는데 가까운 국립병원에서 관절류마티즘이라고 진단받았다. 내복약을 투여하였지만 증상이 개선되지 않아 본 병원에서 진찰을 받았다. 냉증(冷症)인데 땀을 흘리고 대소변은 정상이었으며 맥은 가라앉고 가늘었으며 혀는 옅은 홍색으로 설태(舌苔)가 없었고 혈액검사로서 류마티스 양성이었다. 뼈의 통증이라 생각되어 감초부자탕(甘草附子湯, 附子 0.3g)을 처방하였다. 7일 후에 통증은 점차 사라졌다. 부자를 0.6~1.0g으로 증량하여 3주만에 거의 통증이 사라졌다. 그 후에 수년간 양호한 경과를 보였다. (저자 치험례)

名醫의 論說	[吉益東洞] 감초부자탕(甘草附子湯)은 골절(骨節)이 아프고 번거로우며 굴신(屈伸)을 할 수 없고 상충(上衝), 한출(汗出), 오한(惡寒), 소변불리(小便不利)한 자를 치료한다.『方極』 [尾台榕堂] 감초부자탕(甘草附子湯)은 통풍, 관절류마티스 등을 치료한다. 그리고 그 치료는 계지부자탕(桂枝附子湯)과 거의 비슷하여 증상이 심한 자를 치료한다.『類聚方廣義』

甘草附子湯의 요점	
自覺症狀	뼈 관절의 격한 통증, 발한(發汗), 호흡촉박, 소변 감소

표 20 계지부자탕, 거계가백출탕, 감초부자탕의 비교

	桂枝	附子	生薑	大棗	甘草	白朮	비고
桂枝附子湯	4냥	3매	3냥	12개	2냥		피부의 동통
去桂加白朮湯		3매	3냥	12개	2냥	4냥	근육의 동통
甘草附子湯	4냥	2매			2냥	2냥	골의 동통

제176조

傷寒, 脈浮滑, 此以表有熱, 裏有寒, 白虎湯主之.

상한(傷寒)에 맥이 부활(浮滑)한 것은 표(表)에 열사(熱邪)가 있고 리(裏)에는 한사(寒邪)가 있기 때문이니, 백호탕(白虎湯)으로 주로 치료한다.

白虎湯方

지모(知母) 6냥, 석고(石膏) 1근 잘게 부순 것, 감초(甘草) 2냥 구운 것, 멥쌀 6홉.
이상 네 가지 약재를 물 1두를 써서 쌀을 끓여서 익히고 탕이 만들어지면 찌꺼기를 버리고 1승을 복용한다. 하루 3번 복용한다.

解說 상한으로 맥이 뜨고 활(滑)한 것은 표(表)에 열(熱)이 있고 리(裏)에 한(寒)이 있기 때문이다. 백호탕(白虎湯)으로 주로 치료한다는 것이 조문의 내용이다. 그러나 백호탕(白虎湯)의 병태는 몸에 열이 충만한 상태이므로 리(裏)에 한(寒)이 있다고 하는 것은 모순이라고 생각된다. 삼립지(森立之)는 한(寒)은 한음(寒飮)인 것을 말한다고 기재하고 있지만 무리한 설명이라는 느낌이 든다.

症例

어떤 남자가 유행병에 걸려서 20일이 지나 헛소리를 하며 의식장애가 되고 설태(舌苔)는 검고 오줌을 흘리며 변비가 있었다. 번열(煩熱)이 나고 답답하며 몇일 동안 밥을 먹지 않아 양 다리가 약하고 위축되며 미미한 부종이 있었다. 백호탕(白虎湯)을 주고 황련해독산(黃連解毒散)을 겸용하여 하루가 지나지 않아 완전히 치료되었다. (吉益南涯『成蹟錄』)

名醫의 論說	[吉益東洞] 백호탕(白虎湯)은 크게 목이 마르고 번조(煩躁)하는 자를 치료한다.『方極』 [淺田宗伯] 이 처방[白虎湯]은 사열(邪熱)이 기육(肌肉) 사이에 퍼져서 크게 열이 나고 목이 마르며 맥은 홍대(洪大)하거나 활삭(滑數)한 자를 치료한다. 성무기(成無己)는 이 처방을 신량해산(辛凉解散)하고 기표(肌表)를 수렴(收斂)하는 처방이라 하였는데, 기육(肌肉)의 사이에 산만(散漫)하게 땀이 나서 곧바로 나가지 못하는 것을 신량(辛凉)의 약을 써서 기육(肌肉)의 부분을 식혀서 가라앉히면 차가워져서 그러한 모양으로 땀이 나갈 수 있게 된다. 비유해서 말하자면 겨가 든 자루의 즙을 손에 쥐어 잡아 짜는 그러한 이치이다. 그러므로 백호탕(白虎湯)은 승기탕(承氣湯)과 표리(表裏)의 방제로서 같은 양명(陽明)의 위치에 있다하더라도 표리(表裏)에 모두 열이 있거나 혹은 삼양합병(三陽合病)으로 위(胃)가 실(實)하지는 않는 표(表)에 가까운 처방에 사용한다.『方函口訣』

白虎湯의 요점	
自覺症狀	땀이 크게 나는 것, 구갈, 발열
他覺症狀	홍대맥(洪大脈, 맥이 올 때는 크게 성하고 맥이 갈 때는 쇠한 느낌의 맥이다.)

제 177 조

傷寒, 脈結代, 心動悸, 炙甘草湯主之.

상한(傷寒)에 맥이 결대(結代)하고 가슴이 크게 두근거리면 자감초탕(炙甘草湯)으로 주로 치료한다.

炙甘草湯方[8)]

감초(甘草) 4냥 구운 것, 생강(生薑) 3냥 썬 것, 인삼(人蔘) 2냥, 생지황(生地黃) 1근, 계지(桂枝) 3냥 껍질을 제거한 것, 아교(阿膠) 2냥, 맥문동(麥門冬) 반승 속을 제거한 것, 마인(麻仁) 반승, 대조(大棗) 31개 쪼갠 것. 이상 아홉 가지 약재를 청주(淸酒) 7승과 물 8승을 써서 먼저 8개 약재를 달여 3승을 취하고 찌꺼기를 버린다. 아교를 넣고 다 녹인 다음 1승을 따뜻하게 복용한다. 하루에 3번 복용한다. 일명 복맥탕(復脈湯)이라고 한다.

解說 상한으로 맥이 결대(結代)하고 동계(動悸)가 있는 것은 자감초탕(炙甘草湯)으로 주로 치료한다는 것이 조문의 내용이다. 자감초탕(炙甘草湯)에는 감초, 인삼, 지황 등이 포함 되어 있고 허증(虛證)에 사용된다.

應用 부정맥, 동계(動悸)

症例

어금개역(御金改役) 후등길차랑(後藤吉次郎)의 어머니로 나이는 40여세임. 상한 후에 가슴에 동계(動悸)가 심해지고 때때로 인후에 미쳐서 호흡이 약하게 되고 인후 밖의 기육(肌肉)이 부어서 육류(肉瘤)[9)]와 같이 되었다. 맥은 허(虛)하고 빠르며 신체는 마르고 쇠하여 마른 섶나무의 모습과 같다. 음식이 들어가지 않고 여러 치료를 하였으나 효과가 없었다. 그 아버지 구산의원(龜山醫員)의 상월원수(上月元琇)가 나를 불러서 처방을 상담하였다. 나는 자감초탕가길경(炙甘草湯加桔梗) 이외에 적당한 처방은 없다고 하였다. 원수는 납득하여 이 처방을 계속 복용하게 하였다. 10일 째에 동계(動悸)가 점차 개선되었고 기육(肌肉)이 생겼다. 인후의 옹종(壅腫, 화농성 병변)이 자연스럽게 줄어들고 호흡도 좋게 되고 걸을 수 있게 되었다. 오주홍전(奧州弘前)에 돌아간 후에도 건강하다고 한다. (淺田宗伯 『橘窓書影』)

8) 炙甘草湯方: 『상한론』 177조 자감초탕에 나오는 대조는 용량이 12개로 되어 있다.

9) 육류(肉瘤): 기육에 생기 종유(腫瘤, 종기덩어리)를 말한다.

症例

21세의 남성. 주된 증상은 동계(動悸)임. 3년 전에 기흉(氣胸)과 간염으로 3개월간 입원했던 이래로, 대학입시나 걱정되는 일이 있을 때면 때때로 가슴이 뛰는 것을 스스로 느꼈다. 199X년 10월 초순 인간관계의 문제로 고민거리가 있어서, 10월 17일에 동계(動悸)를 호소하며 내원하였다. 심전도에서는 단일형의 심실성(心室性) 기외수축(期外收縮)이 1개 보였다. 여위고 피부가 희며, 맥은 가라앉고 가늘며 부정맥이 있었다. 복진상으로는 배꼽 왼쪽에 복부 대동맥의 박동이 느껴졌다. 이상의 소견으로 보아 자감초탕(炙甘草湯)이라고 판단되었다. 자감초탕(炙甘草湯) 9g을 주었는데 약 10일간 복용하여 동계(動悸)가 전부 사라졌다. 그 이후에는 약 1개월간 복약하여 경과가 양호하였기 때문에 투약을 중지하였다. (저자 치험례)

名醫의 論說	[淺田宗伯] 이 처방[炙甘草湯]은 심동계(心動悸)를 목표로 한다.『方函口訣』

炙甘草湯의 요점	
自覺症狀	동계(動悸)
他覺症狀	결맥(結脈): 완만한 맥인데 때때로 맥의 박동이 멈추는 것. 대맥(代脈): 일정한 맥박수 이후에 맥이 멈춰지는 것.

제178조

脈按之來緩, 時一止復來者, 名曰結. 又脈來動而中止, 更來小數中有還者反動, 名曰結, 陰也. 脈來動而中止, 不能自還, 因而復動者, 名曰代, 陰也. 得此脈者, 必難治.

맥을 누르면 오는 것이 완만하면서 때때로 한 번 그쳤다가 다시 오는 것을 결(結)이라 부른다. 또한 맥이 오는 것이 뛰었다가 중간에 그치고 다시 몇 번 오는 가운데 되돌아갔던 것이 다시 뛰니 이것도 결(結)이라 부르고 음(陰)에 속한다. 맥이 오는 것이 뛰었다가 중간에 그치고 다시 스스로 돌아오지 못하다가 후에 다시 뛰는 것을 대(代)라 부르고 음(陰)에 속한다. 이러한 맥이 나오면 반드시 치료하기 어렵다.

解說 맥을 보니 완만하고 때때로 멈추는 것은 결맥(結脈)이다. 맥이 오는 것이 동하다가 일시적으로 멈추고 다음에 약간 빠른 맥으로 되었다가 본래 맥의 리듬으로 돌아오는 것도 결맥(結脈)이라 하는데 음맥(陰脈)에 속한다. 맥은 동(動)하는 맥이지만 도중에 멈추고 잠깐 동안 맥이 박동하지 않는 것을 대맥(代脈)이라고 하며 음맥(陰脈)에 속한다. 이러한 맥은 치료하기 어렵다는 것이 조문의 내용이다. 177조에 말한 결맥(結脈)과 대맥(代脈)에 대하여 설명한 문장이다. 반복되는 설명이지만, 결맥(結脈)은 완만한 맥으로서 때때로 1회 박동이 멈추는 맥이고 대맥(代脈)은 일정한 맥박수 후에 맥이 멈추는 것을 말한다.

제 4 장

양명병(陽明病)의 맥증(脈證)과 치료를 변(辨)한다.

辨陽明病脈證幷治

제179조

問曰，病有太陽陽明，有正陽陽明，有少陽陽明，何謂也．答曰，太陽陽明者，脾約是也．正陽陽明者，胃家實是也．少陽陽明者，發汗，利小便已，胃中燥煩實，大便難是也．

묻기를, 병에는 태양양명(太陽陽明), 정양양명(正陽陽明), 소양양명(少陽陽明)이 있는데 무엇을 말하는 것인가. 답하기를, 태양양명(太陽陽明)은 비약증(脾約證)이 그것이고, 정양양명(正陽陽明)은 위가실(胃家實)이 그것이고, 소양양명(少陽陽明)은 땀을 내고 소변을 뺀 후에 위중(胃中)이 건조하면서 번(煩)하고 실(實)하여 대변을 보기 어려운 것이 이것이다.

注 비약(脾約)은 변비를 말한다.

解說 태양양명(太陽陽明), 정양양명(正陽陽明), 소양양명(少陽陽明)은 무엇을 말하는 것인가. 대답하여 말하기를, 태양양명은 비약(脾約, 便秘)을 말한다. 정양양명은 위장(胃腸)이 실증(實證)인 것, 소양양명은 땀과 소변을 나게 한 후에 위중(胃中)이 마르고 번증(煩症)이 있으며 실증(實證)으로서 대변이 나오기 어려운 것을 말한다는 것이 조문의 내용이다. 양명병은 태양병, 소양병, 양명병 이 세 가지 양병(陽病) 가운데 가장 열이 성(盛)한 병이다.

표 21 양명병의 요점(大承氣湯과 白虎湯을 이해하면 좋다.)

自覺症狀	發熱, 口渴, 大汗, 便秘, 腹痛, 腹滿
他覺症狀	遲脈(1회의 호흡 시간에 맥박이 3회 이하인 것) 洪大脈(맥이 올 때는 크게 성하게 오는데, 갈 때에는 쇠한 것을 느끼는 맥) 腹力은 충실, 복부팽만
대표적 처방	大承氣湯, 小承氣湯, 調胃承氣湯, 白虎湯

제 180조

陽明之爲病, 胃家實是也.

양명(陽明)의 병이 되는 것은, 위가실(胃家實)이 그것이다.

解說 양명병(陽明病)이라 함은 위장(胃腸)의 실증(實證)이라는 것이 조문의 내용이다.

제 181조

問曰, 何緣得陽明病. 答曰, 太陽病, 若發汗, 若下, 若利小便, 此亡津液, 胃中乾燥, 因轉屬陽明, 不更衣, 內實, 大便難者, 此名陽明也.

묻기를, 어떻게 양명병(陽明病)을 얻게 되는가. 답하길, 태양병(太陽病)에 잘못하여 혹은 발한(發汗)을 시키거나 혹은 공하(攻下)시키거나 혹은 소변을 나가게 하면 이는 진액(津液)을 손상시켜 위중(胃中)이 건조하게 만들기 때문에 양명(陽明)으로 전하여 속하게 되는데, 대변을 보지 못하니 뱃속이 실(實)하여 대변보기 어려운 경우를 양명병(陽明病)이라 부른다.

注 갱의(更衣)는 대변을 보는 것을 말한다.

解說 어떤 원인으로 양명병(陽明病)이 되는 것인가. 대답하여 말하기를, 태양병(太陽病)에 땀을 내든가, 하제(下劑)로 공하(攻下)하든가, 소변을 나오게 하든가, 진액(津液)을 감소시켜서 위(胃) 속이 건조하게 하는 것으로써 양명병(陽明病)이 된다. 변비가 있어서 체내에 실사(實邪)가 있거나 대변이 나오기 어려운 경우를 양명(陽明)이라고 부른다는 것이 조문의 내용이다.

제182조

問曰, 陽明病, 外證云何. 答曰, 身熱, 汗自出, 不惡寒, 反惡熱也.

묻기를, 양명병(陽明病)의 외증(外證)은 어떠한가. 답하기를, 온몸에 열이 나고 땀이 저절로 나는데 오한하지 않고 오히려 오열(惡熱)이 나타난다.

解說 양명병의 증상은 어떠한 것인가. 대답하여 말하기를, 신체의 속부터 열이 나는 것을 느끼며 자연히 땀이 나며 오한(惡寒)하지 않고, 오열(惡熱)하는 것을 말한다는 것이 조문의 내용이다.

제183조

問曰, 病有得之一日, 不發熱而惡寒者, 何也. 答曰, 雖得之一日, 惡寒將自罷, 卽自汗出而惡熱也.

묻기를, 병이 생긴지 첫날에 열이 나지 않고 오한만 있는 경우는 무엇인가. 답하기를, 비록 병을 얻은지 첫날이지만 오한이 장차 저절로 끝나고 곧 저절로 땀이 나면서 오열(惡熱)이 있을 것이다.

解說 양명병(陽明病)에 걸려 첫날에 발열하지 않고 오한(惡寒)하는 것은 어떠한 것인가. 대답하여 말하길, 양명병이 되어 첫날이지만 오한은 자연히 없어지게 되고, 자연히 땀이 나서 오열(惡熱)이 된다는 것이 조문의 내용이다. 오한은 풍에 적중되지 않아도 한기를 느끼는 것이다. 오열(惡熱)은 열로써 괴로우며 이 상태를 벗어나기 어려운 것을 말한다.

제184조

問曰, 惡寒何故自罷. 答曰, 陽明居中, 主土也, 萬物所歸, 無所復傳, 始雖惡寒, 二日自止, 此爲陽明病也.

묻기를, 오한(惡寒)은 어떻게 해서 저절로 없어지는가. 답하기를, 양명(陽明)은 만물의 중앙에 거처하여 토(土)를 주관하므로, 만물이 돌아갈 곳이며 다시 다른 곳으로 전할 수 없으니 처음에 비록 오한이 있더라도 2일째 오한이 저절로 그치면 이것이 양명병인 것이다.

解說 오한(惡寒)은 어떻게 자연히 없어지는가. 대답하여 말하기를, 양명(陽明)은 중앙(中央)에 있고 토(土)를 주관한다. 만물이 돌아가는 장소이며, 또한 다시 전할 장소가 없다. 시작에는 오한이 있으나 이틀째에 자연히 멈춘다는 것이 조문의 내용이다. 이것을 양명병(陽明病)이라고 말한다. 이 조문은 음양오행설(陰陽五行說)이다.

제185조

本太陽初得病時, 發其汗, 汗先出不徹, 因轉屬陽明也. 傷寒發熱無汗, 嘔不能食, 而反汗出濈濈然者, 是轉屬陽明也.

처음 태양병(太陽病)이 생겼을 때 발한(發汗)을 시켜 땀이 먼저 났어도 완전하지 못하면 그로 인하여 사기(邪氣)가 양명(陽明)으로 전해져 속하게 된다. 상한(傷寒)에 열이 나고 땀은 없으며 구역질을 하여 음식을 먹지 못하다가 오히려 땀이 계속 물 흐르듯이 나는 경우에는 사기가 양명(陽明)으로 전해져 속한 것이다[轉屬陽明].

注 즙(濈)은 모인 물이 흘러가는 모습을 말한다.

解說 원래 태양병에서 병증이 생길 때에 발한(發汗)을 시켰든가, 발한(發汗)이 충분하지 않았기 때문에 양명병이 되었다. 상한으로 열이 나고 땀은 없으며 구토로 식사를 할 수 없고 끊임없이 계속〔濈濈然〕 땀이 나는 것은 양명병이 되었기 때문이라는 것이 조문의 내용이다.

제186조

傷寒三日, 陽明脈大.

상한(傷寒) 3일째에 양명(陽明)의 맥은 대(大)하다.

解說 상한이 되어 3일 경과하면 양명병의 맥인 대맥(大脈)이 보인다는 것이 조문의 내용이다.

제187조

傷寒, 脈浮而緩, 手足自溫者, 是爲系在太陰, 太陰者, 身當發黃. 若小便自利者, 不能發黃, 至七八日, 大便硬者, 爲陽明病也.

상한(傷寒)에 맥이 부(浮)하면서 완(緩)하고 손발이 저절로 따뜻해진 경우에는 이는 태음(太陰)과 관련이 있으니 태음병(太陰病)은 몸에 반드시 황달(黃疸)이 생긴다. 만약 소변이 저절로 잘 나가면 황달이 생기지는 않으며 7, 8일 되어서 대변이 굳어지는 경우에는 양명병(陽明病)이 된다.

解說 상한이 되어 맥이 뜨고 완(緩)하며, 손발이 자연히 따뜻해지는 사람은 태음병(太陰病)이다. 태음병은 몸이 노란색으로 되는데, 소변이 잘 나오는 사람은 노란색이 되지 않는다. 7, 8일 지나 대변을 보기 어려운 경우는 양명병이라는 것이 조문의 내용이다.

제188조

傷寒轉繫陽明者, 其人濈然微汗出也.

상한(傷寒)에서 병이 전해져서 양명병(陽明病)에 속하게 되면 환자는 계속해서 조금씩 땀이 나게 된다.

注 계(繫)는 '연결한다, 걸린다' 는 의미이다.

解說 상한에 땀이 끊임없이 축축하게 흘러나온다는 것이 조문의 내용이다.

제189조

陽明中風, 口苦, 咽乾, 腹滿微喘, 發熱惡寒, 脈浮而緊. 若下之, 則腹滿小便難也.

양명중풍(陽明中風)에 입이 쓰고 목구멍이 건조하며 배가 그득하면서 천식이 약간 있고 발열과 오한이 있고 맥은 부(浮)하면서 긴(緊)하다. 만약 설사를 시키면 배가 그득하면서 소변을 보기 어렵게 된다.

解說 양명병 중풍으로 입이 쓰고〔口苦〕, 목구멍이 마르고〔咽乾〕, 배가 그득하며〔腹滿〕, 조금 천식이 있고〔微喘〕 발열, 오한하며 맥이 부(浮)하고 긴(緊)한 때에 하제(下劑)로써 공하(攻下)하면 복만(腹滿)이 되거나 소변이 나오기 어렵다는 것이 조문의 내용이다.

제 190 조

陽明病, 若能食, 名中風. 不能食, 名中寒.

양명병(陽明病)에 만약 음식을 먹을 수 있다면 중풍(中風)이라 하고, 먹을 수 없다면 중한(中寒)이라 한다.

解說 양명병이 되어 식사하는 것이 가능하면 중풍(中風)이라 하며, 식사하는 것이 가능하지 않으면 중한(中寒)이라 한다는 것이 조문의 내용이다.

제 191 조

陽明病, 若中寒者, 不能食, 小便不利, 手足濈然汗出, 此欲作固瘕, 必大便初硬後溏, 所以然者, 以胃中冷, 水穀不別故也.

양명병(陽明病)에 만약 중한(中寒)이라면 음식을 먹지 못하고 소변이 잘 통하지 않으며 손발에 조금씩 계속 땀이 나는데, 이는 고질적인 가병(瘕病)[1]이 되려는 것으로 반드시 대변이 첫머리만 굳고 뒤는 묽을 것이다. 그 이유는 위중(胃中)이 냉(冷)하여 수곡(水穀)을 분별(分別)하지 못하기 때문이다.

解說 양명병으로 한사(寒邪)에 맞은 경우는 식사를 하는 것이 가능하지 않고, 소변이 나오며 축축히 땀을 흘린다. 이것은 고가(固瘕)가 되는 증후이다. 반드시 대변이 처음에는 딱딱하고 그 후에는 무른 변이 되는 것은 속이 차가워서 위중(胃中)에서 음식물을 나누는 것이 불가능하기 때문이라는 것이 조문의 내용이다. 고가(固瘕)라는 병기에 대한 설명이 되어 있다.

---

1) 가병(瘕病): 뱃속에 기(氣)가 울체(鬱滯)되어 덩어리가 생기는 병.

제 192 조

陽明病, 初欲食, 小便反不利, 大便自調, 其人骨節疼, 翕翕如有熱狀, 奄然發狂, 濈然汗出而解者, 此水不勝穀氣, 與汗共併, 脈緊則愈.

양명병(陽明病) 초기에 식욕이 있고 소변은 오히려 잘 나가지 않으며 대변은 저절로 조절되어 환자가 뼈마디가 아프며 화끈화끈 열감이 있다가 갑자기 미친 듯이 되며 조금씩 계속 땀이 나면서 병이 풀어지는 경우는, 수기(水氣, 邪氣)가 곡기(穀氣, 正氣)를 이기지 못하고 땀과 함께 나가는 것이니 맥이 긴(緊)하면 낫는다.

解說 양명병에서 처음에는 식욕이 있고 소변이 적고 대변을 보통으로 본다. 신체의 관절이 아프며 한꺼번에〔翕翕〕 열이 나오고, 돌연히〔奄然〕 발광(發狂)하며 조금씩 계속〔濈然〕 땀이 나며 낫는 사람은 수기(水氣)가 곡기(穀氣)를 이기지 못하고 땀과 동시에 체외로 나오기 때문이다. 맥이 긴(緊)하면 병증이 바로 낫는다는 것이 조문의 내용이다.

『설문해자』에서는 '흡(翕)' 은 '일어남' 이라고 되어 있고 '흡흡(翕翕)' 은 많은 것이 한꺼번에 일어난다는 것을 말해준다. '엄연(奄然)' 은 '돌연' 이라는 뜻이다. '즙연(濈然)' 은 끊임없이 땀이 나오는 것을 말한다.

제 193 조

陽明病, 欲解時, 從申至戌上.

양명병(陽明病)이 낫게 되는 시간은 신시(申時)부터 술시(戌時)까지이다.

注 양명병에 '신(申)' 은 오후 4시 전후의 2시간, '술(戌)' 은 오후 8시 전후의 2시간을 말한다.

解說 양명병이 낫는 시간은 오후 4시에서 오후 8시까지라는 것이 조문의 내용이다.

제194조

陽明病, 不能食, 攻其熱必噦, 所以然者, 胃中虛冷故也. 以其人本虛, 攻其熱必噦.

양명병(陽明病)에 먹지 못하는 경우 그 열사(熱邪)를 공하(攻下)하면 반드시 딸꾹질[噦]이 날 것이니 그 이유는 위중(胃中)이 허랭(虛冷)하기 때문이다. 환자가 본래 허했기 때문에 열을 공하(攻下)하면 반드시 딸꾹질이 생긴다.

解說 양명병으로 먹는 것이 불가능한데 열을 공격하면 반드시 딸꾹질을 한다. 본래 허증(虛證)이었는데 열을 공격하면 반드시 딸꾹질을 한다는 것이 조문의 내용이다.

제195조

陽明病, 脈遲, 食難用飽, 飽則微煩, 頭眩, 必小便難, 此欲作穀疸, 雖下之, 腹滿如故. 所以然者, 脈遲故也.

양명병(陽明病)에 맥이 느리며[遲] 음식을 먹어 배부르지 않고 배부르면 조금 번(煩)하며 머리가 어지럽고 반드시 소변을 보기 어려우니 이는 곡달(穀疸)[2]이 생기려는 것으로 비록 공하(攻下)를 하더라도 배가 그득한 것은 여전하다. 그 이유는 맥이 지(遲)한 까닭이다.

解說 양명병으로 맥이 느리며 배가 불러서 먹을 수가 없는데 먹으면 약간 번(煩)하고 혹은 머리가 어지럽고 소변이 나오기 어렵게 된다. 이것을 곡달(穀疸)이라고 말한다. 하제(下劑)를 주어서 공하(攻下)하였지만 배가 그득한 것은 변하지 않았다. 이것은 맥이 느리기 때문이라는 것이 조문의 내용이다.

2) 곡달(穀疸): 황달(黃疸)의 한 종류로서 위달(胃疸)이라고도 하며 주로 음식과다로 열이 발생하여 생긴다.

제 196 조

陽明病, 法多汗, 反無汗, 其身如蟲行皮中狀者, 此以久虛故也.

양명병(陽明病)은 마땅히 땀이 많이 나야 하는데 오히려 땀이 없고 그 몸에 벌레가 피부 속을 기어가는 것 같이 가려운 경우는 오랫동안 허(虛)했기 때문이다.

解說 양명병은 본래 땀이 많은데 땀이 없고 벌레가 몸의 피부 속을 기어 다니는 듯한 증상을 보이는 사람은 몸이 장기간 허(虛)하였기 때문이라는 것이 조문의 내용이다.

제 197 조

陽明病, 反無汗, 而小便利, 二三日嘔而咳, 手足厥者, 必苦頭痛. 若不咳, 不嘔, 手足不厥者, 頭不痛.

양명병(陽明病)에 오히려 땀이 없고 소변이 잘 나오며, 2, 3일 지나 구토와 기침을 하고 손발이 궐랭(厥冷)한 경우에는 반드시 머리가 아파서 괴로울 것이다. 만약 기침과 구토를 하지 않고 손발도 궐랭(厥冷)하지 않으면 머리도 아프지 않다.

解說 양명병으로 한(汗)이 없고 소변은 잘 나오는데 2, 3일 지나 구역질과 기침을 하며 손발이 차가워지는 사람은 반드시 두통으로 괴로워한다. 만약 기침이 없고 구역질도 없으며 손발도 차가워지지 않는 사람은 두통이 없다는 것이 조문의 내용이다.

제 198 조

陽明病, 但頭眩, 不惡寒, 故能食而咳, 其人咽必痛. 若不咳者, 咽不痛.

양명병(陽明病)에 단지 머리가 어지럽고 오한(惡寒)하지 않으므로 능히 먹을 수 있고 기침만 하는데 환자가 인후가 반드시 아프게 된다. 만일 기침을 하지 않는 경우에는 인후도 아프지 않다.

解說 양명병으로 머리가 어지럽고 오한이 없으며 식사를 하는 것은 가능하나 기침을 하는 사람은 반드시 목구멍이 아프다. 만약 기침을 하지 않는 사람은 목구멍이 아프지 않다는 것이 조문의 내용이다.

제 199 조

陽明病, 無汗, 小便不利, 心中懊憹者, 身必發黃.

양명병(陽明病)에 땀이 없고 소변이 잘 나가지 않으며 심중(心中)이 답답하고 괴로운[懊憹] 경우에는 온몸에 반드시 황달(黃疸)이 생기게 된다.

解說 양명병으로 땀이 없고 소변이 적고 가슴이 답답하면서 어지러워 괴로운〔心中懊憹〕 경우는 몸이 황색(黃色)으로 된다.

제 200 조

陽明病, 被火, 額上微汗出, 而小便不利者, 必發黃.

양명병(陽明病)에 화법(火法)을 써서 이마에 조금 땀이 나고 소변이 잘 나가지 않는 경우에는 반드시 황달(黃疸)이 생기게 된다.

解說 양명병으로 화열(火熱)의 치료를 받았지만 이마 상부에서 약간 땀이 나오고 소변이 없는 사람은 몸이 반드시 황색(黃色)이 된다는 것이 조문의 내용이다.

제 201조

陽明病, 脈浮而緊者, 必潮熱, 發作有時, 但浮者, 必盜汗出.

양명병(陽明病)에 맥이 부(浮)하면서 긴(緊)하면 반드시 조열(潮熱)하되 발작이 때가 있고, 단지 맥이 부(浮)하기만 하는 경우는 반드시 도한(盜汗)이 난다.

解說 양명병으로 맥이 뜨며 긴(緊)한 사람은 반드시 조열(潮熱)이 나고 때때로 발작이 있으며 맥이 뜨기만 하는 사람은 반드시 도한(盜汗)이 난다는 것이 조문의 내용이다.

제 202조

陽明病, 口燥, 但欲漱水, 不欲嚥者, 此必衄.

양명병(陽明病)에 입안이 마른데 단지 입에 물을 축이려고만 하고 삼키지 않는 경우에는 반드시 코피가 날 것이다.

解說 양명병으로 목이 마르고 번(煩)하며 물로 양치하여 적시려고만 하고 마시려하지 않는 경우는 반드시 코에서 피가 난다〔衄〕는 것이 조문의 내용이다.

제 203조

陽明病, 本自汗出, 醫更重發汗, 病已差, 尙微煩不了了者, 此必大便硬故也, 以亡津液, 胃中乾燥, 故令大便硬. 當問其小便日幾行, 若本小便日三四行, 今日再行, 故知大便不久出, 今爲小便數少, 以津液當還入胃中, 故知不久必大便也.

양명병(陽明病)에 원래 자한(自汗)이 나는데 의사가 다시 거듭 발한(發汗)을 시켜 병증(病證)은 이미 풀어졌으나 아직도 약간 답답하여[煩] 상쾌하지 않은 경우에는 이는 반드시 대변이 단단해졌기 때문이니, 진액(津液)이 손상되어 위중(胃中)이 건조해지므로 대변이 굳게 되는 것이다. 이때에 마땅히 환자가 하루에 소변을 몇 번 보는가를 물어보아서 만약 소변을 본래 하루 3, 4번 보는데 지금은 단지 2번 정도 본다고 하면 대변이 오래지 않아 나오리라는 것을 알 수 있다. 지금 소변보는 횟수가 감소되는 것을 기준으로 진액(津液)이 위중(胃中)으로 되돌아갔다고 보는 것이니 그러므로 오래지 않아 반드시 대변이 풀릴 것임을 알 수 있다.

解說 양명병으로 자연히 땀이 나는데 의사가 거듭 땀을 내서 병증이 상당한 부분 나았지만 약간 번(煩)하며 개운하지 않은 사람은 대변이 딱딱하기 때문이다. 진액(津液)이 감소하여 위중(胃中)이 건조하기 때문에 대변이 딱딱하게 되는 것이다. 이 경우에 소변의 횟수를 물어야 한다. 만약 보통의 경우 소변 횟수가 3, 4회이나, 오늘이 2회였다면 대변도 곧 나올 것임을 알 수 있다. 즉 소변 횟수가 적으면 진액(津液)이 위중(胃中)에 돌아와서 얼마 안 되어 대변을 볼 것을 알 수 있다는 것이 조문의 내용이다. 진액(津液)은 혈액 이외의 체액을 말한다.

제 204조

傷寒, 嘔多, 雖有陽明證, 不可攻之.

상한병(傷寒病)에 구토가 심하면 비록 양명증(陽明證)이 있다 하더라도 공하(攻下)해서는 안 된다.

解說 상한으로 구역질이 많은 경우에는 양명증(陽明症)이 있어도 이것을 공하(攻下)하면 안 된다는 것이 조문의 내용이다.

제 205 조

陽明病, 心下硬滿者, 不可攻之, 攻之利遂不止者, 死, 利止者, 愈.

양명병(陽明病)에 심하(心下)가 딴딴하고 그득한 경우에는 공하(攻下)시켜서는 안 되니 만약 공하하여 설사가 그치지 않는 경우는 죽고, 설사가 그치는 경우는 낫는다.

解說 양명병으로 상복부가 딴딴하게 부른〔心下硬滿〕 경우는 공하(攻下)해서는 안 된다. 하제(下劑)를 주어 공하(攻下)하면 설사가 멈추지 않아 죽고, 설사가 멈추는 자는 낫는다는 것이 조문의 내용이다.

제 206 조

陽明病, 面合色赤, 不可攻之, 必發熱. 色黃者, 小便不利也.

양명병(陽明病)에 얼굴이 온통 붉으면 공하(攻下)해서는 안 되니, 반드시 열이 난다. 얼굴이 누렇게 되는 경우에는 소변이 잘 통하지 않는다.

解說 양명병으로 안면의 색이 붉은 경우에는 하제(下劑)로써 공하(攻下)하면 안 된다. 공하(攻下)하면 반드시 열이 난다. 안색이 노란 경우는 소변이 줄어든다는 것이 조문의 내용이다.

제 207 조

陽明病, 不吐, 不下, 心煩者, 可與調胃承氣湯.

양명병(陽明病)에 토법(吐法)과 하법(下法)을 쓰지 않았는데 가슴이 번(煩)한 경우에는 조위승기탕(調胃承氣湯)을 복용하게 할 수 있다.

調胃承氣湯方[3)]

감초(甘草) 2냥 구운 것, 망초(芒硝) 반승, 대황(大黃) 4냥 청주(淸酒)로 씻은 것.
이상 세 가지 약재를 썰어 물 3승을 써서 2가지를 달여서 1승에 이르면 찌꺼기를 버리고 망초를 넣어 다시 약한 불 위에서 한두 번 끓여서 따뜻하게 하여 그것을 돈복(頓服)한다. 위기(胃氣)를 조절한다.

解說 양명병으로 구토가 없고 변비가 있으며 가슴이 번만(煩滿)하고 괴로움을 느끼는 경우는 조위승기탕(調胃承氣湯)을 주면 좋다는 것이 조문의 내용이다. 번(煩)은 어지럽히다, 괴로워서 고뇌하다, 화가 난다 등의 뜻을 갖고 있다.

조위승기탕은 실증(實證)으로서 구토, 발열, 변비의 경우에 사용한다. 180조에서 "양명병(陽明病)은 위가실(胃家實)이 이것이다."라고 하였으니, 양명병은 위장(胃腸)이 실(實)하여 변비와 배가 그득한 증상이 있고 신체의 내부에 열상(熱狀)이 있는 것이다.

症例

10세의 남자로 주소는 복통과 구토임. 200X년 4월 12일 오전 11시경에 구토와 복통이 있고 그 후 6시 반에 진료하였는데 복력(腹力)은 중등도로써 왼쪽 아래 복부에 압통이 있었고 이틀간 대변을 보지 않았다. 발열은 없었다. 복부 이외에는 정상이었고 숙식(宿食)이라고 판단되어 조위승기탕(調胃承氣湯)을 투여하였는데 구토와 대변을 1번 보았고 그 후에 복통은 없어지게 되었다. 4월 13일 아침에 복용하여 오전 11시에 구토하였고 오후 4시에 딸기를 먹고 구토가 없었다. 오후 6시에 진료하였는데 복통과 구토는 없었다. 복부에 압통이 없었고 복력은 중등도였고 특별한 복증(腹證)은 없었다. 대략 치료되었다고 판단되었다. (저자 치험례)

3) 調胃承氣湯方: 『상한론』 29조 조위승기탕에 나오는 망초는 용량이 반근으로 되어 있다.

제 208 조

陽明病, 脈遲, 雖汗出不惡寒者, 其身必重, 短氣, 腹滿而喘, 有潮熱者, 此外欲解, 可攻裏也. 手足濈然汗出者, 此大便已硬也, 大承氣湯主之. 若汗多 微發熱惡寒者, 外未解也, 其熱不潮, 未可與承氣湯, 若腹大滿不通者, 可與小承氣湯微和胃氣, 勿令至大泄下.

양명병(陽明病)에 맥이 지(遲)하고, 비록 땀이 나나 오한하지 않는 경우에는 몸이 반드시 무겁고 숨이 짧으며 배가 그득하면서 천식을 하는데, 조열(潮熱)이 있으면 이것은 외증(外證)이 풀리려는 것이므로 그 리(裏)를 공하(攻下)할 수 있다. 손발에 조금씩 계속[濈然] 땀이 나면 이는 대변이 이미 단단해진 것이니 대승기탕(大承氣湯)으로 주로 치료한다. 만일 땀이 많이 나고 조금 발열과 오한이 있으면 이것은 표증(表證)이 아직 풀어지지 않은 것으로서 발열은 조열(潮熱)과 달라서 아직 승기탕(承氣湯)을 복용하게 할 수 없고, 만약 복부가 크게 부르고 막힌 경우에는 소승기탕(小承氣湯)을 복용하게 하여 위기(胃氣)를 조금 풀어줄 수 있으나 크게 설사하는 데까지 이르게 하지 말아야 한다.

大承氣湯方

대황(大黃) 4냥 술에 씻은 것, 후박(厚朴) 반근 구워 껍질을 제거한 것, 지실(枳實) 5개 구운 것, 망초(芒硝) 3홉.
이상 네 가지 약재를 물 1두를 써서 먼저 2약재를 달여 5승을 취하여 찌꺼기를 버리고 대황을 넣어 다시 달여서 2승을 취하고 망초를 집어넣고 다시 약한 불에 올려 한두 번 끓이고 나누어 따뜻하게 2번 복용한다. 설사를 하게 되면 나머지는 복용하지 않아야 한다.

小承氣湯方

대황(大黃) 4냥 술로 씻은 것, 후박(厚朴) 2냥 구워 껍질을 제거한 것, 지실(枳實) 3개 큰 것으로 구운 것.
이상 세 가지 약재를 물 1두을 써서 먼저 2약재를 달여 5승을 취하고 찌꺼기를 버리고 대황을 넣어 다시 달여 2승을 취하고 찌꺼기를 버리고 나누어 따뜻하게 복용한다. 처음 탕을 복용하면 마땅히 대변을 보게 되는데 그렇지 않은 경우는 이것을 다 복용한다. 만약 대변을 보는 경우는 복용을 하지 말아야 한다.

解說 양명병으로 맥이 느리며 땀이 나오나 오한하지 않는 경우로서 신체가 무겁고 호흡이 짧고〔短氣〕 배가 그득하며 천식(喘息)을 한다. 일정한 시간에 열이 있는〔潮熱〕 사람은 표증(表證)은 곧 좋아지기 때문에 리(裏)를 공격해야 한다. 조금씩 끊임없이〔濈然〕 땀이 나오는 사람은 대변이 딱딱하기 때문이니 대승기탕(大承氣湯)으로 주로 치료한다. 만약에 땀

이 많고 약하게 열이 나고 오한이 있는 사람은 표증(表證)이 아직 해결되지 않았기 때문에다. 조열(潮熱)이 아니면 승기탕(承氣湯)을 주어서는 안 된다. 만약에 복부가 팽만하고 아프지 않은 사람은 소승기탕(小承氣湯)을 주어서 위기(胃氣)를 조금 조화(調和)시켜야 한다. 심하게 설사시켜서는 안 된다는 것이 조문의 내용이다.

하제(下劑)로써 가장 강력한 것은 대승기탕(大承氣湯)이며, 소승기탕(小承氣湯)이 뒤를 잇고 조위승기탕(調胃承氣湯)이 가장 약하다. 대승기탕은 복부가 딱딱하고 팽만(膨滿)하며 변비(건조한 대변)가 있는 실증(實證)의 병증(病證)에 사용된다.

症例

大承氣湯의 症例

아주번(阿州藩) 시전(柴田) 행석위문(幸石衛門)의 부인. 역병(疫病)에 걸림. 오열(惡熱)과 헛소리가 있고 혀가 검고 말라서 오그라들며 사람을 알아보지 못하는데 본인〔尾台榕堂〕은 대승기탕(大承氣湯)을 사용하였다. 8, 9일이 지나도록 식사를 하지 못하여 한 모금의 죽도 마실 수 없었다. 가족은 여러 가지의 먹을 것을 주었으나 약 이외에는 무엇도 입에 넣으려 하지 않았다. 나는 환자가 밥을 먹으려 하지 않아도 계속하여 대승기탕(大承氣湯)을 주었다. 15일이 지나자 정신이 또렷해지고 처음으로 죽을 주었다. 그 후부터는 식사를 조금씩 하여 그 후에 시호계지건강탕(柴胡桂枝乾薑湯)을 주었다. 40여일에 치료되었다. (尾台榕堂『方伎雜誌』)

일본교통(日本橋通)의 3가 산본등병위(山本藤兵衛)의 어머니. 치질로 1개월 정도 변비가 있고 항문은 타는 듯이 통증이 심하였다. 대승기탕가황금유향(大承氣湯加黃芩乳香)을 복용시키고 돼지 담즙에 식초를 더하여 항문에 주입하여 부은 병소에 발랐다. 하루 밤낮이 지난 후에 조시(燥屎) 7, 8개를 보고 치질의 통증도 개선되어 수년 동안 앓던 병증이 나았다. (淺田宗伯『橘窓書影』)

大承氣湯의 名醫의 論說	[吉益東洞] 대승기탕(大承氣湯)은 배가 딴딴하고 그득하며 혹은 냄새가 심한 설사를 하거나 혹은 조시(燥屎)가 있는 사람을 치료한다.『方極』 [淺田宗伯] 이 처방[大承氣湯]은 위실증(胃實證)을 치료하는 주 처방이나 '승기(承氣)'는 '순기(順氣)'의 의미로서 기가 응결된 것이 심한 사람에게 활용한다고 되어 있다. 당귀(當歸)를 첨가하여 발광(發狂)을 낫게 하고 유향(乳香)을 첨가하여 치질을 낫게 하며 인삼(人蔘)을 첨가하여 위기(胃氣)를 끌어올리고 또한 사역탕(四逆湯)을 합하여 온하(溫下)하니 신묘한 용도가 다함이 없다. 기타는 본론과 오우가(吳又可)의 설명에 근거하여 운용하면 된다.『方函口訣』

大承氣湯의 요점	
自覺症狀	변비, 번만(煩滿), 발한(發汗), 숨이 끊어짐
他覺症狀	지맥(遲脈, 1회의 호흡 시간에 맥이 3회 이하인 것을 말한다.) 복력(腹力)은 충실하고, 복부는 팽만(膨滿)하다.

大承氣湯의 參考文獻	大塚敬節: 月經不順한 患者. 漢方診療三十年, 298쪽, 創元社, 1985년

症例

小承氣湯의 症例

우리 고향의 서죽정(西竹町) 14번지 士族(무사집안)인 川窪 아무개라는 사람으로 오른쪽 기충혈(氣衝穴, 배꼽 아래 5촌 정 중앙에서부터 2촌 밖에 있는 足陽明胃經의 穴)로부터 소복(아랫배)까지 통증이 이어져 있다. 그 부위가 흡사 쥐가 옆으로 달라붙어 있는 것 같고 자신이 삼황환(三黃丸)을 복용하며 대변이 6, 7번 나왔다고 하나 통증이 있었다. 나〔山田業精〕에게 진찰을 청하였다. 진찰하니 맥은 현(弦)하고 체표에 열은 없고 설태(舌苔)도 없으며 입맛이 있고 소변 색깔은 약간 붉다. 계지가대황탕(桂枝加大黃湯)을 투여하였으나 효과는 없었다. 아버지(山田業廣)에게 상담하자 소승기탕(小承氣湯)에 구미소산음(九味消疝飮)과 견우자말(牽牛子末)을 더하여 주면 된다고 하여 그대로 하니 3첩을 먹고 물과 같은 설사를 4, 5회 하고 동통(疼痛)이 반으로 줄어들었다. 이어서 견우자(나팔꽃씨)를 빼고 대략 5, 6일 지나자 완쾌되었다. (山田業精 『井見集附錄』)

小承氣湯에 대한 名醫의 論說	[吉益東洞] 소승기탕(小承氣湯)은 배가 그득하며 대변이 딱딱한 자를 치료한다. 『方極』 [淺田宗伯] 이 처방[小承氣湯]은 위중(胃中)의 사기(邪氣)를 가볍게 泄下시킨다. 본론에서는 조시(燥屎)의 유무(有無)로써 위의 두 처방을 구별한다. 후세에 있어 대승기탕(大承氣湯)은 삼초(三焦)의 비만(痞滿)을 목표로 하고, 소승기탕은 상초(上焦) 비만(痞滿)을 목표로 한다. 조시(燥屎)를 진단하는 법은 다양하지만, 확실히 조시(燥屎)가 있는 경우에는, 배꼽 아래를 누르면 무언가가 있고, 그 부위를 문질러보면 피부가 건조하다. 조시(燥屎)와 적기(積氣)를 잘못 보는 경우가 있지만, 이것은 빙글빙글 손을 돌리면서 누르면 대체로 알 수 있다. 조시(燥屎)는 눌러서 통증이 적고, 적(積)은 통증이 저절로 발한다. 또한 하초(下焦)에 있을 뿐만 아니라 중상초(中上焦)까지 올라간다. 이러한 증상이 없으면서 조열(潮熱)과 섬어(譫語)가 있는 경우는 이 처방이 적합하다. 『方函口訣』

小承氣湯의 요점	
自覺症狀	변비, 복만(腹滿), 대변
他覺症狀	활맥(滑脈, 구슬이 손가락 밑에서 굴러가는 느낌의 맥) 복력(腹力)은 충실하고, 복부가 팽만(膨滿)하다.

표 22 대승기탕, 소승기탕, 조위승기탕의 비교

	大黃	厚朴	枳實	芒硝	甘草	下劑의 강함	燥屎
大承氣湯	4냥	0.5근	5매	3합		강	+
小承氣湯	4냥	2냥	3매			중	−
調胃承氣湯	4냥			0.5승	2냥	약	−

參考) 후한시대의 1냥은 13.92g, 1근은 222.73g, 1합은 0.1981dL이다.
1승은 10합이고 이것은 1.981dL이다.

小承氣湯의 參考文獻

山田光胤: 小承氣湯, 漢方處方應用의 實際, 205쪽, 南山堂, 1990년

제 209 조

陽明病, 潮熱, 大便微硬者, 可與大承氣湯, 不硬者, 不可與之. 若不大便六七日, 恐有燥屎, 欲知之法, 少與小承氣湯, 湯入腹中, 轉失氣者, 此有燥屎也, 乃可攻之. 若不轉失氣者, 此但初頭硬, 後必溏, 不可攻之, 攻之必脹滿不能食也. 欲飮水者, 與水則噦, 其後發熱者, 必大便復硬而少也, 以小承氣湯和之. 不轉失氣者, 愼不可攻也.

양명병(陽明病)에 조열(潮熱)이 나고 대변이 약간 굳은 경우에는 대승기탕(大承氣湯)을 복용하게 할 수 있으나 굳지 않은 경우에는 복용하게 할 수 없다. 만일 6, 7일 동안 대변을 보지 못하여 조시(燥屎)가 생겼는지 의심스러울 때 검사해보는 방법은, 먼저 소승기탕(小承氣湯)을 조금 복용하게 하여 탕약이 뱃속으로 들어갔을 때 만약 방귀가 나오게 되면 이것은 조시(燥屎)가 있는 것이므로 이내 공하(攻下)할 수 있다. 만약 방귀가 나오지 않을 경우에는 단지 첫머리만 굳고 나중에는 반드시 묽을 것이니 공하(攻下)해서는 안 되며, 공하하면 반드시 배가 그득하여 음식을 먹지 못하게 되며, 물을 마시고 싶어 하는 경우에 물을 마시고 나면 곧 딸꾹질을 하게 되고, 만약 그 후 열이 나는 경우는 반드시 대변이 다시 굳어서 양이 줄어들게 되니, 소승기탕(小承氣湯)으로 풀어줄[和] 수 있다. 방귀가 나오지 않는 경우에는 함부로 공하법(攻下法)을 써서는 안 된다.

解說 양명병으로 조열(潮熱)이 있으면서 대변이 약간 딱딱한 사람은 대승기탕(大承氣湯)을 주어야한다. 대변이 딱딱하지 않은 사람은 대승기탕을 주어서는 안 된다. 6, 7일에 대변을 보지 못하는 경우에는 아마도 건조한 대변〔燥屎〕이 있기 때문이다. 조시(燥屎)의 존재를 알고자 하는 방법은 소량의 소승기탕(小承氣湯)을 주면 약이 뱃속으로 들어가기 때문에 방귀를 뀌는〔轉失氣〕 경우에는 조시(燥屎)가 있다는 것을 보여준다. 이 경우에는 하제(下劑)〔大承氣湯〕로써 공하(攻下)하여 공격해야 한다. 만약 방귀를 뀌지 않는 경우에는 대변이 처음이 딱딱하다가 그 후는 무른 변이 되는데 하제(下劑)로써 공하(攻下)해서는 안 된다. 만약 하제(下劑)를 주어 공하(攻下)하게 되면 반드시 배가 딴딴하고 먹는 것이 불가능해진다. 물을 마시고자 하는 사람은 물을 주면 바로 딸꾹질〔噦〕을 한다. 그 후에 발열이 있는 사람은 반드시 대변이 딱딱하게 되어 양이 적다. 소승기탕(小承氣湯)으로 조화시킨다. 방귀를 뀌지 않는 사람은 하제(下劑)로 공격해서는 안 된다는 것이 조문의 내용이다.

표 23 대승기탕(燥屎)의 감별법

6~7일 변비 → 소승기탕을 투여
- 방귀 → 조시(燥屎)가 존재 → 대승기탕증
- 방귀 없음 → 처음 딱딱한 변, 나중에 연변(軟便) → 조시(燥屎)가 없음

제 210조

夫實則譫語, 虛則鄭聲, 鄭聲者, 重語也. 直視譫語, 喘滿者, 死, 下利者, 亦死.

무릇 실사(實邪)가 있으면 헛소리[譫語]를 하게 되고, 정기(正氣)가 허하면 정성(鄭聲)을 하게 된다. 정성(鄭聲)이란 중언부언하는 것이다. 두 눈은 똑바로 보고 헛소리를 하며 천식을 하며 그득한 경우에는 죽으며, 설사를 하는 경우도 또한 죽는다.

注 정성(鄭聲)은 헛소리의 하나로서 저음으로 반복하며 중얼거리는 것을 말한다.

解說 병인(病人)은 실증(實證)인 경우 헛소리〔譫語〕를 말하는데, 허증(虛證)인 경우에는 중얼거리면서〔鄭聲〕 말한다. 정성(鄭聲)은 빈복하는 말을 의미한다. 눈이 징면을 보며 헛소리〔譫語〕를 하며 헐떡거리고 복부가 팽만(膨滿)한 경우는 죽으며 설사를 하는 경우도 죽는다는 것이 조문의 내용이다.

제 211 조

發汗多, 若重發汗者, 亡其陽, 譫語, 脈短者, 死, 脈自和者, 不死.

땀이 많이 나는데 만약 거듭 땀을 낸 경우에 망양(亡陽)이 오고 헛소리[譫語]를 하며 맥이 짧아지는 경우는 죽으며, 맥이 화평(和平)한 경우는 죽지 않는다.

解說 발한(發汗)하는 것이 많을 때에는 만약 거듭하여 땀을 내는 경우에 양(陽)이 감소하여 헛소리를 하며 맥이 짧은 사람은 죽는다. 자연히 맥이 조화로운 사람은 죽지 않는다는 것이 조문의 내용이다.

제 212조

傷寒，若吐若下後不解，不大便五六日，上至十餘日，日晡所發潮熱，不惡寒，獨語如見鬼狀．若劇者，發則不識人，循衣摸床，惕而不安，微喘直視，脈弦者，生，濇者，死．微者，但發熱譫語者，大承氣湯主之．若一服利則止後服．

상한(傷寒)에 토법(吐法)이나 혹은 공하법(攻下法)을 쓴 후에도 병은 풀리지 않고 5, 6일에서 10여일에 이르도록 대변을 보지 못하며, 해가 저물 무렵에 조열(潮熱)이 나고, 오한은 없고 혼잣말을 하는데 마치 귀신을 본 듯하다. 만약 병세가 심한 경우에 발작하면 사람을 알아보지 못하고 손으로 옷깃이나 침상을 불안하게 매만지고 놀라면서 불안해 하고 조금 숨이 차면서 눈동자를 똑바로 뜨는데, 맥이 현(弦)한 경우에는 살고 맥이 삽(濇)한 경우에는 죽는다. 만약 병세가 가벼운 경우에 단지 열이 나고 헛소리만 하는 경우에는 대승기탕(大承氣湯)으로 주로 치료한다. 한 번 복용하여 설사를 하면 이후의 복용을 중지한다.

注 순의모상(循衣摸床)은 병인(病人)이 손으로 의복(衣服)을 쓰다듬거나 혹은 이불을 쓰다듬는 동작이다.

解說 상한으로서 구토하거나 하제(下劑)로써 공하(攻下)한 후에 낫지 않고 5, 6일 대변을 보지 못하고 심한 경우에 10일 정도 변비가 있다. 해가 저물 무렵에 일정한 시각에 발열한다〔潮熱〕. 오한하지 않으며 혼자 말을 하는 것이 귀신을 보는 모양과 같고 심한 경우에는 발작을 일으켜서 인사불성이 된다. 환자가 손으로 의복을 만진다든지〔循衣摸床〕, 혹은 놀라며 안정되지 않고 약간 천식(喘息)을 하며 눈이 곧바로 정면을 본다. 맥이 현(弦, 비파의 현을 누르는 것)과 같은 경우는 살고, 색(濇, 작은 칼로써 대나무를 깎을 때의 까끌까끌한 맥)의 맥이 보이는 사람은 죽으며, 미(微, 매우 쇠하고 부드럽고 압박하면 사라져버리는)한 경우는 단지 열이 날 뿐이다. 헛소리〔譫語〕를 하는 사람은 대승기탕(大承氣湯)으로 주로 치료한다. 만약 약을 1회 복용하여 설사하는 경우에는 다음의 약의 복용을 멈춘다는 것이 조문의 내용이다.

제 213조

陽明病, 其人多汗, 以津液外出, 胃中燥, 大便必硬, 硬則譫語, 小承氣湯主之, 若一服譫語止者, 更莫復服.

양명병(陽明病)에 환자가 땀을 너무 많이 흘리면 진액(津液)이 밖으로 새어나가 위중(胃中)이 건조해지고 대변이 반드시 단단해지니, 대변이 단단해져서 헛소리[譫語]를 하면 소승기탕(小承氣湯)으로 주로 치료한다. 만약 한 번 복용하여 헛소리가 그치면 이후의 복용을 하지 말아야 한다.

解說 양명병으로 땀이 많이 나서 진액(津液)이 밖으로 나오면 위중(胃中)이 말라서 대변이 반드시 딱딱하게 된다. 대변이 딱딱하게 되면 헛소리를 하는데 소승기탕(小承氣湯)으로 주로 치료한다. 만약 소승기탕(小承氣湯)을 한 번 복용하였는데 헛소리가 멈추는 경우는 다시 복용해선 안 된다는 것이 조문의 내용이다.

제 214조

陽明病, 譫語, 發潮熱, 脈滑而疾者, 小承氣湯主之. 因與承氣湯一升, 腹中轉氣者, 更服一升, 若不轉氣者, 勿更與之. 明日又不大便, 脈反微澁者, 裏虛也, 爲難治, 不可更與承氣湯也.

양명병(陽明病)에 헛소리[譫語]를 하고 조열(潮熱)이 나며 맥이 활(滑)하면서 빠른[疾] 한 것은 소승기탕(小承氣湯)으로 주로 치료한다. 소승기탕(小承氣湯)을 1승을 주었을 때 뱃속에 기가 움직이는 느낌[轉氣]이 있으면 다시 1승을 복용시키고, 만약 기가 움직이는 느낌이 없으면 더 복용시키지 말아야 한다. 그 다음 날에도 또한 대변을 보지 못하고 맥이 오히려 미삽(微澁)한 경우에는 리(裏)가 허한 것이니 치료하기 어려우니 다시 승기탕(承氣湯)을 복용하게 할 수 없다.

解說 양명병으로 헛소리〔譫語〕를 하며 일정한 시간에 열이 나고〔潮熱〕 맥이 활(滑)하면서 빠른 사람은 소승기탕(小承氣湯)으로 주로 치료한다. 그리하여 소승기탕 1승을 복용하고 뱃속에 가스가 꾸륵꾸륵 움직이는 사람은 1승을 더 복용한다. 만약에 가스가 꾸륵꾸륵 움직이지 않는 사람은 다시 약을 주어서는 안 된다. 다음 날 대변을 보지 않고 맥이

매우 가늘고 부드러우며 작은 칼로써 대나무를 깎는 것과 같이 꺼끌꺼끌한〔微하고 濇한〕 맥을 가진 사람은 위(胃)가 허(虛)하기 때문이다. 치료가 어렵다. 다시 승기탕(承氣湯)을 주어서는 안 된다는 것이 조문의 내용이다.

제 215 조

陽明病, 譫語有潮熱, 反不能食者, 胃中必有燥屎五六枚也. 若能食者, 但硬耳, 宜大承氣湯下之.

양명병(陽明病)에 헛소리를 하며 조열(潮熱)이 나는데 오히려 음식을 먹지 못하는 경우는 위중(胃中)에 반드시 조시(燥屎) 5, 6매가 있는 것이다. 만약 음식을 먹을 수 있는 경우는 단지 복부가 딴딴할[硬] 뿐이니, 마땅히 대승기탕(大承氣湯)으로 공하(攻下)해야 한다.

解說 양명병으로 헛소리〔譫語〕와 일정한 시간에 발열〔潮熱〕이 있고 먹는 것이 불가능한 사람은 위중(胃中)이 반드시 건조하여 딱딱한 대변〔燥屎〕이 5, 6개 정도 있다. 잘 먹을 수 있는 경우는 다만 대변만 딱딱하기 때문이니 대승기탕(大承氣湯)을 주어 공하(攻下)하는 것이 바람직하다는 것이 조문의 내용이다.

제 216 조

陽明病, 下血譫語者, 此爲熱入血室, 但頭汗出者, 刺期門, 隨其實而寫之, 濈然汗出則愈.

양명병(陽明病)에 하혈(下血)을 하며 헛소리[譫語]를 하는 경우는 이는 열사(熱邪)가 혈실(血室)로 들어간 것이니, 단지 머리에만 땀이 나는 경우는 기문혈(期門穴)에 침을 놓고 실증(實證)으로 보고 사(瀉)하는데, 조금씩 계속[濈然] 땀이 나면서 낫게 된다.

注 기문혈(期門穴)은 족궐음간경(足厥陰肝經)의 혈(穴)로써 앞쪽 가슴 부위에 있다.

解說 양명병으로 하혈(下血)과 헛소리〔譫語〕를 하는 사람은 열이 자궁〔血室〕에 들어가 있기 때문이다. 머리에 땀이 나는 사람은 기문혈(期門穴)에 침을 놓고 실증(實證)으로서 사법(瀉法)을 시행하면 조금씩 끊임없이〔濈然〕 땀이 나서 치유된다는 것이 조문의 내용이다.

제 217 조

汗出譫語者, 以有燥屎在胃中, 爲風也. 須下者, 過經乃可下之, 下之若早, 語言必難, 以表虛裏實故也. 下之愈, 宜大承氣湯.

땀이 나면서 헛소리[譫語]를 하는 경우는 조시(燥屎)가 위중(胃中)에 있기 때문이니 풍병(風病)에 해당한다. 공하법(攻下法)을 써야 하는데 경(經)이 지나고 나서야 이에 공하시킬 수 있고 만약 이르게 공하할 경우에는 말하는 것이 반드시 어려워지니, 표가 허하고 리가 실하기 때문이다. 공하(攻下)하면 나을 것이니 마땅히 대승기탕(大承氣湯)으로 치료해야 한다.

解說 땀이 나면서 헛소리〔譫語〕를 하는 사람은 건조하고 딱딱한 대변〔燥屎〕이 위중(胃中)에 있기 때문이니 이것을 풍(風)이라고 하기도 한다. 사기(邪氣)가 태양병(太陽病)을 지나서 양명병(陽明病)으로 들어간 시기에는 대승기탕(大承氣湯)을 주어 공하(攻下)하는 것이 좋은데, 하제(下劑)로 공하(攻下)하는 것이 너무 이르면 말이 어지러워지니 표허리실(表虛裏實)이 되기 때문이라는 것이 조문의 내용이다.

제 218 조

傷寒四五日, 脈沈而喘滿, 沈爲在裏, 而反發其汗, 津液越出, 大便爲難, 表虛裏實, 久則譫語.

상한(傷寒) 4, 5일에 맥이 침(沈)하면서 천만(喘滿)하면, 침맥(沈脈)은 병이 리(裏)에 있는 것인데 오히려 땀을 내면 진액(津液)이 밖으로 흘러넘쳐 대변을 보기가 어려워지니, 이것은 표(表)가 허하고 리(裏)가 실한 것으로 오래되면 헛소리[譫語]를 한다.

解說 상한에 4, 5일이 되어 맥이 가라앉고 천식(喘息)을 하고 배가 팽팽해진다. 침(沈)은 사기(邪氣)가 리(裏)에 있음을 표시한다. 발한(發汗)시켜서 몸의 진액을 잃고 변비가 되어 표(表)가 허(虛)하고 리(裏)가 실(實)한 상태이다. 이 상태가 계속 이어지면 헛소리를 하게 된다는 것이 조문의 내용이다.

제 219조

三陽合病, 腹滿身重, 難以轉側, 口不仁, 面垢, 譫語遺尿, 發汗則譫語, 下之則額上生汗, 手足逆冷, 若自汗出者, 白虎湯主之.

삼양(三陽)의 합병(合病)으로 배가 그득하고, 몸이 무거우며 돌아 눕기가 어렵고 입안은 편하지 못하며 얼굴에 때가 끼고 헛소리[譫語]를 하고 소변을 흘린다. 발한시키면 헛소리를 하고, 공하(攻下)하면 이마 위에서 땀이 나며 손발이 끝에서부터 차가워지는데, 만약 저절로 땀이 나는 경우에는 백호탕(白虎湯)으로 주로 치료한다.

白虎湯方

지모(知母) 6냥, 석고(石膏) 1근 잘게 부순 것, 감초(甘草) 2냥 구운 것, 멥쌀 6홉.
이상 네 가지 약재를 물 1두를 써서 쌀을 끓여 익혀서 탕이 만들어지면 찌꺼기를 버리고 1승을 따뜻하게 복용한다. 매일 3번 복용한다.

解說 삼양(三陽)이 합병(合病)하여 배가 그득하고 몸이 무겁고 잘 때 돌릴 수〔轉側〕 없고 입안이 편하지 못하고〔口不仁〕 안면에 때가〔面垢〕 끼고 헛소리를 하고 요실금〔遺尿〕이 있다. 땀을 내면 헛소리를 하고, 하제(下劑)로써 공하(攻下)하면 이마 위에 땀이 나고 손발은 차갑게 된다. 만약 자연히 땀이 나는 사람은 백호탕(白虎湯)으로 주로 치료한다는 것이 조문의 내용이다. 백호탕(白虎湯)은 176조, 백호가인삼탕(白虎加人蔘湯)은 26조에 나온다. 체내에 열의 사기(邪氣)가 가득찬 병증(病證)에 사용된다.

제 220조

二陽并病, 太陽證罷, 但發潮熱, 手足漐漐汗出, 大便難而譫語者, 下之則愈, 宜大承氣湯.

이양(二陽, 太陽과 陽明)의 병병(幷病)에서 태양증(太陽證)은 이미 없어졌는데, 다만 조열(潮熱)이 나고 손발에 계속 미미하게 땀이 나며 대변을 보기가 어려우면서 헛소리[譫語]를 하는 경우에는 공하(攻下)하면 나을 수 있다. 마땅히 대승기탕(大承氣湯)으로 치료해야 한다.

解說 이양(二陽, 太陽病과 陽明病)의 병병(并病)에 태양병의 증(證)이 그치고 일정한 시각에 발열〔潮熱〕이 있으며 손발에 스며 나오는 정도〔漐漐〕로 땀이 나고 대변은 딱딱하게 되며 헛소리〔譫語〕를 말하는 사람은 하제(下劑)로써 공하(攻下)하면 낫는다. 대승기탕(大承氣湯)을 주면 좋다는 것이 조문의 내용이다.

제 221조

陽明病, 脈浮而緊, 咽燥口苦, 腹滿而喘, 發熱汗出, 不惡寒, 反惡熱, 身重, 若發汗則躁, 心憒憒, 反譫語. 若加溫針, 必怵惕煩躁不得眠. 若下之, 則胃中空虛, 客氣動膈, 心中懊憹, 舌上胎[4]者, 梔子豉湯主之.

양명병(陽明病)에 맥이 부(浮)하면서 긴(緊)하고 인후가 건조하며 입이 쓰고 배가 그득하면서 숨이 차고 열이 나면서 땀이 나는데 오한(惡寒)은 없고 반대로 오열(惡熱)만 있으며 몸이 무거운데, 만약 발한을 시키면 손발을 안절부절못하고[躁] 마음이 심란하며 오히려 헛소리[譫語]를 한다. 만약 온침(溫鍼)을 시행하면 반드시 불안해하거나 안절부절못하여 잠을 자지 못한다. 만약 공하(攻下)하면 위중이 공허해져서 객기(客氣)가 흉격을 요동시켜서 마음속이 괴롭고 답답하게 되며 혀에 태(苔)가 끼는 경우에는 치자시탕(梔子豉湯)으로 주로 치료한다.

4) 胎: 원문의 오기(誤記)로서 설태(舌苔)를 의미함.

梔子豉湯方

치자(梔子) 14개 쪼갠 것, 향시(香豉) 4홉 면으로 싼 것.
이상 두 가지 약재를 물 4승을 써서 치자를 달여 2승반을 취하고 두시를 넣고 다시 달여서 1승반을 취하고 찌꺼기를 버리고 나누어 2번 복용한다. 시원하게 토하는 경우는 이후의 복용을 중지한다.

解說 양명병이 되어 맥은 뜨고 긴(緊)하며 목구멍이 마르고 입은 쓰고 복부는 팽만(膨滿)하면서 헐떡거리고 열이 나면서 땀이 난다. 오한은 없고 오히려 덥고 몸이 무겁고 땀을 내면 기분이 번조(煩躁)하여 침착하지 못하고 불안한 기분이며〔心憒憒〕 헛소리〔譫語〕를 말한다. 온침(溫鍼)을 가하면 깜짝 놀라며〔怵惕〕 가슴이 괴로워서 손발을 안절부절못하고 답답해한다〔煩躁〕. 하제(下劑)로써 공하(攻下)하면 위중(胃中)이 공허(空虛)하게 되어 사기〔客氣〕가 흉복 부위〔膈〕을 어지럽히고 가슴이 답답하면서 어지러워 편안하지가 않다〔心中懊憹〕. 설태(舌苔)가 있는 사람은 치자시탕(梔子豉湯)으로 주로 치료한다는 것이 조문의 내용이다.
치자시탕(梔子豉湯)은 76조에서 이미 설명하였다. 심중오뇌(心中懊憹)라는 가슴이 답답하고 어지러워 편안하지 않다는 증이 중요하다. 치자시탕(梔子豉湯)은 흉통(胸痛)과 불면증에 효과가 있다.

제 222조

若渴欲飮水, 口乾舌燥者, 白虎加人蔘湯主之.

양명병(陽明病)에 만약 크게 목이 말라[大渴] 물을 찾고 입이 건조하며 혀가 마르는 경우에는 백호가인삼탕(白虎加人蔘湯)으로 주로 치료한다.

白虎加人蔘湯方

지모(知母) 6냥, 석고(石膏) 1근 부순 것, 감초(甘草) 2냥 구운 것, 멥쌀 6홉, 인삼(人蔘) 3냥.
이상 다섯 가지 약재를 물 1두를 써서 쌀을 끓여서 익히고 탕이 만들어지면 찌꺼기를 버리고 1승을 따뜻하게 복용한다. 하루에 3번 복용한다.

解說 목이 말라서 물을 마시려고 하며 입이 건조하여 혀가 마르는 경우는 백호가인삼탕(白虎加人蔘湯)으로 주로 치료한다는 것이 조문의 내용이다.
백호가인삼탕(白虎加人蔘湯)에 대해서는 26조에서 설명하였다. 백호가인삼탕은 몸

안에 열의 사기(邪氣)가 그득한 상태에서 사용하는 것이 좋다고 이해되고 있다. 최근에는 아토피성 피부염과 당뇨병에 사용하는 기회가 있다.

症例

노(蘆) 선생, 나이 70세. 소갈병(消渴病)이 걸려서 자주 물을 마시고 소변은 하얗고 혼탁하게 되었는데 여러 가지 치료를 받았지만 효과는 없었다. 몸은 매일매일 쇠약하게 되었고 가족은 불치의 병이라고 이야기를 하였다. 선생은 뒷일을 동생에게 위탁하고 있었다. 종종 중신금계(中神琴溪) 선생이 진찰하였는데 맥은 뜨고 활(滑)하며 혀는 건조하고 찢어져 있으며 명치는 딱딱하게 되었다. 금계(琴溪) 선생은 아마 낫겠지 라고 말씀하시며 백호가인삼탕(白虎加人蔘湯)을 주었는데 100첩을 먹고 치료되었다. 그러나 수년 뒤에 재발하였다. (中神琴溪『生生堂治驗』)

제 223 조

若脈浮發熱, 渴欲飮水, 小便不利者, 猪苓湯主之.

만약 맥이 부(浮)하고 열이 나며, 목이 말라서 물을 마시고 싶어 하고, 소변이 제대로 나가지 않는 경우에는 저령탕(猪苓湯)으로 주로 치료한다.

猪苓湯方

저령(猪苓) 껍질을 제거한 것, 복령(茯苓), 택사(澤瀉), 아교(阿膠), 활석(滑石) 잘게 부순 것 각 1냥.
이상 다섯 가지 약재를 물 4승을 써서 먼저 4약재를 달여 2승을 취하고 찌꺼기를 버리고 아교를 넣어 다 녹이고 7홉을 따뜻하게 복용한다. 하루에 3번 복용한다.

解說

맥이 뜨고 열이 나며 목이 말라서 물을 마시거나 오줌이 적은 사람은 저령탕(猪苓湯)으로 주로 치료한다는 것이 조문의 내용이다. 저령탕(猪苓湯)은 허실(虛實)을 불구하고 방광염에 사용하여 효과가 있다. 신장염에는 오령산(五苓散)과 저령탕(猪苓湯)을 합방(合方)하여 사용하는 것도 가능하다. 방광염의 경우에는 항생물질과 함께 복용하는 것도 가능하다.

症例

60세의 남성. 최근 오줌이 원활하게 나오지 않게 되어 병원의 비뇨기과에서 조진하였는데 전립선 비대증이라고 진단되었다. 병원에서 내복약의 투여를 받았으나 효과는 없었고 한방치료를 원하여 본 병원에 방문하였다. 맥은 현(弦)하였고 복진(腹診) 상에서는 복력(腹力)은 중등도였고 저령탕(猪苓湯)을 처방하였다. 2주간 복용하여 조금 개선되었고 4주 지난 한 후에는 최소한 반 정도 이상 개선되었다고 한다. 2년간 치료를 계속하는 동안에 안정되었다. 비뇨기과에서도 실제로 진찰을 받고 있으나 전립선암의 소견은 없다고 한다. (저자 치험례)

名醫의 論說	[尾台榕堂] (猪苓湯) 임질(淋疾)로 소변이 방울져 통하지 않고 음두(陰頭)가 붓고 아프며 아랫배가 팽팽하며 통증이 있는 자를 치료한다.『類聚方廣義』 [淺田宗伯] 이 처방[猪苓湯]은 하초(下焦)에 쌓인 열[蓄熱]을 소변으로 내보내는데(利水) 주로 사용하는 방제이다. 만약 상초(上焦)에 사기(邪氣)가 있거나 혹은 표열(表熱)이 있으면 오령산(五苓散)의 증(證)이다. 모든 이수(利水)의 약은 진액을 구별하여 내보내는 것(泌別)을 주로 한다. 따라서 두 처방은 모두 능히 설사를 치료한다. 다만 그 위치가 다를 뿐이다. 이 처방은 하초(下焦)를 주로 치료하기 때문에 임질(淋疾) 혹은 요혈(尿血)을 치료한다. 그 이외에 수종(水腫)이 실증(實證)에 속하는 자나 또는 하부(下部)에 수기(水氣)가 있어서 항상 호흡이 불편한 자에게 사용하여 능히 효과를 볼 수 있다.『方函口訣』

猪苓湯의 요점(통상 방광염에 사용된다.)	
自覺症狀	발열, 구갈, 소변 감소
他覺症狀	부맥(浮脈, 가볍게 만지면 잘 촉지할 수 있지만 강하게 만지면 맥이 촉지하기 어렵다.)

參考文獻 大塚敬節: 漢方의 珠玉, 571쪽, 自然과 科學社, 2000년

제 224 조

陽明病, 汗出多而渴者, 不可與猪苓湯, 以汗多胃中燥, 猪苓湯復利其小便故也.

양명병(陽明病)에 땀이 많이 나서 목이 마른 경우에는 저령탕(猪苓湯)을 줄 수 없는데, 이는 땀을 많이 흘려서 위중(胃中)이 건조해진 데에 저령탕(猪苓湯)은 다시 소변(小便)을 내보내기 때문이다.

解說 양명병으로 다량으로 땀이 나고 갈증이 있는 사람은 저령탕(猪苓湯)을 주면 안 된다. 한(汗)이 많아서 위중(胃中)이 건조하기 때문이다. 저령탕을 주면 소변을 더 나오게 하기 때문이라는 것이 조문의 내용이다.

제225조

脈浮而遲, 表熱裏寒, 下利清穀者, 四逆湯主之.

맥이 부(浮)하면서 느리고 표(表)에는 열이 있으나 리(裏)는 한(寒)하여 소화되지 않은 음식물을 설사하는 경우에는 사역탕(四逆湯)으로 주로 치료한다.

四逆湯方

감초(甘草) 2냥 구운 것, 건강(乾薑) 1냥반, 부자(附子) 1개 생것을 써서 껍질을 제거하고 8조각으로 쪼갠 것. 이상 세 가지 약재를 물 3승을 써서 달여 1승 2홉을 취하여 찌꺼기를 버리고 나누어 따뜻하게 복용한다. 강한 사람에게는 큰 부자 1개, 건강 3냥이 가능하다.

解說 맥이 부(浮)하면서 지(遲, 1회 호흡의 시간에 맥박이 3회 이하로 가볍게 압박하면 잘 만질 수 있지만 강하게 압박하면 맥을 만지기 어려움)하여 체표에는 열이〔表熱〕, 체내에는 한(寒)이 있고 소화되지 않은 변을 설사하는〔下痢清穀〕 경우에는 사역탕(四逆湯)으로 주로 치료한다는 것이 조문의 내용이다.

사역탕은 체내를 따뜻하게 하는 처방이다. 차가워서 생기는 설사에 잘 사용할 수 있다. 사역탕은 29조에서 이미 설명하였다.

제226조

若胃中虛冷, 不能食者, 飲水則噦.

만약 위중(胃中)이 허(虛)하고 차가워서 음식을 먹을 수 없는 경우에는 물을 마시면 딸꾹질[噦]이 생길 수 있다.

解說 만약 위중(胃中)이 허(虛)하여 냉(冷)하고 먹는 것이 불가능한 경우는 물을 마시면 바로 딸꾹질〔噦〕을 한다.

제227조

脈浮發熱, 口乾鼻燥, 能食者, 則衄.

맥이 부(浮)하면서 열이 나고 입안이 마르며 코가 건조한데 음식을 먹을 수 있는 경우에는 코피가 날 수 있다.

解說 맥이 뜨고 열이 나며 입이 마르고 코가 건조한데 잘 먹을 수 있는 사람은 코피〔衄〕를 흘린다는 것이 조문의 내용이다.

제228조

陽明病, 下之, 其外有熱, 手足溫, 不結胸, 心中懊憹, 飢不能食, 但頭汗出者, 梔子豉湯主之.

양명병(陽明病)을 공하(攻下)했는데 체표에 열이 있고 손발이 따뜻하며 결흉(結胸)은 없으나 가슴 속이 괴롭고 답답하며[懊憹] 배고프나 먹을 수 없으며 단지 머리에서만 땀이 나는 경우에는 치자시탕(梔子豉湯)으로 주로 치료한다.

解說 양명병에 하제(下劑)를 주어 공하(攻下)하였지만 체표에 열이 있고 손발이 따뜻하면 결흉(結胸)이 되지 않은 것인데 가슴이 답답하고 어지러우며 편안하지가 않다〔心中懊憹〕. 배는 공복이나 먹는 것이 불가능하고 단지 머리에만 땀이 나는 경우는 치자시탕(梔子豉湯)으로 주로 치료한다는 것이 조문의 내용이다.

제 229조

陽明病, 發潮熱, 大便溏, 小便自可, 胸脇滿不去者, 與小柴胡湯.

양명병(陽明病)에 조열(潮熱)이 나고 대변이 무르며 소변은 저절로 잘 보고 가슴과 옆구리가 그득한 것이 없어지지 않는 경우에는 소시호탕(小柴胡湯)을 복용하게 한다.

小柴胡湯方

시호(柴胡) 반근, 황금(黃芩) 3냥, 인삼(人蔘) 3냥, 반하(半夏) 반승 씻은 것, 감초(甘草) 3냥 구운 것, 생강(生薑) 3냥 썬 것, 대조(大棗) 12개 쪼갠 것.

이상 일곱 가지 약재를 물 1두 2승을 써서 달여 6승을 취하고 찌꺼기를 버리고 다시 달여서 3승을 취하고 1승을 따뜻하게 복용한다. 하루에 세 번 복용한다.

解說 양명병으로 일정한 시각에 발열〔潮熱〕이 있고 대변이 무르고〔溏〕, 소변은 보통이고 가슴과 옆구리가 괴롭고 그득한 것〔胸脇苦滿〕이 있는 사람은 소시호탕(小柴胡湯)을 주면 좋다는 것이 조문의 내용이다. 소시호탕(小柴胡湯)은 37조에서 설명하였다. 소양병의 대표적인 처방인데, 양명병에도 사용하고 적용할 수 있는 것이다.

제 230조

陽明病, 脇下硬滿, 不大便而嘔, 舌上白苔者, 可與小柴胡湯. 上焦得通, 津液得下, 胃氣因和, 身濈然汗出而解.

양명병(陽明病)에 옆구리 아래[脇下]가 딴딴하고 그득하며 대변을 보지 못하면서 구토를 하며 혀에 백태가 있는 경우는 소시호탕(小柴胡湯)을 줄 수 있다. 약을 복용하면 상초(上焦)가 통(通)하게 되어 진액이 아래로 내려오고 위기(胃氣)가 그로 인하여 편안해지면 온몸에 조금씩 땀이 나면서 병이 풀린다.

解說 양명병으로 흉협부(胸脇部)가 딴딴하게 부르며〔脇下硬滿〕 변비가 있으며 구역감이 있고 혀에 백태(白苔)가 있는 사람은 소시호탕(小柴胡湯)을 주어야 한다. 따라서 상초(上焦)가 통하여 진액이 아래쪽으로 가는 것이 가능하다. 위(胃)의 움직임이 좋게 되고 몸에서 땀이 계속 나와서 치료된다는 것이 조문의 내용이다.

제 231조

陽明中風, 脈弦浮大, 而短氣, 腹都滿, 脇下及心痛, 久按之氣不通, 鼻乾, 不得汗, 嗜臥, 一身及目悉黃, 小便難, 有潮熱, 時時噦, 耳前後腫, 刺之少差, 外不解, 病過十日, 脈續浮者, 與小柴胡湯.

양명중풍(陽明中風)에 맥이 현(弦)하면서 부대(浮大)하고 호흡이 짧으면서 복부 전체가 그득하고 옆구리 아래부터 가슴까지 아프며 오래 누르면 기(氣)가 잘 통하지 못하고 코가 건조하면서 땀이 나지 않고 잠을 자고 싶어 하며 온몸과 눈이 다 누렇고 소변을 보기 어렵고 조열(潮熱)이 있으며 때때로 딸국질을 하며〔噦〕 귀 앞뒤가 부을 때〔腫〕, 침을 놓아 조금 좋아졌으나 외증(外證)이 풀리지 않아 10일 지나도록 맥이 계속 부(浮)한 경우에는 소시호탕(小柴胡湯)을 복용하게 한다.

解說 양명중풍으로 맥은 현(弦)하고 뜨면서 크고 호흡이 짧으며〔短氣〕 배가 부르고 옆구리 아래와 가슴이 아프고 장시간 눌러도 기가 통하지 않는다. 코는 건조하고 땀이 나오지 않으며 옆으로 누워있는 것을 좋아하고 전신과 눈이 온통 황색(黃色)이며 소변은 적고 조열(潮熱)이 있고 때때로 딸꾹질〔噦〕을 한다. 귀의 앞뒤가 붓고 그 부위를 침으로 찌르면 약간 나아진다. 표증(表證)은 낫지 않고 병에 걸린 지 10일이 지나도 맥이 뜨는 사람은 소시호탕(小柴胡湯)을 주면 좋다는 것이 조문의 내용이다.

제232조

脈但浮，無餘證者，與麻黃湯. 若不尿，腹滿加噦者，不治.

맥이 단지 부(浮)하기만 하고 기타 증(證)이 없으면 마황탕(麻黃湯)을 복용하게 한다. 만약 소변을 보지 못하고 배가 그득하면서 딸꾹질이 더 생기는 경우는 치료할 수 없다.

麻黃湯方

마황(麻黃) 3냥 마디를 제거한 것, 계지(桂枝) 2냥 껍질을 제거한 것, 감초(甘草) 1냥 구운 것, 행인(杏仁) 70개 피첨(皮尖)을 제거한 것.

이상 네 가지 약재를 물 9승을 써서 마황을 달여 2승으로 줄여 위의 거품을 제거하고 다른 약재들을 넣어 달여 2승반을 취하고 찌꺼기를 제거하고 8홉을 따뜻하게 복용한다. 이불을 덮고 약간 땀을 낸다.

解說 맥이 뜨고 다른 증이 없는 사람은 마황탕(麻黃湯)을 주면 좋다. 만약 오줌이 나가지 않고 배가 그득하며 딸꾹질〔噦〕이 있는 사람은 낫지 않는다는 것이 조문의 내용이다. 마황탕(麻黃湯)은 갈근탕(葛根湯)과 더불어 태양병(太陽病) 실증(實證)의 대표적인 처방이다. 땀이 없고 맥이 유력(有力)하고 천식(喘息)이 없는 경우에 사용된다. 이 조문과 같이 부맥(浮脈)만으로 마황탕(麻黃湯)을 사용하는 것은 곤란하다. 마황탕은 보통 감기 등의 급성 열성 질환에 사용하는 경우가 있다. 이미 35조에서 설명하였듯이 본인은 유아(乳兒)가 코가 막혀서 괴로워 잘 수 없는 환자에게 사용하여 좋았던 경험이 있다.

제 233 조

陽明病, 自汗出, 若發汗, 小便自利者, 此爲津液內竭, 雖硬不可攻之, 當須自欲大便, 宜蜜煎導而通之. 若土瓜根及大猪膽汁, 皆可爲導.

양명병(陽明病)에 자한(自汗)이 있는데 만약 땀을 내게 하거나 소변이 저절로 통하는 경우에는 이는 진액(津液)이 안으로 고갈된 것이니 비록 단단하더라도 공하법(攻下法)을 써서는 안 되고 마땅히 저절로 대변을 보기를 기다려야 하니 밀전도(蜜煎導)로서 통하게 하는 것이 좋다. 토과근(土瓜根)과 대저담즙(大猪膽汁) 같은 것들도 모두 대변을 이끌어낼 수 있다.

蜜煎導方

먹는 꿀 7홉.

이 약재를 동(銅)그릇에 넣고 약한 불로 달인다. 당연히 잠깐 지나면 응고되어 엿같이 된다. 이를 저어서 눋지 않도록 하고 환을 만들 정도가 되면 손을 모아 비벼서 심지를 만들되 머리는 뾰족하게 하고 크기는 손가락과 같이 길이 2촌 정도로 만든다. 뜨거울 때에 급히 만들어야 하니 식으면 굳어진다. 이것을 곡도(穀道) 중에 넣고 손으로 급히 누르고 있다가 대변을 보려 할 때 이를 제거한다. 아마도 중경(仲景)의 처방이 아닌 것 같다. 이미 사용해 보니 매우 효과가 좋다.

또 큰 돼지 담(膽) 하나의 즙(汁)을 쏟아 가지고 식초를 조금 타서 곡도(穀道) 중에 붓고 한 번 식사 할 정도의 시간이 지나면 대변으로 숙식(宿食)과 오물이 나오게 될 것이니 그 효과가 매우 좋다.

解說 양명병으로 자연히 땀이 나는데, 나아가 더 땀을 내게 하면 소변이 나와서 체액이 감소하고〔津液內竭〕 대변이 딱딱하게 되는데, 딱딱해도 하제(下劑)로써 공하(攻下)하면 안 된다. 자연히 대변이 나오도록 기다렸다가 밀전도(蜜煎導)를 써서 대변을 통하게 해야 한다. 다른 약으로써 토과근(土瓜根), 대저담즙(大猪膽汁)도 대변을 통하게 하는 데〔導〕에 사용될 수 있다는 것이 조문의 내용이다. 변비에 밀전도(蜜煎導)를 항문에 집어넣어서 대변을 빼내는 것을 말하고 있다.

제234조

陽明病, 脈遲, 汗出多, 微惡寒者, 表未解也. 可發汗, 宜桂枝湯.

양명병(陽明病)에 맥이 느리고[遲] 땀을 많이 흘리며 조금 오한이 있는 경우에는 표증(表證)이 아직 풀리지 않은 것이다. 발한(發汗)시킬 수 있으니 마땅히 계지탕(桂枝湯)으로 치료해야 한다.

桂枝湯方

계지(桂枝) 3냥 껍질을 제거한 것, 작약(芍藥) 3냥, 감초(甘草) 2냥 구운 것, 생강(生薑) 3냥 썬 것, 대조(大棗) 12개 쪼갠 것.

이상 다섯 가지 약재를 물 7승을 써서 달여 3승을 취하고 찌꺼기를 버리고 1승을 따뜻하게 복용한다. 잠깐 지나 뜨거운 죽 1승을 마셔서 약력을 돕고 따뜻하게 이불을 덮고 땀을 낸다.

解說 양명병으로 맥이 느리고 땀이 많이 나오고 약간 오한이 있는 사람은 아직 표(表)가 풀리지 않았기 때문이다. 계지탕(桂枝湯)으로 발한(發汗)시켜야 하는 것이라는 것이 조문의 내용이다. 계지탕(桂枝湯)은 태양병(太陽病) 표증(表證)의 처방이다. 맥이 뜨고 약한데 땀을 내는 경우에 사용된다.

제235조

陽明病, 脈浮, 無汗而喘者, 發汗則愈, 宜麻黃湯.

양명병(陽明病)에 맥이 부(浮)하고 땀이 없으면서 천식이 있는 경우에는 땀을 내면 나으니 마땅히 마황탕(麻黃湯)으로 치료해야 한다.

解說 양명병으로 맥이 뜨고 땀이 없으며 천식(喘息)을 하는 사람은 땀을 내면 바로 낫는다. 마황탕(麻黃湯)을 주면 좋다는 것이 조문의 내용이다.

제 236 조

陽明病, 發熱汗出者, 此爲熱越, 不能發黃也. 但頭汗出, 身無汗, 劑頸而還, 小便不利, 渴引水漿者, 此爲瘀熱在裏, 身必發黃, 茵蔯蒿湯主之.

양명병(陽明病)에 열이 나고 땀이 나면 이는 열이 위로 넘치는 것이니 황달(黃疸)이 생기지는 않는다. 단지 머리에만 땀이 나서 목까지만 내려오고 소변을 제대로 보지 못하며 갈증으로 마실 것을 찾는 경우에는 이는 뭉친 열[瘀熱]이 속에 있는 것이니 온몸에 반드시 황달이 오게 되니 인진호탕(茵蔯蒿湯)으로 주로 치료한다.

茵蔯蒿湯方

인진호(茵蔯蒿) 6냥, 치자(梔子) 14개 쪼갠 것, 대황(大黃) 2냥 껍질을 제거한 것.

이상 세 가지 약재를 물 1두2승을 써서 먼저 인진을 달여서 6승을 취하고 다른 2미(味)를 넣고 달여 3승을 취하고 찌꺼기를 버리고 나누어 3번 따뜻하게 복용한다. 소변이 마땅히 잘 나올 것이니, 오줌이 조협즙(皂莢汁)의 상태와 같아 색이 붉어지고 하루 밤을 지나면 줄어들어 노란 것이 소변을 따라 없어진다.

解說 양명병으로 열이 나고 땀이 나는 것은 열이 발산하는〔越〕 것을 보여주는 것으로서 황달이 되지는 않는다. 다만 머리에만 땀이 나고 몸에서는 땀이 나지 않으며 오줌은 적고 물을 많이 마시는 것은 울체한 열이〔瘀熱〕 체내에 있기 때문으로 황달이 되니 이는 인진호탕(茵蔯蒿湯)으로 주로 치료한다는 것이 조문의 내용이다. "목 부위에서 되돌아간다."라는 것은 땀이 나는 것이 머리 부위에 국한되어 있는 것을 의미한다.

인진호탕은 담마진(蕁麻疹)[5]과 급성 간염 등 황달이 있는 질환에 사용된다.

症例

부소로오조북(富小路五條北) 복견옥중병수위(伏見屋重兵守衛) 나이 30세. 심중오뇌(心中懊憹)하고 물약을 먹었는데 바로 토하고 날짜가 경과되면서 점점 더 심하게 되어 중신금계(中神琴溪) 선생이 진찰하니 눈 가운데가 누렇고 명치가 부르면서 누르면 아프고 유방 아래에 박동이 어지럽고 일정하지 않았다. 선생은 이것을 어열(瘀熱)이 속에 뭉쳐서 몸이 노랗게 되었다고 하였다. 식염 3~5 숟가락을 끓인 물로 복용시켜 냉수를 대량으로 토하게 하였다. 이어서 인진호탕(茵蔯蒿湯)을 주니 몸이 황색으로 되고 검은 대변을 보았다. 인진호탕을 15일간 복용하여 치유하였다. (中神琴溪『生生堂治驗』)

5) 담마진(蕁麻疹): 두드러기를 가리킨다.

名醫의 論說	[吉益東洞] 인진호탕(茵蔯蒿湯)은 온몸의 발황(發黃), 심번(心煩), 대소변불리(大小便不利)한 자를 치료한다.『方極』 [淺田宗伯] 이 처방[茵蔯蒿湯]은 발황(發黃)을 치료하는 위대한 처방[聖劑]인데 세상 의사들이 황달이 처음 나타날 때 인진오령산(茵蔯五苓散)을 사용하는 것은 안 된다. 우선 이 처방을 사용하여 공하(攻下)한 후에 인진오령산을 주어야 한다.『方函口訣』

茵蔯蒿湯의 요점	
自覺症狀	변비, 두부발한(頭部發汗), 소변 감소
他覺症狀	황달, 상복부 팽만(膨滿)

參考文獻 大塚敬節: 再發을 반복하는 蕁麻疹, 漢方診療三十年, 272쪽, 創元社, 1985년

제 237 조

陽明證, 其人喜忘者, 必有畜血, 所以然者, 本有久瘀血, 故令喜忘, 屎雖硬, 大便反易, 其色必黑者, 宜抵當湯下之.

양명증(陽明證)에 환자가 건망증이 있을 경우에는 반드시 축혈(蓄血)이 있으니, 그 이유는 본래 오래된 어혈(瘀血)이 있어서 건망증이 생기게 된 것이며, 조시(燥屎)가 있어서 대변이 비록 단단하여도 대변을 보기가 오히려 쉽고 대변색은 반드시 검게 나타나니, 마땅히 저당탕(抵當湯)으로 공하(攻下)시켜야 한다.

抵當湯方

수질(水蛭) 익힌 것, 맹충(虻蟲) 날개와 다리를 제거한 것 각 30개, 대황(大黃) 3냥 술로 씻은 것, 도인(桃仁) 20개 피첨(皮尖)이나 씨가 2개인 것을 제거한 것.

이상 네 가지 약재를 물 5승을 써서 달여 3승을 취하고 찌꺼기를 버리고 1승을 따뜻하게 복용한다. 쏟아내지 않으면 더 복용한다.

注 축혈(蓄血)은 많은 어혈(瘀血)이 체내에 체류하는 것을 말한다.

解說 양명병으로 잘 잊어버리는〔喜忘〕 사람은 반드시 많은 체내의 어혈(瘀血, 蓄血)을 가지고 있다. 장기간에 걸쳐서 어혈(瘀血)이 있기 때문에 잊어버리기 쉽게 되는 것이다. 대변이 딱딱해도 대변은 보기 쉽고 대변의 색이 검으면 저당탕(抵當湯)으로써 공하(攻下)하면 좋다는 것이 조문의 내용이다. 저당탕에 대해서는 124조에서 설명하였다.

제 238조

陽明病, 下之, 心中懊憹而煩, 胃中有燥屎者, 可攻. 腹微滿, 初頭硬, 後必溏, 不可攻之, 若有燥屎者, 宜大承氣湯.

양명병(陽明病)에 공하(攻下)한 후에 가슴 속이 답답하고 괴로우면서 번거롭고[懊憹] 위중(胃中)에 조시(燥屎)가 있는 경우에는 공하(攻下)할 수 있다. 배가 조금 그득하며 대변의 첫머리만 굳고 뒤가 묽을 경우에는 공하해서는 안 되니 만약 조시(燥屎)가 있는 경우에는 마땅히 대승기탕(大承氣湯)으로 치료해야 한다.

解說 양명병으로 하제(下劑)를 주어 공하(攻下)시켰는데 심중(心中)이 괴로우며 편하지 않고〔心中懊憹〕 번(煩)하며 복중(腹中)에 건조하여 딱딱하게 된 대변〔燥屎〕이 있는 사람은 공하(攻下)해야 한다. 배가 약간 그득하고 대변이 처음은 딱딱하고 뒤에는 무른 것을 하제(下劑)로써 공하(攻下)해서는 안 된다. 조시(燥屎)가 있는 사람은 대승기탕(大承氣湯)을 주면 좋다는 것이 조문의 내용이다.

제 239 조

病人不大便五六日，繞臍痛，煩躁，發作有時者，此有燥屎，故使不大便也.

환자가 5, 6일 동안 대변을 보지 못하고 배꼽주위로 아프며 번조(煩躁)하고 발작하는 때가 일정한 경우는 조시(燥屎)가 있는 것이니 그러므로 대변을 보지 못하게 된 것이다.

解說 환자가 5, 6일 변비가 있고 배꼽 주위가 아프면서 답답하고 괴로워하는데 발작적으로 일어나는 경우는 조시(燥屎)가 있기 때문으로 변비가 된 것이라는 것이 조문의 내용이다.

제 240 조

病人煩熱，汗出則解，又如瘧狀，日晡所發熱者，屬陽明也，脈實者，宜下之，脈浮虛者，宜發汗. 下之與大承氣湯，發汗，宜桂枝湯.

환자가 번(煩)하고 열이 있다가 땀이 나면 풀리고, 또한 학질과 같은 양상이 있어서 해질 무렵에 발열이 있는 경우는 양명병(陽明病)에 속한다. 맥이 실(實)한 경우에는 마땅히 공하(攻下)하고 맥이 부하고 허한 경우에는 마땅히 발한법(發汗法)을 써야 한다. 공하에는 대승기탕(大承氣湯)을 복용하게 하고, 발한(發汗)에는 마땅히 계지탕(桂枝湯)으로 치료해야 한다.

注 학상(瘧狀)이라는 것은 말라리아와 같은 증상이다.

解說 환자가 번조(煩躁)하고 열이 나는〔煩熱〕 때에는 땀이 나면 바로 낫는다. 또한 말라리아 모양으로 일포(日晡) 후에 발열하는 사람은 양명(陽明)에 속하는 것이다. 맥이 실(實)한 사람은 하제(下劑)로써 공하(攻下)하는 것이 좋다. 맥이 부(浮)하고 허(虛)한

사람은 발한(發汗)시키면 좋다. 공하(攻下)하는 경우에는 대승기탕(大承氣湯)을 주고 발한(發汗)하는 경우에는 계지탕(桂枝湯)을 주는 것이 좋다는 것이 조문의 내용이다.

제241조

大下後, 六七日不大便, 煩不解, 腹滿痛者, 此有燥屎也. 所以然者, 本有宿食故也, 宜大承氣湯.

크게 공하(攻下)한 후 6, 7일 째 대변을 보지 못하고, 번(煩)이 여전히 풀리지 않으며 배가 그득하면서 아픈 경우는 이는 조시(燥屎)가 있기 때문이다. 그러한 이유는 본래 숙식(宿食)이 있었기 때문이니, 마땅히 대승기탕(大承氣湯)으로 치료해야 한다.

解說 강한 하제(下劑)로써 공하(攻下)한 후에 6, 7일간 변비가 있는데 번(煩)하여 낫지 않으며 복부가 당기고 아픈 사람은 조시(燥屎)가 있기 때문이다. 이것은 이전으로부터 장내에 체류한 대변〔宿食〕이 있기 때문이므로 대승기탕(大承氣湯)을 주면 좋다는 것이 조문의 내용이다.

제242조

病人小便不利, 大便乍難乍易, 時有微熱, 喘冒不能臥者, 有燥屎也, 宜大承氣湯.

환자가 소변을 잘 보지 못하고 대변은 간혹 보기 어렵기도 하고 쉽기도 하며, 때때로 미열(微熱)이 있고 천식을 하며 정신이 흐릿하고 잠을 제대로 잘 수 없는 경우에는 조시(燥屎)가 있는 것이니 마땅히 대승기탕(大承氣湯)으로 치료해야 한다.

解說 환자가 소변이 나오지 않고 변비가 있거나 혹은 잘 보면서 미열(微熱)이 있고 천증(喘症)이 있어서〔喘冒〕 눕는 것이 불가능한 사람은 조시(燥屎)가 있기 때문인데 대승기탕(大承氣湯)을 주면 좋다는 것이 조문의 내용이다.

제243조

食穀欲嘔, 屬陽明也, 吳茱萸湯主之. 得湯反劇者, 屬上焦也.

음식을 먹을 때에 구역질이 나는 것은 양명병(陽明病)에 속하니 오수유탕(吳茱萸湯)으로 주로 치료한다. 복용한 후 오히려 증상이 더 심해지는 경우는 병이 상초(上焦)에 속한다.

吳茱萸湯方

오수유(吳茱萸) 1승 씻은 것, 인삼(人蔘) 3냥, 생강(生薑) 썬 것, 대조(大棗) 12개.
이상 네 가지 약재를 물 7승을 써서 달여 2승을 취하고 찌꺼기를 버리고 7홉을 따뜻하게 복용한다. 하루에 3번 복용한다.

解說 음식을 먹어서 구역감이 오는 것은 양명병에 속하는 것이고 오수유탕(吳茱萸湯)으로 주로 치료한다. 오수유탕을 복용하여 증상이 심해진 사람은 상초(上焦)에 속하는 것이라는 것이 조문의 내용이다.

오수유탕은 편두통(偏頭痛)에 잘 듣는다. 나는 수년간 계속해서 편두통에 대하여 오수유탕을 써서 치료한 예를 수차례 경험하였다.

症例

71세의 남성으로 주된 증상은 편두통이었고 8년 전으로부터 술을 마시면 심하게 두통이 왔다가 금년에 와서 술을 마시지 않게 되었는데도 매일같이 심한 두통이 생겼다. 모 대학병원의 신경과에서 MRI검사를 받았는데 편두통이라고 진단되었다. 아는 사람으로부터 소개 받아 200X년 5월 13일에 초진하였는데, 맥은 가라앉아서 가늘고 복력(腹力)은 중등도였고 가벼운 흉협고만(胸脇苦滿)이 있었다. 오수유탕(吳茱萸湯)을 주었는데 약을 복용하면서부터 두통이 전부 소실되었다. 경과는 양호하였고 약 3개월 복용하니 이후에는 약을 먹을 필요가 없었다. (저자 치험례)

症例

38세의 여성. 10대 때부터 매일 같이 편두통 발작이 생긴다. 발작은 머리의 옆으로부터 눈의 깊숙한 곳까지 아프고 구토를 하여 아무것도 할 수 없는 상태로 되어 거의 매일 진통제를 다량으로 사용하고 있었다. 침구와 여러 가지 치료를 받았으나 잘되지 않고 200X년 12월 중순에 지인의 소개로 가을에 진찰을 받았다. 맥은 가라앉아 가늘었고 복력은 약하고 복피구급(腹皮拘急)과 가벼운 흉협고만(胸脇苦滿)이 있었다. 오수유탕(吳茱萸湯) 달인 약을 주었다. 오수유탕을 마시고 몸이 따뜻하게 되고 두통이 경감하였다. 10년간 괴로웠던 두통이 좋아져서 매우 양호하게 되었다. 약 4개월 동안 복용하였고 진통제를 먹을 필요가 없게 되었다. (저자 치험례)

名醫의 論說	[吉益東洞] 오수유탕(吳茱萸湯)은 구토하면서 흉통(胸痛), 심하비경(心下痞硬)이 있는 자를 치료한다.『方極』 [淺田宗伯] 이 처방[吳茱萸湯]은 탁음(濁飮)을 내리는 것을 주로 한다. 또한 침을 토하는 것을 치료하고, 두통을 치료하고 음식에 대한 구역감을 치료하고 번조(煩躁)하면서 토하려는 것을 치료한다.『주후방(肘後方)』에서는 토초(吐醮, 시큼한 것을 토하는 것), 조잡(嘈雜, 가슴이 타는 것)을 치료하고 후세에 있어서는 딸꾹질[噦逆]을 치료한다. 모든 위독한 증상에서 탁음(濁飮)이 위로 넘치는 것을 살펴서 이 처방을 사용할 때에 이러한 효과가 여러 번 있었다.『方函口訣』

吳茱萸湯의 요점	
自覺症狀	두통, 구토, 심하부(心下部) 막힘, 목과 어깨가 결림
他覺症狀	심하비경(心下痞硬)의 복증(腹證)

제244조

太陽病, 寸緩關浮尺弱, 其人發熱汗出, 復惡寒, 不嘔, 但心下痞者, 此以醫下之也. 如其不下者, 病人不惡寒而渴者, 此轉屬陽明也. 小便數者, 大便必硬, 不更衣十日, 無所苦也. 渴欲飮水, 少少與之, 但以法救之, 渴者, 宜五苓散.

태양병(太陽病)에 촌맥(寸脈)은 완(緩)하고 관맥(關脈)은 부(浮)하며 척맥(尺脈)은 약(弱)한데, 환자는 열이 나고 한출(汗出)이 있으며 다시 오한하고 구토는 없으며 단지 심하(心下)가 막힌[痞] 경우에는 이는 의사가 잘못 공하(攻下)하였기 때문이다. 만일 공하(攻下)하지 않았는데 환자가 오한이 없으면서 갈증이 있으면 이는 양명(陽明)으로 옮겨와 속한[轉屬] 것이다. 소변을 자주 보는 경우에는 대변이 반드시 굳게 되며 10일간 대변을 보지 못하여도 괴로워하지 않는다. 만일 갈증이 있어서 물을 찾는 경우에는 조금씩 마시게 하여 법에 따라 치료한다. 이와 같이 갈증이 있는 경우는 마땅히 오령산(五苓散)으로 치료해야 한다.

五苓散方

저령(猪苓) 껍질을 제거한 것, 백출(白朮), 복령(茯苓) 각각 18수, 택사(澤瀉) 1냥 6수, 계지(桂枝) 반냥 껍질을 제거한 것.
이상 다섯 가지 약재를 가루 내어 끓인 물에 개어 1방촌시(方寸匙)를 복용한다. 하루 3번 복용한다.

解說 태양병으로 촌맥(寸脈)이 완(緩)하고 관맥(關脈)이 뜨며 척맥(尺脈)이 약(弱)하고 열이 나며 땀이 나고 오한하며 구역감이 없고 심하비(心下痞)가 있는 사람은 의사가 하제(下劑)로써 공하(攻下)하였기 때문이다. 하제(下劑)로써 공하(攻下)하지 않는 경우에 오한은 없고 구갈이 있는 것은 양명(陽明)으로 옮겨갔기 때문이다. 소변의 횟수가 많은 사람은 대변이 딱딱하게 되고 10여 일 간 변비가 있어도 괴로워하지 않는다. 구갈로 물을 마시고 싶다고 하는 사람은 약간의 물을 주는데 치료원칙을 기준으로 환자를 구해야 한다. 구갈이 있는 사람은 오령산(五苓散)을 주면 좋다는 것이 조문의 내용이다.
오령산은 소변불리(小便不利)와 구갈, 구토와 하리(下痢) 등이 주된 증상이다. 말하자면 토하고 설사하는 것이 열(熱)에 의한 것에 효과가 있고 한(寒)에 의한 것에는 인삼탕(人蔘湯)을 쓴다. 71조에 자세히 설명하였다.

제 245 조

脈陽微而汗出少者, 爲自和也. 汗出多者, 爲太過. 陽脈實, 因發其汗, 出多者, 亦爲太過, 太過者, 爲陽絕于裏, 亡津液, 大便因硬也.

양맥(陽脈, 寸脈)이 미약하면서 땀이 조금 나는 경우는 저절로 나으려는 것이다. 땀이 많이 나는 경우는 태과(太過)한 것이다. 양맥이 실한데 발한(發汗)을 시켜서 땀이 많이 나온 경우도 또한 태과이니, 태과(太過)라는 것은 양(陽)이 안에서 끊어지고 진액(津液)이 없어져 대변이 따라서 단단해진 것이다.

解說 촌맥(寸脈, 陽脈)이 미미하고 소량의 땀이 나오는 사람은 자연히 좋아진다. 다량의 땀이 나오는 사람은 태과(太過)이다. 촌맥(寸脈, 陽脈)이 실맥(實脈)이기 때문에 발한(發汗)시키는데, 다량으로 발한(發汗)시킬 경우에는 과잉〔太過〕이 된다. 대량으로 발

한시키는 경우〔太過〕에, 양(陽)이 리(裏)에 없어지고 체액도 없어지고 대변은 딱딱하게 된다는 것이 조문의 내용이다. 양맥(陽脈)을 촌맥(寸脈), 음맥(陰脈)을 척맥(尺脈)으로 하는 설(森立之『傷寒論考注』)에 따라 해설을 하였다.

제246조

脈浮而芤, 浮爲陽, 芤爲陰, 浮芤相搏, 胃氣生熱, 其陽則絕.

맥이 부(浮)하면서 규(芤)하면, 부맥(浮脈)은 양(陽)이고 규맥(芤脈)은 음(陰)이니 부맥(浮脈)과 규맥(芤脈)이 함께 나타난 것은, 위기(胃氣)가 열을 생(生)하고 그 양기(陽氣)가 곧 끊어지는 것이다.

注 규(芤)는 폭이 큰 맥으로서 파를 자른 자리에 손가락을 대는 것과 같이 가운데가 비어있는 느낌의 맥을 말하는데, 허증(虛證)의 맥으로써 체액의 손실을 의미한다.

解說 맥이 부(浮)하고 규(芤)한 경우에 부(浮)는 양(陽)이고 규(芤)는 음(陰)이다. 부(浮)와 규(芤)가 서로 부딪혀서 열을 만들어내고 양(陽)은 곧 끊어진다는 것이 조문의 내용이다.

제247조

趺陽脈浮而濇, 浮則胃氣强, 濇則小便數, 浮濇相搏, 大便則難, 其脾爲約, 麻子仁丸主之.

부양맥(趺陽脈)이 부(浮)하면서 색(濇)하다면, 부맥(浮脈)은 위기(胃氣)가 강한 것이고 색맥(濇脈)은 소변을 자주 보는 것을 의미하니, 부맥(浮脈)과 색맥(濇脈)이 함께 나타나면 대변을 보기 힘들고 비(脾)가 약(約)하게 된 것이니, 마자인환(麻子仁丸)으로 주로 치료한다.

麻子仁丸方[6)]

마자인(麻子仁) 2승 작약(芍藥) 반근 지실(枳實) 반근 구운 것, 대황(大黃) 1근 껍질을 제거한 것, 후박(厚朴) 1자 구운 것, 행인(杏仁) 1승 피첨(皮尖)을 버리고 달여 따로 기름 덩어리처럼 만든 것.
이상 여섯 가지 약재를 꿀로 환을 짓는데 오동자(梧桐子) 만큼 크기로 해서 10환을 복용한다. 하루에 3번 복용하되 점점 늘려서 대변이 배설될 때까지 복용한다.

解說 부양(趺陽)의 맥이 부(浮)하고 색(濇)하다. 부(浮)는 위기(胃氣)가 강한 것을 의미하고 색(濇)은 소변을 자주 보는 것을 나타낸다. 부(浮)와 색(濇)이 서로 합쳐져서 대변은 딱딱하게 되어 비약(脾約)이 되니 마자인환(麻子仁丸)으로 주로 치료한다는 것이 조문의 내용이다.

부양(趺陽)의 맥은 발등의 족배동맥(足背動脈)의 박동으로 위장(胃腸)의 기능을 반영한다고도 말해지고 있다. 비약(脾約)이라 함은 대변이 말라서 막히는 것인데 곧 변비를 말한다. 마자인환(麻子仁丸)은 노인이나 체력이 없는 사람의 변비에 사용할 수 있다. 그러나 노인 중에는 복통과 설사의 부작용이 나타나는 경우도 있다. 또한 참고로 색(濇)에 대해서는 『설문해자(說文解字)』에서는 "색(濇)은 미끄럽지 않다."라고 되어 있다.

名醫의 論說 [吉益東洞] 마자인환(麻子仁丸)은 평소 대변이 막힌 사람을 치료한다.『方極』

麻子仁丸의 요점	
自覺症狀	노인의 변비
他覺症狀	부맥(浮脈, 가볍게 압박하면 잘 만질 수 있지만 강하게 압박하면 맥을 만지기 어려움) 색맥(濇脈, 작은 칼로써 대나무를 긁을 때 삽체(澁滯)한 맥)

參考文獻 大塚敬節: 麻子仁丸, 症候에 의한 漢方治療의 實際, 365쪽, 南山堂, 2000년

6) 麻子仁丸方: 『상한론』 247조 마자인환에 나오는 후박, 행인은 용량이 각각 1근으로 되어 있다.

제 248조

太陽病三日，發汗不解，蒸蒸發熱者，屬胃也. 調胃承氣湯主之.

태양병(太陽病) 3일에 발한(發汗)해도 병이 풀리지 않고 후끈후끈하게 열이 나는 것은 원인이 위(胃)에 있는 것이니, 조위승기탕(調胃承氣湯)으로 주로 치료한다.

解說 태양병에 발병한지 3일이 지나서 땀을 냈지만 낫지 않고 체내로부터 열기가 후끈후끈하게 나오는 것〔蒸蒸〕처럼 열이 나는 경우는 병이 위(胃)에 속하기 때문이니 조위승기탕(調胃承氣湯)으로 주로 치료한다는 것이 조문의 내용이다.

제 249조

傷寒, 吐後, 腹脹滿者, 與調胃承氣湯.

상한(傷寒)에 토법(吐法)을 쓴 후 배가 창만(脹滿)할 경우에는 조위승기탕(調胃承氣湯)을 복용하게 한다.

解說 상한에 구토한 후에 배가 부른 상태에는 조위승기탕(調胃承氣湯)을 주면 좋다는 것이 조문의 내용이다.

제 250조

太陽病, 若吐若下若發汗後, 微煩, 小便數, 大便因硬者, 與小承氣湯和之愈.

태양병(太陽病)에 토법(吐法)을 쓰거나 하법(下法)을 쓰거나 발한(發汗)한 후에 조금 번(煩)하며 소변을 자주 보고 대변이 따라서 굳은 경우에는 소승기탕(小承氣湯)을 복용하게 하여 조화(調和)시키면 낫는다.

解說 태양병으로 구토시키든지 하제(下劑)로써 공하(攻下)시키든지 발한제(發汗劑)로써 땀을 내든지 한 후에 약간 번(煩)하고 소변 횟수가 많고 대변이 딱딱하게 되는 사람은 소승기탕(小承氣湯)을 주어 조화시키면 낫는다는 것이 조문의 내용이다.

제 251조

得病二三日, 脈弱, 無太陽, 柴胡證, 煩躁, 心下硬, 至四五日, 雖能食, 以小承氣湯, 少少與微和之, 令小安, 至六日, 與承氣湯一升. 若不大便六七日, 小便少者, 雖不能食, 但初頭硬, 後必溏, 未定成硬, 攻之必溏. 須小便利, 屎定硬, 乃可攻之, 宜大承氣湯.

병이 든지 2, 3일에 맥이 약(弱)하고 태양증(太陽證)과 시호증(柴胡證)이 없으면서 번조(煩躁)하고 심하(心下)가 딴딴하면, 4, 5일째에 이르러 비록 음식을 먹을 수 있더라도 소승기탕(小承氣湯)을 쓰는데 조금씩 주어서 약간 조화시키면 편안해지며, 6일째에 다시 소승기탕(小承氣湯) 1승을 준다. 만약 6, 7일간 대변을 못보고 소변이 적은 경우는 비록 음식을 먹을 수 없어도 대변 첫머리는 단단하고 뒤는 묽어서 완전히 단단한 것이 아니니 공하(攻下)하면 반드시 변이 묽어질 것이다. 소변이 잘 나가서 조시(燥屎)가 단단해지고 나서야 이에 공하(攻下)할 수 있으니 마땅히 대승기탕(大承氣湯)으로 치료해야 한다.

解說 병이 생겨 2, 3일이 지나서 맥은 약하고 태양병(太陽病)과 시호탕(柴胡湯)의 증(證)이 없고 가슴이 괴롭고 안절부절못하여 손발을 가만두지 못하며〔煩躁〕 상복부가 딴딴한데〔心下硬〕, 4, 5일 지나서 식사를 할 수 있으나 소승기탕(小承氣湯)을 약간 주어 조화시켜서 조금 좋은 상태로 되었다. 6일이 지나서 승기탕(承氣湯) 1승을 주었는데, 6, 7일간 변비가 있기 때문에 소변이 적은 사람은 식사를 하지 않아도 대변의 시작이 딱딱하고〔初頭硬〕 끝에는 묽은 변〔溏〕이 되었다. 계속해서 아직 딱딱하지 않은 대변을 하제(下劑)로써 공하(攻下)하면 반드시 묽은 변〔溏〕이 된다. 소변은 잘 나오고 대변이 딱딱하게 된 후에야 하제(下劑)로써 공하(攻下)하여야 한다. 대승기탕(大承氣湯)을 주면 좋다는 것이 조문의 내용이다.

제252조

傷寒六七日, 目中不了了, 睛不和, 無表裏證, 大便難, 身微熱者, 此爲實也, 急下之, 宜大承氣湯.

상한병(傷寒病) 6, 7일에 환자의 시야가 또렷하지 않아서 눈동자가 조화롭지[和] 못하며 표증(表證)과 리증(裏證)이 없고 대변을 보기 어려우며 몸에 미열이 있는 경우에는 이는 실증(實證)이니, 급히 공하(攻下)해야 하니 마땅히 대승기탕(大承氣湯)으로 치료해야 한다.

注 눈동자가 조화롭지 못하다는 의미는 흐릿하여 물건을 잘 볼 수 없다는 것이다.

解說 상한에 걸려 6, 7일이 지나 시야가 또렷하지 않고 흐릿하여 눈동자가 조화롭지 못하고 표증(表證)과 리증(裏證)이 없고 대변을 보기 어렵고 신체에는 미열(微熱)이 있는 사람은 실증(實證)이니, 급하게 대승기탕(大承氣湯)으로 공하(攻下)하면 좋다는 것이 조문의 내용이다.

제 253 조

陽明病, 發熱汗多者, 急下之, 宜大承氣湯.

양명병(陽明病)에 열이 나고 땀을 많이 흘리는 경우는 급히 공하(攻下)해야 하니 마땅히 대승기탕(大承氣湯)으로 치료해야 한다.

解說 양명병으로 열이 나고 땀이 많은 사람은 급하게 대승기탕(大承氣湯)을 주면 좋다는 것이 조문의 내용이다.

제 254 조

發汗不解, 腹滿痛者, 急下之, 宜大承氣湯.

발한(發汗)해도 병이 풀어지지 않고 배가 그득하면서 아픈 경우에는 급히 공하(攻下)해야 하니 마땅히 대승기탕(大承氣湯)으로 치료해야 한다.

解說 발한(發汗)하였지만 낫지 않고 배가 부르는 사람은 급하게 대승기탕(大承氣湯)을 주면 좋다는 것이 조문의 내용이다.

제255조

腹滿不減, 減不足言, 當下之, 宜大承氣湯.

복부의 창만(脹滿)이 감소되지 않고 약간 경감되었다고 말할 수 없을 정도면 당연히 공하(攻下)해야 하니 마땅히 대승기탕(大承氣湯)으로 치료해야 한다.

解說 배가 그득한 것〔腹滿〕이 약간 밖에 개선되지 않는 사람은 대승기탕(大承氣湯)으로 공하(攻下)하는 것이 좋다는 것이 조문의 내용이다.

제256조

陽明少陽合病, 必下利, 其脈不負者, 爲順也. 負者, 失也, 互相克賊, 名爲負也. 脈滑而數者, 有宿食也, 當下之, 宜大承氣湯.

양명병(陽明病)과 소양병(少陽病)의 합병(合病)은 반드시 설사하는데 그 맥이 부[負]하지 않은 것이 순증(順證)이다. 부(負)는 잃는다는 것이니 서로 이기거나 해치는 것을 부(負)라 하는 것이다. 맥이 활(滑)하면서 삭(數)한 것은 속에 숙식(宿食)이 있는 것으로 당연히 공하(攻下)해야 하니, 마땅히 대승기탕(大承氣湯)으로 치료해야 한다.

解說 양명병과 소양병이 함께 생기는 병증〔合病〕일 때에는 반드시 설사를 한다. 부(負)는 잃는 것을 의미하여 맥의 평상 상태〔順〕, 즉 순(順)을 잃는 것이 되는데 곧 불순(不順)을 의미한다. 부(負)하지 않은 것은 실(實)하지 않고 맥이 평상〔順〕의 상태임을 말한다. 극(克)은 이기는 것이고 적(賊)은 해치는 것이다. 서로 상대를 이기거나〔克〕 상대를 해치는 것〔賊〕을 부(負)라 한다. 맥이 활(滑)하고 빠르다는 것은 숙식(宿食)이 있는 것이 유력하니 대승기탕(大承氣湯)으로 공하(攻下)하면 좋다는 것이 조문의 내용이다. 매우 난해하다.

제257조

病人無表裏證, 發熱七八日, 雖脈浮數者, 可下之, 假令已下, 脈數不解, 合熱則消穀善飢, 至六七日不大便者, 有瘀血, 宜抵當湯.

환자에게 전형적인 표증(表證)이나 리증(裏證)이 없이 발열을 7, 8일 동안 하면 비록 맥이 부삭(浮數)하더라도 하법(下法)을 사용할 수 있다. 만약 공하(攻下)한 후에도 삭맥(數脈)이 풀리지 않고 열이 더해져서 음식을 빨리 소화시키며 쉽게 배가 고파지는[消穀善飢] 증상이 나타나며, 6, 7일이 지나도록 대변을 보지 못하는 것은 어혈(瘀血)이 있는 것이므로 마땅히 저당탕(抵當湯)으로 치료해야 한다.

注 소곡선기(消穀善飢)는 먹고서 바로 공복감을 느끼는 것을 말한다.

解說 환자가 표증(表證)과 리증(裏證)이 없고 7, 8일 열이 나서 맥이 뜨고 빠르면 하제(下劑)로써 공하(攻下)하여야 한다. 이미 공하(攻下)한 후에 그 맥이 빠르면서 낫지 않고 사기(邪氣)가 열과 합쳐져서 소곡선기(消穀善飢)하고 6, 7일이 지나도록 대변을 보지 못하는 사람은 어혈이 있기 때문이니 저당탕(抵當湯)을 주면 좋다는 것이 조문의 내용이다.

제258조

若脈數不解, 而下不止, 必協熱便膿血也.

만약 맥이 삭(數)한 것이 풀어지지 않고 설사가 그치지 않으면 반드시 열사(熱邪)를 동반하여 대변으로 농혈(膿血)이 나오게 된다.

解說 맥이 빠르면서 병이 낫지 않고 설사가 멈추지 않는 것은 열과 합쳐져서 대변에 농혈(膿血)이 섞여 있다는 것이 조문의 내용이다.

제 259 조

傷寒發汗已, 身目爲黃, 所以然者, 以寒濕在裏不解故也, 以爲不可下也, 於寒濕中求之.

상한(傷寒)에 땀을 낸 후에 온몸과 눈이 누렇게 되니, 그 이유는 한습(寒濕)이 리(裏)에 있어서 풀리지 않았기 때문이니, 공하(攻下)해서는 안 되며 한습(寒濕)에서 치료법을 찾아야 한다.

解說

상한병으로 땀을 낸 후에 몸과 눈이 황색(黃色)으로 되는 것은 한습(寒濕)이 리(裏)에 있어서 치료해도 낫지 않기 때문이다. 이 경우에는 하제(下劑)로써 공하(攻下)하면 안 된다. 한습(寒濕)의 증(證)에 따라서 치료법을 찾아야 한다.

제 260 조

傷寒七八日, 身黃如橘子色, 小便不利, 腹微滿者, 茵蔯蒿湯主之.

상한병(傷寒病) 7, 8일에 온몸이 귤색과 같이 노랗게 되며 소변을 제대로 보지 못하고 복부가 약간 그득한 경우에는 인진호탕(茵蔯蒿湯)으로 주로 치료한다.

解說

상한에 걸려 7, 8일이 지나 귤색으로 황달이 나오고 소변이 적고 배가 약간 그득한 경우에는 인진호탕(茵蔯蒿湯)으로 주로 치료한다는 것이 조문의 내용이다.

급성 간염 상태에서 인진호탕이 잘 듣는다.

제 261조

傷寒, 身黃發熱者, 梔子柏皮湯主之.

상한(傷寒)에 몸이 누렇게 되고[黃] 열이 나는 경우에는 치자백피탕(梔子柏皮湯)으로 주로 치료한다.

梔子柏皮湯方

튼실한 치자(梔子) 15개 쪼갠 것, 감초(甘草) 1냥 구은 것, 황백(黃柏) 2냥.
이상 세 가지 약재를 물 4승을 써서 1승반을 취하고 찌꺼기를 버리고 따듯하게 2번 복용한다.

解說

상한에 걸려 몸에 황달과 발열이 있는 경우에는 치자백피탕(梔子柏皮湯)으로 주로 치료한다는 것이 조문의 내용이다.

名醫의 論說

[吉益東洞] 치자백피탕(梔子柏皮湯)은 신황(身黃), 발열, 심번(心煩)하는 사람을 치료한다.『方極』

[尾台榕堂] 눈이 황적색(黃赤色)이고 열통(熱痛)이 심한 것을 씻으면 효과가 있다. 포검미란(胞瞼糜爛, 결막염), 양통(痒痛) 또는 두창(痘瘡)에 딱지가 떨어진 후에 눈이 여전히 떠지지 않는 자에게 고반(枯礬) 약간을 더해서 이를 씻으면 효험이 있다.『類聚方廣義』

梔子柏皮湯의 요점	
自覺症狀	황달(黃疸), 발열(發熱), 심번(心煩)

參考文獻

大塚敬節: 梔子柏皮湯, 症候에 의한 漢方治療의 實際, 81쪽, 南山堂, 2000년

제262조

傷寒瘀熱在裏, 身必發黃, 麻黃連軺赤小豆湯主之.

상한(傷寒)에 열이 리(裏)에 있으면 온몸이 반드시 누렇게 되니[黃] 마황연초적소두탕(麻黃連軺赤小豆湯)으로 주로 치료한다.

麻黃連軺赤小豆湯方

마황(麻黃) 2냥 마디를 제거한 것, 연초(連軺)〔연교(連翹)의 뿌리〕 2냥, 행인(杏仁) 40개 피첨(皮尖)을 제거한 것, 적소두(赤小豆) 1승, 대조(大棗) 12개 쪼갠 것, 생재백피(生梓白皮) 1승 썬 것, 생강(生薑) 2냥 썬 것, 감초(甘草) 2냥 구운 것.

이상 여덟 가지 약재를 요수(潦水)[7] 1두를 써서 먼저 마황을 달여 두 번 끓어오르면 위의 거품을 제거하고 다른 약재를 넣어 달여서 3승을 취하고 찌꺼기를 버리고 나누어 따뜻하게 복용하는데 반날사이에 다 복용한다.

解說 상한에 어열(瘀熱)이 신체의 내부에 있고 황달이 있는 경우에는 마황연초적소두탕(麻黃連軺赤小豆湯)으로 주치한다는 것이 조문의 내용이다. 어열(瘀熱)은 체내에 머물러 있는 열을 말한다. 마황연초적소두탕은 피부병 후에 생기는 신장염 등에 사용되어진다.

名醫의 論說	[尾台榕堂] 마황연초적소두탕(麻黃連軺赤小豆湯), 개선(疥癬)이 안으로 꺼지거나 온몸이 가렵고 발열, 천해(喘咳)하면서 붓고 그득한 자는 반비(反鼻, 살무사)를 주면 신기한 효과가 있다.『類聚方廣義』

麻黃連軺赤小豆湯의 요점	
症狀	황달(黃疸), 어열(瘀熱)

7) 요수(潦水): 비 온 뒤에 땅에 괸 물.

제5장

소양병(少陽病)의 맥증(脈證)과 치료를 변(辨)한다.

辨少陽病脈證幷治

제 263조

少陽之爲病, 口苦, 咽乾, 目眩也.

소양(少陽病)의 병이 되는 것은, 입이 쓰고 목구멍이 마르며 눈이 아찔해지는 것이다.

解說 소양병이라 함은, 입이 쓰고〔口苦〕 목구멍이 마르고〔咽乾〕, 눈이 아찔한〔目眩〕 병증(病證)이라는 것이 조문의 내용이다. 이 조문은 소양병의 정의에 대하여 말하고 있다. 상한론에서는 소양병이 태양병, 양명병의 다음에 기재되어있는데, 병증(病證)의 진행순서로서는 태양병의 다음에 소양병이 되는 것이 많다고 생각된다.

표 24 소양병의 요점(小柴胡湯을 이해하면 좋다.)

自覺症狀	입이 쓰다, 입(목구멍)이 마르고, 목현(目眩)이 있고, 귀가 들리지 않는다.
他覺症狀	脈弦(비파의 현을 만질 때와 같은 맥), 胸脇苦滿
대표적 처방	小柴胡湯, 大柴胡湯, 黃芩湯

제 264조

少陽中風, 耳無所聞, 目赤, 胸中滿而煩者, 不可吐下, 吐下則悸而驚.

소양중풍(少陽中風)에 귀가 들리지 않고 눈이 붉으며 가슴 속이 그득하면서 번(煩)한 경우에는 토법(吐法)이나 하법(下法)을 쓸 수 없으니 만약 토하거나 설사하게 하면 두근거리면서[悸] 잘 놀라게 된다.

解說 소양(少陽)의 중풍(中風)은 두 귀가 들리지 않고 눈이 붉게 되고 가슴 속이 팽팽하면서 번(煩)이 있는 사람은 구토를 시키거나 하제(下劑)로써 공하(攻下)하면 안 된다. 토하거나 공하(攻下)하면 두근거리고 잘 놀라게 된다는 것이 조문의 내용이다.

제265조

傷寒, 脈弦細, 頭痛發熱者, 屬少陽, 少陽不可發汗, 發汗則譫語, 此屬胃, 胃和則愈, 胃不和, 煩而悸.

상한(傷寒)에 맥이 현세(弦細)하고 머리가 아프고 발열이 있는 경우는 소양병(少陽病)에 속한다. 소양병은 발한(發汗)할 수 없는데 잘못하여 땀을 내면 헛소리[譫語]를 하니, 이는 위(胃)에 원인이 있는 것이니 위기(胃氣)가 조화(調和)되면 나을 수 있고, 위기(胃氣)가 불화(不和)하면 번하고 가슴이 두근거리게[悸] 된다.

解說 상한으로써 맥이 현(弦)하고 가늘며 머리가 아프고 열이 나는 사람은 소양병에 속한다. 소양병은 발한(發汗)시켜서는 안 된다. 발한(發汗)시키면 헛소리〔譫語〕를 하게 된다. 이것은 양명병의 위(胃) 증후(證候)에 속한다. 위(胃)를 조화하게 하면 바로 낫는다. 위(胃)가 조화되지 않으면 초조하고〔煩〕 가슴이 뛴다는 것이 조문의 내용이다.

제266조

本太陽病不解, 轉入少陽者, 脇下硬滿, 乾嘔不能食, 往來寒熱, 尙未吐下, 脈沈緊者, 與小柴胡湯.

본래 있던 태양병(太陽病)이 풀리지 않아 소양(少陽)으로 옮겨 들어간 경우에 옆구리 아래가 딴딴하면서 그득하고[硬滿] 헛구역질을 하며 음식을 먹을 수 없고 발열과 오한이 오락가락하는데 아직 토법(吐法)이나 하법(下法)을 쓰지 않았고 맥이 침긴(沈緊)한 경우에는 소시호탕(小柴胡湯)을 복용하게 한다.

小柴胡湯方

시호(柴胡) 8냥, 인삼(人蔘) 3냥, 황금(黃芩) 3냥, 감초(甘草) 3냥 구운 것, 반하(半夏) 반승 씻은 것, 생강(生薑) 3냥 썬 것, 대조(大棗) 12개 쪼갠 것.

이상 일곱 가지 약재를 물 1두2승을 써서 달여 6승을 취하고 찌꺼기를 버리고 다시 달여서 3승을 취하고 1승을 따뜻하게 복용한다. 하루에 3번 복용한다.

注 왕래한열(往來寒熱)은 오한이 있는 때에는 열이 없고 오한이 그치면 열이 나는 것이다.

解說 태양병의 병증(病證)이 있던 것이 치료되지 않고 소양병이 된 경우에, 환자는 옆구리 아래가 딴딴하게 부르며 마른 구역질〔乾嘔〕을 하여 먹는 것이 어렵다. 오한이 있는 때에는 열이 없고, 오한이 그치면 열이 난다. 구토시키거나 하제(下劑)로써 공하(攻下)하지 않을 때에 맥이 가라앉고 긴(緊)한 사람은 소시호탕(小柴胡湯)을 주는 것이 좋다는 것이 조문의 내용이다. 소시호탕에 대해서는 37조에서 해석을 하였다.

症例

조천촌(早川村) 주재소(駐在所)의 판정(坂井)씨의 부인으로 연령 27세. 임신 5개월에 감기에 걸려 두통, 발열이 있으며 왼쪽 목 아래가 겹겹이 응결되어 이것을 누르면 매우 아프며 식사할 때마다 목구멍도 아프다. 혀에는 백태(白苔)가 있으며 체표에 열이 있고 맥은 빠르고 급(急)하며 구갈이 있지만 구역질도 있고, 아랫배가 조금 아프다. 소시호탕(小柴胡湯)을 주어 복용하자 증상이 곧바로 소실되었다. (山田業精『井見集附錄』)

제 267조

若已吐, 下, 發汗, 溫鍼, 譫語, 柴胡證罷, 此爲壞病, 知犯何逆, 以法治之.

만약 이미 토법(吐法)이나 하법(下法), 발한(發汗), 온침(溫鍼) 등의 치료법을 써서 헛소리〔譫語〕를 하고 시호탕(柴胡湯)의 증(證)이 없어졌다면 이것은 괴병(壞病)이 된 것이니, 어디가 잘못됐는지〔逆〕를 살펴서 법(法)대로 치료한다.

解說 이미 구토를 시키거나 공하(攻下)를 하거나 발한(發汗)을 시키거나 온침(溫鍼)을 시행하여 그 결과로 헛소리를〔譫語〕 하고 시호탕증(柴胡湯證)이 없어진 것은 잘못된 치료로 인하여 병의 상태가 크게 변화한 상황으로, 어떠한 오치(誤治)를 했는지를 알고 치료를 해야 한다는 것이 조문의 내용이다.

제 268 조

三陽合病, 脈浮大, 上關上, 但欲眠睡, 合目則汗.

삼양경(三陽經)에 동시에 병이 들면 맥이 부대(浮大)하면서 관맥(關脈) 위까지 넘치고 단지 잠만 자고 싶어 하며 눈을 감으면 땀이 난다.

解說 소양병, 태양병, 양명병이 모두 사기를 받아서 서로 합하여 아프며〔合病〕, 맥이 뜨고 커서 촌관척(寸關尺)의 관(關) 위에까지 올라가고 환자는 단지 자고 싶다고 하며 눈을 감으면 땀이 난다는 것이 조문의 내용이다.

제 269 조

傷寒六七日, 無大熱, 其人躁煩者, 此爲陽去入陰故也.

상한병(傷寒病) 6, 7일에 큰 열이 없고 환자가 번조(煩躁)한 경우, 이것은 표양(表陽)을 떠나 이음(裏陰)으로 들어갔기 때문이다.

解說 상한에 걸려 6, 7일이 경과하여 체표에 열은 없고 번조(煩躁)하는 사람은 양증(陽證)이 끝나고 음증(陰證)으로 들어갔기 때문이라는 것이 조문의 내용이다.

제 270 조

傷寒三日, 三陽爲盡, 三陰當受邪, 其人反能食而不嘔, 此爲三陰不受邪也.

상한(傷寒) 3일에 삼양(三陽)의 병이 다 끝나고 삼음(三陰)이 사기(邪氣)를 받아야 하는데, 환자가 오히려 음식을 먹을 수 있고 구역질을 하지 않는다면 이는 아직 삼음(三陰)이 사기(邪氣)를 받지 않은 것이다.

解說 상한에 걸려 3일이 지나면 삼양병(三陽病, 太陽病 少陽病 陽明病)이 끝나고 삼음병(三陰病, 太陰病 少陰病 厥陰病)에 사기(邪氣)가 침입하는 것이지만, 오히려 식사를 잘하고 구역질을 하지 않는 것은 삼음경(三陰經)에 아직 사기(邪氣)가 침입하지 않았기 때문이라는 것이 조문의 내용이다.

제 271조

傷寒三日, 少陽脈小者, 欲已也.

상한병(傷寒病) 3일에 소양(少陽)의 맥이 작은[小] 경우에는 병이 나으려는 것이다.

解說 상한에 걸려 3일이 지나 소양(少陽)의 맥이 작은 사람은 나을 징후라는 것이 조문의 내용이다.

제 272조

少陽病, 欲解時, 從寅至辰上.

소양병(少陽病)이 나으려는 시간은 인시(寅時)부터 진시(辰時)까지이다.

注 '인(寅)' 은 오전 4시, 또는 그 전후 2시간, '진(辰)' 은 오전 8시, 혹은 그 전후 2시간을 말한다.

解說 소양병이 낫는 시간은 오전 4시부터 8시 사이라는 것이 조문의 내용이다.

제6장

태음병(太陰病)의 맥증(脈證)과 치료를 변(辨)한다.

辨太陰病脈證幷治

제 273조

太陰之爲病, 腹滿而吐, 食不下, 自利益甚, 時腹自痛, 若下之, 必胸下結硬.

태음(太陰病)의 병이 됨은, 배가 그득하면서 구토를 하고 음식이 내려가지 않으며 설사가 더욱 심해지고 때때로 배가 저절로 아픈데, 만약 공하(攻下)를 하면 반드시 가슴 아래가 맺히면서 딴딴해질 것이다.

解說 태음병은 배가 그득하고 구토를 하며 음식을 목으로 넘기지 못하고 설사가 심하고 때때로 배가 아프며 하제(下劑)로써 공하(攻下)시키면 반드시 가슴 아래와 명치 부위가 딱딱하게 된다는 것이 조문의 내용이다. 태음병의 정의를 말해주고 있다.

표 25 태음병의 요점

自覺症狀	腹滿, 嘔吐, 下痢, 時時腹痛
他覺症狀	복직근의 긴장(腹皮拘急)
대표적 처방	桂枝加芍藥湯, 桂枝加大黃湯, 小建中湯

제 274조

太陰中風, 四肢煩疼, 陽微陰澁而長者, 爲欲愈.

태음(太陰)의 중풍(中風證)에서 사지(四肢)가 답답하면서 아프고 양맥(陽脈)은 미약하고 음맥(陰脈)은 삽(澁)하면서 장맥(長脈)이 나타나는 경우는 병이 장차 나으려는 것이다.

解說 태음병의 중풍(中風)에 사지가 번거로우면서 아프고〔四肢煩疼〕, 촌맥(寸脈, 陽脈)은 미약(微弱)하며 척맥(尺脈, 陰脈)은 색(澁, 澁)하면서 장맥(長脈)인 경우는 나으려는 것이라는 것이 조문의 내용이다.

제 275 조

太陰病, 欲解時, 從亥至丑上.

태음병(太陰病)이 나으려는 시간은 해시(亥時)부터 축시(丑時)까지이다.

注 '해(亥)'는 오후 10시, 또는 그 전후 2시간, '축(丑)'은 오전 2시, 혹은 그 전후 2시간을 말한다.

解說 태음병이 나으려는 시간은 오후 10시경으로부터 오전 2시경 사이라는 것이 조문의 내용이다.

제 276 조

太陰病, 脈浮者, 可發汗, 宜桂枝湯.

태음병(太陰病)에 맥이 부(浮)한 경우에는 발한(發汗)시킬 수 있으니, 마땅히 계지탕(桂枝湯)으로 치료해야 한다.

桂枝湯方

계지(桂枝) 3냥 껍질을 제거한 것, 작약(芍藥) 3냥, 감초(甘草) 2냥 구운 것, 생강(生薑) 3냥 썬 것, 대조(大棗) 12개 쪼갠 것.
이상 다섯 가지 약재를 물 7승을 써서 달여 3승을 취하고 찌꺼기를 버리고 1승을 따뜻하게 복용한다. 잠깐 지나 뜨거운 죽 1승을 마셔서 약력을 돕고 따뜻하게 이불을 덮고 땀을 낸다.

解說 태음병에 맥이 뜨는 경우는 땀을 내야 하니, 계지탕(桂枝湯)이 마땅하다는 것이 조문의 내용이다.

제277조

自利不渴者, 屬太陰, 以其臟有寒故也, 當溫之, 宜服四逆輩.

저절로 설사를 하면서 갈증이 없는 경우에는 태음병(太陰病)에 속하는데 장(臟)에 한기(寒氣)가 있기 때문이니, 당연히 따뜻하게 해야[溫] 하니 마땅히 사역탕(四逆湯) 종류로 치료해야 한다.

解說 자연히 설사를 하는데 목이 마르지 않는 사람은 태음병에 속하는 것이니 내장(內臟)에 한(寒)이 있기 때문이다. 치료는 사역탕류(四逆湯類)로 따뜻하게 하는 것이 좋다는 것이 조문의 내용이다.

제278조

傷寒, 脈浮而緩, 手足自溫者, 繫在太陰, 太陰當發身黃, 若小便自利者, 不能發黃. 至七八日, 雖暴煩下利, 日十餘行, 必自止, 以脾家實, 穢當去故也.

상한(傷寒)에 맥이 부완(浮緩)하고 손발이 따뜻한 경우는 태음병(太陰病)에 속하니, 태음병은 마땅히 온몸에 황달(黃疸)이 생겨야 하나 만약 소변이 잘 통하는 경우에는 황달이 생길 수 없다. 7, 8일이 지나 비록 갑자기 번(煩)하며 설사를 하루에 10여 번 하는 것은 반드시 저절로 그칠 것이니, 이는 비(脾)가 실(實)하여 오물이 밖으로 배출되는 것이기 때문이다.

解說 상한으로 맥이 뜨고 완(緩)하며 손발이 자연히 따뜻한 사람은 태음병의 자리에 있는 것이다. 태음병은 보통 몸이 황색(黃色)이 될 것인데, 소변이 잘 나오는 사람은 몸이 황색이 되지 않는다. 7, 8일이 지나 갑자기 번(煩)하고 설사를 하루에 10회 이상 하지만 자연히 설사는 멈춘다. 이것은 비(脾)의 움직임이 양호하고〔脾家實〕 썩은 오물이〔腐穢〕 배출되기 때문이라는 것이 조문의 내용이다.

제 279 조

本太陽病, 醫反下之, 因而腹滿時痛者, 屬太陰也, 桂枝加芍藥湯主之. 大實痛者, 桂枝加大黃湯主之.

본래 태양병(太陽病)인데 의사가 잘못 공하(攻下)하여 배가 그득하고 때때로 아픈 경우에는 태음병(太陰病)에 속하니, 계지가작약탕(桂枝加芍藥湯)으로 주로 치료한다. 만약 뱃속이 크게 실(實)하면서 통증이 있는 경우에는 계지가대황탕(桂枝加大黃湯)으로 주로 치료한다.

桂枝加芍藥湯方

계지(桂枝) 3냥 껍질을 제거한 것, 작약(芍藥) 6냥, 감초(甘草) 3냥 구운 것, 대조(大棗) 12개 쪼갠 것, 생강(生薑) 3냥 썬 것.

이상 다섯 가지 약재를 물 7승을 써서 달여 3승을 취하고 찌꺼기를 버리고 따뜻하게 나누어 3번 복용한다. 책에서 말하기를 계지탕에 작약을 더한 것이라고 하였다.

桂枝加大黃湯方[1)]

계지(桂枝) 3냥 껍질을 제거한 것, 대황(大黃) 2냥, 작약(芍藥) 6냥, 생강(生薑) 3냥 썬 것, 감초(甘草) 2냥 구운 것, 대조(大棗) 12개 쪼갠 것.

이상 여섯 가지 약재를 물 7승을 써서 달여 3승을 취하고 찌꺼기를 버리고 1승을 따뜻하게 복용한다. 하루에 3번 복용한다.

解說 원래 태양병이었는데 의사가 잘못 치료하여 약으로 공하(攻下)하였다. 때문에 복부가 팽만(膨滿)하고 때때로 아픈 사람은 태음(太陰)에 속하는 것이다. 계지가작약탕(桂枝加芍藥湯)으로 주로 치료한다. 또한 심하게 아픈 사람은 계지가대황탕(桂枝加大黃湯)으로 주로 치료한다는 것이 조문의 내용이다.

계지가작약탕은 대장염, 만성복막염 등에 사용된다. 계지가작약탕의 중요한 증후는 복피구급(腹皮拘急, 그림 24, 184쪽 참조), 복통, 허만(虛滿), 하리(下痢), 이급후중(裏急後重) 등이다. 계지가대황탕은 허증(虛證)의 변비에 잘 사용된다.

1) 桂枝加大黃湯方: 『상한론』 279조 계지가대황탕에 나오는 대황은 용량이 1냥으로 되어 있다.

症例

桂枝加芍藥湯의 症例

49세 여성. 이전부터 위장(胃腸)이 약했으나 4, 5년 전부터 파트타임으로 아르바이트를 하게 되었는데 배가 당기고 때때로 아프며 대변이 무른 편이라고 한다. 한방치료를 원하여 200X년 6월 25일에 초진하였다. 약간 마른 체격으로 혀에는 얇은 백태(白苔)가 있었다. 맥은 가라앉고 가늘며 복진(腹診) 상에서 배가 꺼져 있어서 전체적으로는 연약하나 복부 피부가 뻣뻣하게 당기는〔腹皮拘急〕 것이 있었다. 계지가작약탕(桂枝加芍藥湯)을 3일간 복용하여 배가 딴딴한 것과 복통은 개선되었다. 복약을 중지하고 7일 지나자 다시 배가 딴딴하고 복통이 생겨서 계지가작약탕을 복용하자 며칠 안에 다시 호전되었다. (저자 치험례)

症例

어소견촌(御所見村) 갈원천소(葛原天沼)의 대관(大貫) 아무개의 자식으로 23세임. 적백리(赤白痢, 점액과 농혈이 섞인 설사)를 보았는데 백색(점액)이 많고 적색(농혈)은 적었다. 하복부가 쥐어짜게 아프며 소변은 적었다. 맥은 완(緩)하고 혀는 보통이며 열은 없고 약간 두통이 있었다. 계지가작약탕(桂枝加芍藥湯)을 주어 바로 치유시켰다. (山田業精『井見集附錄』)

名醫의 論說	[吉益東洞] 계지가작약탕(桂枝加芍藥湯)은 계지탕증(桂枝湯證)으로써 배가 땅기는 것이 심한 자를 치료한다.『方極』

桂枝加芍藥湯의 요점	
自覺症狀	하리(下痢), 복만(腹滿), 때때로 오는 복통

症例

桂枝加大黃湯의 症例

85세의 여성. 변비증(便秘症)을 한방으로 치료하기를 원하는데, 200X년 11월 15일에 내원하였다. 20대에 차남을 출산한 후에 무리하여 노동을 하였기 때문에 몸이 약해졌고 감기에 잘 걸린다고 한다. 현대 의학의 설사제를 사용하지 않으면 변이 나오지 않으나 복통이 있어서 가능하면 복용하고 싶지 않다고 한다. 안색은 나쁘고 몸집은 작고 말랐다. 맥은 현(弦)하고 복력(腹力)은 약하고 상복부(上腹部)에 복피구급(腹皮拘急)이 보인다. 계지가작약대황탕(桂枝加芍藥大黃湯)을 투여했다. 한방약을 복용하고 기분이 좋은 대변이 1일 1회 나오게 되었다. 현대 의학의 설사제를 복용하지 않아도 좋게 되었다. (저자 치험례)

症例

준하태(駿河台)의 일하○○조(日下○○助). 어느 날 고기를 많이 먹은 후에 2, 3일이 지나 배가 아프기 시작하면서 그득하고, 허리도 아프고 명치로 상충(上衝)하여 구토를 하였고, 음식도 먹을 수가 없었다. 냉(冷)하고 땀이 나며 통증이 심하였다. 어떤 서양의는 냉독(冷毒)에 상하였다라고 하여 물약이나 울제(熨劑, 火熱에 의한 外治療法)

를 사용하였지만 효과는 없었다. 어떤 의사는 한산(寒疝)으로 보아 부자제(附子劑)를 사용하였지만 더욱 더 심하게 되었다. 본인〔淺田宗伯〕이 진찰해 보니 맥이 활(滑)한데, 아플 때의 맥은 쉬는 경우가 있었다. 이것은 숙식(宿食)의 증후(證候)이다. 그래서 비급염원(備急炎圓) 2푼을 주었더니 얼마 지나지 않아 대량으로 먹은 것을 토하였다. 그래서 계지가작약대황탕(桂枝加芍藥大黃湯)을 투여하여 냄새나는 변을 1일 2~3회 보았고 통증은 곧바로 사라지고 회복되었다. (淺田宗伯『橘窓書影』)

名醫의 論說	[尾大榕堂] 계지가작약대황탕(桂枝加芍藥大黃湯)은 이질(痢疾)로서 발열, 오풍, 복통, 이급후중(裏急後重)하는 자를 치료한다.『類聚方廣義』 [淺田宗伯] 이 처방[桂枝加芍藥大黃湯]은 온하(溫下)의 조제(祖劑, 시초가 되는 처방)이다. 온하(溫下)의 뜻은『금궤요략(金匱要略)』에 나오는데 한(寒)이 실(實)한 사람은 꼭 이 처방이 아니면 안 된다. 배가 그득할 때의 통증뿐만 아니라 설사병에 열이 약하고 이급후중(裏急後重)하는 자에게 효과가 있다. 한 환자가 이질(痢疾)이 발병하여 왼쪽 횡골(橫骨)의 위에 해당하는 위치를 정하였을 때 직경 2촌 정도의 곳이 통증을 감당하기 어렵고 항상 손으로 만져지는 것을, 유지계리(有持桂里)는 이독(痢毒)에 이 처방을 써서 쾌유시켰다고 말했다. 또 후박칠물탕(厚朴七物湯)은 이 처방보다 증상이 한 번 더 무거운 자에게 쓴다고 알아두면 좋다.『方函口訣』

桂枝加芍藥大黃湯의 요점	
自覺症狀	하리(下痢), 복만(腹滿), 때때로 심한 복통, 변비

제 280조

太陰爲病, 脈弱, 其人續自便利, 設當行大黃, 芍藥者, 宜減之, 以其人胃氣弱, 易動故也.

태음병(太陰病)이 되어 맥이 약하고 환자가 계속 저절로 설사를 하는데 가령 대황(大黃), 작약(芍藥)을 써야 하더라도 그 용량을 줄여야 한다. 그 환자가 위기(胃氣)가 약하여 쉽게 요동하기[動] 때문이다.

解說 태음병으로 맥은 약(弱)하며 자연히 설사를 하고 있다. 대황, 작약을 투여해야 하는 적응증이 있다고 하더라도 대황, 작약의 양을 줄여야 한다. 위(胃)가 약(弱)하여 약에 의한 악영향이 쉽게 나타나기 때문이라는 것이 조문의 내용이다.

제 7 장

소음병(少陰病)의 맥증(脈證)과 치료를 변(辨)한다.

辨少陰病脈證并治

제 281조

少陰之爲病, 脈微細, 但欲寐也.

소음(少陰)의 병이 되는 것은, 맥이 미세(微細)하고 단지 자려고만 하는 것이다.

解說 소음병이라 함은 맥이 미약(微弱)하고 가늘며 단지 자려고만 하는 병증이다. 소음병의 정의를 말해주고 있다.

표 26 소음병의 요점

自覺症狀	단지 자려고만 함.
他覺症狀	微脈(매우 가늘고 부드럽고, 압박하면 사라져 버린다.), 細脈(실을 당기는 모습으로 가늘고 연약하게 바로 촉지할 수 있는 맥이다.)
대표적 처방	眞武湯, 附子湯, 麻黃細辛附子湯, 黃連阿膠湯

제 282조

少陰病, 欲吐不吐, 心煩但欲寐, 五六日, 自利而渴者, 屬少陰也 虛故引水自救. 若小便色白者, 少陰病形悉具. 小便白者, 以下焦虛有寒, 不能制水, 故令色白也.

소음병(少陰病)에 토하고 싶어도 토할 수 없고 가슴이 번(煩)하여 단지 잠을 자려고만 하고, 5, 6일째에 저절로 설사를 하면서 갈증이 있는 경우에는 소음병(少陰病)에 속하니 허하기 때문에 물을 찾아 스스로 치유하려는 것이다. 만약 소변색이 흰 경우는 소음병의 형상을 완전히 갖추고 있는 것이다. 소변이 맑다는 것은 하초(下焦)가 허(虛)하고 차서[寒] 수기(水氣)를 능히 제압하지 못하기 때문에 색이 흰 것이다.

解說 소음병으로 토하려고 하나 토하지 못하며, 마음이 번거롭고 다만 잠만 자려고 한다. 5, 6일이 되어서 자연히 설사를 하며 갈증이 나는 것은 소음(少陰)에 속한다. 허증(虛證)이라서 물을 마셔서 스스로 치유하려고 한다. 소변의 색깔이 맑으면 소음(少陰)의 증상이 다 구비된 것이다. 소변이 맑다는 것은 하초(下焦)가 허(虛)하면서 한(寒)이 있다는 것을 나타낸다. 물을 억제하지 못하기 때문에 소변의 색이 맑아진다는 것이 조문의 내용이다.

제 283조

病人脈陰陽俱緊, 反汗出者, 亡陽也. 此屬少陰, 法當咽痛而復吐利.

환자의 맥(脈)이 모두 긴(緊)하고 오히려 땀이 나는 경우는 망양(亡陽)의 증(證)이다. 이것은 소음병(少陰病)에 속하니 법대로라면 마땅히 목구멍이 아프고 다시 토하고 설사할 것이다.

解說 맥의 촌맥(寸脈, 陽脈)과 척맥(尺脈, 陰脈)이 모두 긴(緊)하면서 땀이 나는 것은 땀과 함께 양(陽)이 없어지기〔亡陽〕 때문이다. 이것은 소음병에 속한다. 목구멍이 아픈 것과 구토와 설사가 있어야 한다는 것이 조문의 내용이다.

제 284조

少陰病, 咳而下利譫語者, 被火氣劫故也, 小便必難, 以强責少陰汗也.

소음병(少陰病)에 기침을 하면서 설사를 하고 헛소리[譫語]를 하는 경우는 화기(火氣)의 겁박을 받았기 때문인데, 반드시 소변을 보기 어려울 것이니 소음병(少陰病)을 억지로 땀을 냈기 때문이다.

解說

소음병으로 기침을 하면서 설사를 하고 헛소리〔譫語〕를 하는 경우는 화열요법(火熱療法)을 받았기 때문이다. 소변은 니오기 어렵게 된다. 소음병인데 땀을 내서 사법(瀉法)의 치료를 하였기 때문이라는 것이 조문의 내용이다.

제285조

少陰病, 脈細沈數, 病爲在裏, 不可發汗.

소음병(少陰病)에 맥이 가늘고 침(沈)하면서 삭(數)한 것은 병이 리(裏)에 있는 것이니 발한(發汗)시키면 안 된다.

解說

소음병으로 맥이 가늘고 가라앉으며 빠른 경우에는 병이 리(裏)에 있기 때문이니, 땀을 내게 해서는 안 된다는 것이 조문의 내용이다.

제286조

少陰病, 脈微, 不可發汗, 亡陽故也. 陽已虛, 尺脈弱澁者, 復不可下之.

소음병(少陰病)에 맥이 미(微)하면 땀을 내서는 안 되니, 양(陽)이 손실되었기〔亡陽〕 때문이다. 양(陽)이 이미 허해지고 척맥도 약하고 삽(澁)한 경우에는 다시 공하(攻下)해서는 안 된다.

解說

소음병으로 맥이 미약(微弱)할 때에는 발한(發汗)시켜서는 안 된다. 양(陽)이 없어지기 때문이다〔亡陽〕. 양(陽)이 이미 허(虛)하고 척맥(尺脈)이 약(弱)하면서 색(濇)한 사람은 하제(下劑)로 공하(攻下)시키면 안 된다는 것이 조문의 내용이다.

제 287 조

少陰病, 脈緊, 至七八日, 自下利, 脈暴微, 手足反溫, 脈緊反去者, 爲欲解也, 雖煩下利, 必自愈.

소음병(少陰病)에 맥이 긴(緊)한데 7, 8일에 이르러 저절로 설사를 하고 맥이 갑자기 미약(微弱)해지며 손발은 오히려 따뜻하고 맥이 긴(緊)한 것이 오히려 없어지면, 장차 병이 풀리려는 것이니 비록 번(煩)하고 설사가 있어도 반드시 낫는다.

解說 소음병으로 맥이 긴(緊)하고, 7, 8일 지나서 설사를 하며 맥이 갑자기 미약(微弱)하게 되고, 손발이 따뜻하게 된다. 맥이 긴(緊)하던 것이 소실하는 것은 병이 나으려는 징후이다. 가슴이 번거롭고 설사를 하더라도 반드시 자연히 치유된다는 것이 조문의 내용이다.

제 288 조

少陰病, 下利, 若利自止, 惡寒而踡臥, 手足溫者, 可治.

소음병(少陰病)에 설사를 하더라도 만약 저절로 그치고, 오한(惡寒)이 있으면서 몸을 움츠리고 누우려 하나 손발이 따뜻한 경우에는 치료할 수 있다.

注 권와(踡臥)는 손발을 구부리고 몸을 둥글게 하여 옆으로 눕는 것을 말한다.

解說 소음병으로 설사를 하거나 오한이 있고 몸을 둥글게 말아서 눕는 경우〔踡臥〕 손발이 따뜻하면 낫는다는 것이 조문의 내용이다.

제 289 조

少陰病, 惡寒而踡, 時自煩, 欲去衣被者, 可治.

소음병(少陰病)에 오한하면서 몸이 오그라들고 때때로 저절로 번(煩)하여 옷을 벗으려고 하는 경우에는 치료할 수 있다.

注 '권(踡)' 이란 몸을 구부리는 것을 말함.

解說 소음병에 추워서 몸을 움츠리고 때로는 번거로워 옷을 벗어버리려고 하는 경우는 치료할 수 있다는 것이 조문의 내용이다.

제 290 조

少陰中風, 脈陽微陰浮者, 爲欲愈.

소음병(少陰病)의 중풍(中風)에 맥이 촌맥(寸脈)은 미(微)하고 척맥(尺脈)은 부(浮)한 경우에는 병이 나으려는 것이다.

解說 소음(少陰) 중풍(中風)에 촌맥(寸脈, 陽脈)이 매우 가늘고 연(軟)하게 나타나며 누르면 사라져 버리는 맥〔微脈〕이며, 척맥(陰脈)이 가볍게 압박하면 잘 만져지나 강하게 만지면 맥이 만지기 어려운 맥〔浮脈〕이면 나으려는 징후라는 것이 조문의 내용이다.

제 291조

少陰病, 欲解時, 從子至寅上.

소음병(少陰病)이 나으려는 시간은 자시(子時)부터 인시(寅時)까지이다.

注 '자(子)'는 오후 12시, 또는 그 전후의 2시간, '인(寅)'은 오전 4시, 또는 그 전후의 2시간.

解說 소음병으로 낫는 시간은 오후 12시경으로부터 오전 4시경까지라는 것이 조문의 내용이다.

제 292조

少陰病, 吐利, 手足不逆冷, 反發熱者, 不死, 脈不至者, 灸少陰七壯.

소음병(少陰病)에 토하고 설사하는데 손발이 궐랭(厥冷)하지 않고 오히려 열이 나는 경우에는 죽지 않으니, 맥이 잘 뛰지 않는 경우에는 소음경(少陰經)에 7장 뜸을 뜬다.

解說 소음병으로 구토하든지 설사를 하든지 손발이 차가워지지 않고 오히려 열이 나는 경우는 죽지 않는다. 맥을 촉지할 수 없으면 소음경(少陰經)의 혈(穴)에 뜸을 7장 떠주어야 한다는 것이 조문의 내용이다. "소음(少陰)에 7장의 뜸을 떠주라."고 했는데 여기서 말하는 소음(少陰)에 대해서는 혈명(穴名)의 기재는 없지만, 『상한래소집(傷寒來蘇集)』(청나라 柯琴)에 의하면 태계혈(太溪穴)이라 기재되어 있다.

제 293 조

少陰病, 八九日, 一身手足盡熱者, 以熱在膀胱, 必便血也.

소음병(少陰病) 8, 9일에 온몸과 손발에 모두 열이 나는 경우는 열이 방광(膀胱)에 있는 것으로 반드시 소변으로 피가 나올 것이다.

解說 소음병 8, 9일이 지나 온몸과 손발이 다 뜨거운 것은 방광(膀胱)에 열이 있기 때문이니 반드시 소변에 피가 섞여 나온다는 것이 조문의 내용이다.

제 294 조

少陰病, 但厥無汗, 而强發之, 必動其血, 未知從何道出, 或從口鼻, 或從目出者, 是名下厥上竭, 爲難治.

소음병(少陰病)에 단지 사지(四肢)가 궐(厥)하고 땀은 없는 경우에 억지로 땀을 내면, 반드시 그 혈을 요동시키는데, 어느 길로 나오는지 알 수 없어서 혹은 입과 코로부터, 혹은 눈으로부터 나온다. 이를 하궐상갈(下厥上竭)이라고 부르니, 치료하기 어렵다.

解說 소음병으로 냉(冷)하고 땀이 없는데 억지로 땀을 내면 반드시 혈(血)을 움직여서 입과 코로부터 혹은 눈으로부터 출혈된다. 이것을 하궐상갈(下厥上竭)이라고 부르는데 난치(難治)라는 것이 조문의 내용이다.

갈(竭)은 부족하다, 잃는다라는 뜻이다. 하궐(下厥)은 다리가 차가워지는 것이고 상갈(上竭)은 구(口), 비(鼻), 목(目)으로부터 출혈하는 것을 말한다.

제 295 조

少陰病, 惡寒身踡而利, 手足逆冷者, 不治.

소음병(少陰病)에 오한(惡寒)이 있고 몸이 오그라들면서 설사를 하고 손발이 궐랭(厥冷)한 경우에는 치료하지 못한다.

解說 소음병으로 오한이 있으면서 신체가 오그라들고〔踡〕 설사를 하며 손발이 차가운 것은 치료하지 못한다는 것이 조문의 내용이다.

제 296 조

少陰病, 吐利躁煩, 四逆者, 死.

소음병(少陰病)에 구토하고 설사하며 조번(躁煩)이 있고 사지(四肢)가 역랭(逆冷)한 경우에는 죽는다.

解說 소음병으로 구토와 설사를 하고 가슴이 괴로우며 손발을 안절부절못하며 답답해하고〔躁煩〕 사지(四肢)가 차가워지는 경우는 죽는다는 것이 조문의 내용이다. 조번(躁煩)과 번조(煩躁)는 동일한 것이다.

제 297 조

少陰病, 下利止而頭眩, 時時自冒者, 死.

소음병(少陰病)에 설사가 그치고 머리가 아찔하며 때때로 저절로 머리가 씌운 것처럼 혼미할 경우에는 죽는다.

解說 소음병으로 설사가 멈추고 머리가 어지러우며 때때로 머리에 무엇인가 덮어씌운 듯한 상태〔冒〕에 있는 경우는 죽는다는 것이 조문의 내용이다.

제 298 조

少陰病, 四逆惡寒而身蜷, 脈不至, 不煩而躁者, 死.

소음병(少陰病)에 사지(四肢)가 역랭(逆冷)하고 오한(惡寒)이 있으면서 몸이 오그라들며 맥이 잘 뛰지 않으며 마음이 번거롭지는 않으나 행동이 조동(躁動)한 경우에는 죽는다.

解說 소음병으로 손발이 차갑고 오한이 나며 몸을 구부리고 맥은 만져지지 않고 초조하지〔煩〕 않으나 팔다리를 가만두지 못하는〔躁〕 경우는 죽는다는 것이 조문의 내용이다.

제 299 조

少陰病, 六七日, 息高者, 死.

소음병(少陰病) 6, 7일에 숨을 높이 쉬는 경우에는 죽는다.

解說 소음병에 6, 7일이 지나 호흡 소리가 심해지는 사람은 죽는다는 것이 조문의 내용이다.

제300조

少陰病, 脈微細沈, 但欲臥, 汗出不煩, 自欲吐, 至五六日自利, 復煩躁不得臥寐者, 死.

소음병(少陰病)에 맥이 미세(微細)하면서 침(沈)하고 단지 누워자려고만 하며 땀이 나고 번(煩)은 없으며 저절로 토하려고 하다가 5, 6일 되어서는 저절로 설사를 하고 다시 번조(煩躁)하여 잠을 자지 못하는 경우에는 죽는다.

解說 소음병으로 맥이 미약(微弱)하고 가늘며 가라앉으며 환자가 누우려고만 하고 땀이 나며 번거로워하지 않는데 토하고 싶어 한다. 5 ,6일이 지나서 설사가 나면서 다시 가슴이 괴롭고 손발을 계속 움직이면서 답답해하고〔煩躁〕 잠을 자지 못하는 경우는 죽는다는 것이 조문의 내용이다.

제301조

少陰病, 始得之, 反發熱, 脈沈者, 麻黃細辛附子湯主之.

소음병(少陰病)이 처음 생겼을 때 오히려 열이 나면서 맥이 침(沈)한 경우에는 마황세신부자탕(麻黃細辛附子湯)으로 주로 치료한다.

麻黃細辛附子湯方

마황(麻黃) 2냥 마디를 제거한 것, 세신(細辛) 2냥, 부자(附子) 1개 포(炮)하여 껍질을 제거하고 8조각으로 부순 것.

이상 세 가지 약재를 물 1두를 써서 먼저 마황을 달여 2승을 줄여 위의 거품을 제거하고, 다른 약재들을 넣어 달여 3승을 취하고 찌꺼기를 버리고 1승을 따뜻하게 복용한다. 하루에 3번 복용한다.

解說 처음부터 소음병이 발하였는데 오히려 열이 나고 맥이 가라앉는 경우는 마황세신부자탕(麻黃細辛附了湯)으로 주로 치료한다는 것이 조문의 내용이다.

통상 양병(陽病)으로부터 음병(陰病)으로 병증(病證)이 전해져 가니, 곧 태양병으로부터 소양병, 태음병, 소음병으로 전달해 가는데 이 조문에서는 처음부터 소음병에서 발(發)하는 경우를 말해주고 있다. 음병(陰病)은 보통 발열은 없기 때문에 '오히려'라고 말하였다. 본인의 경험에 의하면 이러한 증상이 나타나는 형식은 드문 것은 아니다. 마황세신부자탕은 노인이나 허약(虛弱)으로 냉증(冷症)의 감기에 걸렸을 때 잘 사용된다. 맥이 가라앉는 것이 중요하다.

症例

58세의 여성. 199X년 5월 20일에 오한, 요통, 인두통(咽頭痛) 등을 호소하며 내원하였다. 발열이 없고 기침도 없었다. 언제나 냉증(冷症) 때문에 전기 매트를 사용하고 있었고 변비 경향이 있었다. 안색은 창백하고 원기(元氣)가 없는 모습으로 혀에는 얇은 백태(白苔)가 보이며 맥은 가라앉고 가늘며 복력(腹力)은 연(軟)하고 특별한 복증(腹證)은 없었다. 음증(陰證)의 감기라고 진단되어서 마황세신부자탕(麻黃細辛附子湯, 附子 5g)을 복용시켰는데, 하루분을 마시고 목의 통증이 완전히 좋아지고 이렇게 효과가 좋았던 약은 처음이라고 말하였다. (저자 치험례)

名醫의 論說	[吉益東洞] 마황세신부자탕(麻黃細辛附子湯)은 마황부자감초탕(麻黃附子甘草湯)의 증(證)으로서 급박하지 않고 담음(痰飮)의 변동(變動)이 있는 자를 치료한다.『方極』 [淺田宗伯] 이 처방[麻黃細辛附子湯]은 소음(少陰)의 표열(表熱)을 풀어준다. 어떤 노인이 기침을 하고 담을 토하며 오후에 등 뒤가 으슬으슬 추위를 느낀 후에 미열과 땀이 나서 그치지 않았다. 어떤 의사가 양허(陽虛)의 오한으로 보고 의왕탕(醫王湯)을 주었으나 효과가 없었다. 이 처방[麻黃細辛附子湯]을 복용시켰다. 불과 다섯 첩으로써 치유되었다. 모든 한사(寒邪)의 처음 발작에 내상(內傷)을 나타내거나 노권상(勞倦傷)이 있는 자는 이 처방 또는 마황부자감초탕(麻黃附子甘草湯)으로 치료할 수 있다. 이 처방은 원래 표열(表熱)을 겸비한 것인데 후세의 감기 중 음증(陰證)을 겸하고 있는 것과 동일하다. 또한 음분(陰分)의 두통에 방풍(防風), 천궁(川芎)을 더하면 효과가 있고, 또한 음분(陰分)의 수기(水氣)에 계지거작약탕(桂枝去芍藥湯)을 합하여 사용된다. 진수원(陳修園)은 지모(知母)를 첨가하여 수기(水氣)를 없애는 성약(聖藥)으로 삼았다.『方函口訣』

麻黃細辛附子湯의 요점	
自覺症狀	발열, 오한, 인두통(咽頭痛)
他覺症狀	지맥(遲脈, 1회 호흡에 맥박이 3회 이하인 것), 안면창백(顏面蒼白), 신체허약(身體虛弱)

제 302조

少陰病, 得之二三日, 麻黃附子甘草湯微發汗, 以二三日無裏證, 故微發汗也.

소음병(少陰病)이 생긴지 2, 3일에 마황부자감초탕(麻黃附子甘草湯)을 써서 조금 땀을 내니, 2, 3일에 리증(裏證)이 없기 때문에 조금 발한(微發汗)시킬 수 있는 것이다.

麻黃附子甘草湯方

마황(麻黃) 2냥 마디를 제거한 것, 감초(甘草) 2냥 구운 것, 부자(附子) 1개 포(炮)하여 껍질을 제거하고 8조각으로 부순 것.
이상 세 가지 약재를 물 1두를 써서 먼저 마황을 달여 한두 번 끓여서 위의 거품을 제거하고, 다른 약재들을 넣어 달여 3승을 취하고 찌꺼기를 버리고 1승을 따뜻하게 복용한다. 하루에 3번 복용한다.

解說 소음병이 2, 3일 지난 경우에 마황부자감초탕(麻黃附子甘草湯)으로 약간 발한(發汗)시키면 좋다. 2, 3일이 경과되어 리증(裏證)이 없어서 약간 발한(發汗)시키는 것이라는 것이 조문의 내용이다.

마황부자감초탕의 적응증은 마황세신부자탕(麻黃細辛附子湯)보다도 정도가 가볍다고 생각할 수 있다.

症例

어떤 유학자가 상한으로 신체(身體)가 아프고 자면서 몸을 뒤집는 것이 불가능하였다. 턱이 부어 있고 칼로써 찌르는 것처럼 아파서 음식을 먹는 것이 불가능하였다. 본인은 이 처방〔麻黃附子甘草湯〕을 지어서 복용시켜 치유하였다. (六角重任『古方便覽』)

名醫의 論說	[淺田宗伯] 마황부자감초탕(麻黃附子甘草湯)은 감초마황탕(甘草麻黃湯)의 증(證)으로서 오한이 있고 혹은 몸이 조금 아픈 자를 치료한다.『方極』 [加藤謙齊] 마황부자감초탕(麻黃附子甘草湯)은 천식(喘息)을 하며 오한이 급하게 일어나며 혹은 열이 나고 땀이 없는 자에게 사용한다.『醫療手引草』

麻黃附子甘草湯의 요점	
自覺症狀	신체동통(身體疼痛), 오한(惡寒), 인두통(咽頭痛)
他覺症狀	지맥(遲脈, 1회의 호흡 시간에 맥박이 3회 이하인 것)

표 27 마황세신부자탕과 마황부자감초탕의 비교

	麻黃	細辛	附子	甘草	감기 증상	비고
麻黃細辛附子湯	2냥	2냥	1매		중	
麻黃附子甘草湯	2냥			2냥	경	급박증상

제 303조

少陰病, 得之二三日以上, 心中煩, 不得臥, 黃連阿膠湯主之.

소음병(少陰病)이 생긴지 2, 3일 이상이 되었는데 심중(心中)이 번(煩)하면서 잠을 잘 수 없으면 황련아교탕(黃連阿膠湯)으로 주로 치료한다.

黃連阿膠湯方[1)]

황련(黃連) 4냥, 황금(黃芩) 2냥, 작약(芍藥) 2냥, 계자황(鷄子黃) 2개, 아교(阿膠) 3냥 다른 데서는 3정(挺)이라 함.

이상 다섯 가지 약재를 물 6승을 써서 먼저 3가지를 달여 2승을 취하고 찌꺼기를 버리고 아교를 넣어 녹이고 조금 식으면 계란 노른자를 넣어 저어서 서로 섞이게 한다. 7홉을 따뜻하게 복용한다. 하루에 세 번 복용한다.

解說 소음병(少陰病)이 되어 2, 3일 이상 경과하였으나 가슴 속이 답답하여 잠을 잘 수 없는 경우에는 황련아교탕(黃連阿膠湯)으로 주로 치료한다는 것이 조문의 내용이다.

황련아교탕에는 열이 나고 목이 마르며 가슴이 괴롭고 답답하여 잠을 못자는 증상이 나타나는 경우가 있다.

1) 黃連阿膠湯方: 『상한론』 303조 황련아교탕에 나오는 황금은 용량이 1냥으로 되어 있다.

症例

단파구산후(丹波龜山侯)의 가신(家臣) 송야우좌위문(松野又左衛門). 연령 40여세. 흉통(胸痛)을 보이며 장기간에 걸쳐서 멈추지 않는다. 마침내 폐옹(肺癰, 폐 화농증)으로 되어 농혈(膿血)을 토하고, 농혈담(膿血痰)이 환자와 가까이 하려고 하지 않을 정도로 냄새가 고약하다. 본인〔淺田宗伯〕이 폐옹탕(肺癰湯)을 사용하여 5, 6일에 농담(膿痰)이 그치며 악취도 줄어들었다. 다만 기침은 심해지고 오른쪽 옆구리가 아픈 것도 심하다가 저녁 무렵이 되자 열이 났다. 시함탕가죽여(柴陷湯加竹茹)를 주어서 해수는 서서히 감소되며 동통도 개선되었다. 어느 날 몇 홉의 객혈(喀血)을 하였는데, 옆으로 눕는 것이 불가능하였다. 따라서 황련아교탕(黃連阿膠湯)을 주어서 2, 3일에 객혈(喀血)이 멈추었고 가슴이 편안하게 되었다. 또한 맥문동탕(麥門冬湯)에 생지황(生地黃), 아교(阿膠), 황련(黃連)을 더하여 조리하여 치유하였다. 이 환자를 많은 의사들이 불치라고 판단했다. 그러나 본인은 이 환자가 보통 술을 좋아하여 술을 많이 마시기 때문에 폐중(肺中)에 어탁(瘀濁)이 형성되어 폐옹(肺癰)이 되었다고 생각하였다. 그렇기 때문에 술을 그치면 폐옹(肺癰)을 방지하는 것이 가능하다. 만약 술을 마시지 않는 사람이라면 농이 그치더라도 폐위(肺痿, 폐결핵)가 되어 이를 고칠 수 있는 방법이 없을 것이다. (淺田宗伯『橘窓書影』)

症例

황련아교탕(黃連阿膠湯)에 의한 불면치료. 199X년 12월 5일 53세의 남성이 불면을 호소하여 내원하였다. 11월 중순경으로부터 밤에 잠을 잘 수 없는 상태가 계속되었다. 잠을 자더라도 꿈을 꾸어서 깊이 자지 못하여 꾸벅꾸벅 졸고 아침에 일어나서도 머리가 멍한 상태였다. 요통이 있고 어깨도 긴장되었다. 12월 3일과 4일의 밤에 졸리지는 않았지만 자지 않으면 심장에 부담이 되어 부정맥이 나올까 두려워하고 강박관념에 사로잡혀 더욱 힘들게 되었다. 안색은 나쁘고 맥은 가늘고 빠르며 복진(腹診)에서는 특별한 것은 없었다. "마음이 번거로워서 잠을 잘 수 없는 증상"이라고 생각하여 황련아교탕(黃連阿膠湯)을 처방하였는데, 계란 노른자를 주어 복용하도록 설명하였다. 또한 침구(鍼灸)도 시행하여 백회혈(百會穴), 풍지혈(風池穴), 견정혈(肩井穴), 신수혈(腎俞穴)에 침을 놓고 두 다리의 실면혈(失眠穴)에 미립대(米粒大) 절반 크기의 직접구(直接灸)를 5장 떴다. 자택에서는 매일 견정혈(肩井穴)과 두 다리의 실면혈(失眠穴)에 뜸을 뜰 수 있는 방법을 가르쳐 주었다. 밤이 되어 황련아교탕(黃連阿膠湯)을 달여서 복용하자 그 밤은 오래간만에 5시간을 잘 수 있었다. 12월 6일에 아침에 일찍 일어나자 머리가 깨어있고 원기가 돌아왔다. 허리와 어깨도 편안하게 되었다. 밤에 침구치료를 하고 잤다. 12월 7일에 약 5시간 잘 수 있었는데 12월 8일에는 약 8시간 잘 수 있었다. 이렇게 길게 잘 수 있는 상황은 오래간만이었다. 그 후에는 6시간 전후로 잘 수 있게 되었다. 12월 20일에 잘 잠자고 있어서 복약을 중지하였다. (저자 치험례)

名醫의 論說	[目黑道琢] 상한(傷寒), 온역(溫疫, 流行病)의 부류, 농혈(膿血)을 설사하고 번조(煩躁)와 구갈(口渴)이 있어 잘 수가 없는 자에게 신기한 효과가 있다. 설사병이 오래되어 음허(陰虛)로 열이 나거나 또는 밤에만 열이 강하게 나는 증(證)은 매우 위험하다. 지금도 음허(陰虛)의 증(證)으로 맥이 홍삭(洪數)하거나 번열(煩熱)이 있어서 밤에 잠을 잘 수 없는 증상에 사용하면 크게 효과가 있다.『餐英館療治雜話』

黃連阿膠湯의 요점	
自覺症狀	불면(不眠), 동계(動悸), 심중번(心中煩, 가슴이 번거로운 것)

제 304 조

少陰病, 得之一二日, 口中和, 其背惡寒者, 當灸之, 附子湯主之.

소음병(少陰病)이 생긴지 1, 2일에 아직 입 안이 조화롭고[和] 등에 오한(惡寒)이 있는 경우에는 마땅히 뜸을 떠야 하며 부자탕(附子湯)으로 주로 치료한다.

附子湯方

부자(附子) 3개 포(炮)하여 껍질을 제거하고 8조각으로 쪼갠 것, 복령(茯苓) 3냥, 인삼(人蔘) 2냥, 백출(白朮) 4냥, 작약(芍藥) 3냥.

이상 다섯 가지 약재를 물 8승을 써서 달여 3승을 취하고 찌꺼기를 버리고 1승을 따뜻하게 복용한다. 하루에 3번 복용한다.

解說 소음병을 얻어서 1, 2일이 지나 입 안이 정상적이고 등 가운데에 오한을 느끼는 경우에는 마땅히 이에 뜸을 뜨며 부자탕(附子湯)으로 치료하면 좋다는 것이 조문의 내용이다.

부자탕은 등 뒤의 오한과 몸 전체의 통증, 소변의 감소가 중요하다

症例

어떤 사람이 두 다리가 아파서 굽히지 못하고 손발이 차고 배는 당기면서 뒤틀리며, 식사의 양이 아주 감소하여 마르는 것이 심하였다. 때때로 치질의 출혈이 2, 3승이나 되었다. 그 외의 증상은 없었다. 길익남애(吉益南涯) 선생이 진찰하여 부자탕(附子湯)을 투여하여, 통증은 사라지고 당기면서 뒤틀리는 것(拘攣)은 완화되고 식사를 할 수 있게 되고 보행도 편하게 되었다. 다만 치질의 출혈이 있어서 황련해독산(黃連解毒散)을 주어서 출혈을 멈추게 하였다. (吉益南涯『成蹟錄』)

症例

등의 통증과 사지 통증에 부자탕가미(附子湯加味)를 씀. 65세 여성으로 회사의 직원임. 등과 사지의 통증이 주된 증상으로 199X년 8월 18일에 본 병원에서 초진하였다. 3년 전부터 등에 통증이 나타나 1달에 1, 2회 정도 일어나고 2시간 정도 지속되었다. 등의 통증은 냉(冷)과 땀을 느끼는 정도로 심하게 통증이 있었다. 보통 머리와 어깨와 등이 뭉치고 등 가운데가 차게 느껴졌다. 손발도 차고 아픈 것을 느낄 수 있었다. 등 뒤에 종이를 펼친 것처럼 느껴지기도 하였다. 변비가 있어서 대변은 3~5일에 1회 보고 딱딱하며, 소변은 보통이었다. 체격은 보통이고 피부의 색은 창백하였다. 설진(舌診)에서 설질(舌質)은 담홍색(淡紅色)이고 설태(舌苔)는 얇은 백태(白苔)가 있으며,

맥진(脈診)은 가라앉고 가늘며, 복진(腹診)은 전체적으로 유연(柔軟)한데 하복부(下腹部)에 압통이 있었다. 이후 경과는, 이상 소견으로 보아 부자탕(附子湯)이라고 진단하였는데, 변비가 있기 때문에 대황(大黃)을 주어서 부자탕가대황(附子湯加大黃: 附子 0.2g, 大黃 1g) 달인 약으로 주었다. 8월 31일에 사지의 통증이 상당히 개선되었다. 배변 전에 복통이 있다고 호소하여 대황 분량을 0.6g으로 하였다. 약 2개월 약을 복용하니 등의 통증이 나타나지 않고 사지의 통증이 없어지고 배부(背部)의 증상 중 차갑던 것이 개선되었다. (저자 치험례)

名醫의 論說	[尾台榕堂] 수병(水病), 온몸이 붓고 그득한 것, 소변불리(小便不利), 심하비경(心下痞硬), 하리복통(下利腹痛), 신체통(身體痛), 혹은 마비(麻痺)나 오풍, 오한하는 자는 이 처방[附子湯]이 마땅하다.『類聚方廣義』 [淺田宗伯] 이 처방[附子湯]은 진무탕(眞武湯)의 생강(生薑)을 인삼(人蔘)으로 대체한 것이다. 진무탕(眞武湯)은 소음병의 리수(裏水)를 치료한다. 이것(附子湯)은 소음병의 표한(表寒)을 주로 치료한다. 한 약재의 변화가 묘(妙)하다고 할 수 있다. 이 처방은『천금방(千金方)』에 유사 처방이 많은데 몸의 통증이 극렬한지 아닌지에 따라서 골라서 사용해야 한다.『方函口訣』

附子湯의 요점	
自覺症狀	등의 오한, 신체동통(身體疼痛), 소변 감소
他覺症狀	침맥(沈脈, 가볍게 만지면 벽을 만질 수 있으나 강하게 만지면 만질 수 없는 것) 심하비경(心下痞硬)의 복증(腹證)

제305조

少陰病, 身體痛, 手足寒, 骨節痛, 脈沈者, 附子湯主之.

소음병(少陰病)에 온몸이 아프고 손발이 차며 뼈마디가 아프고 맥이 침(沈)한 경우에는 부자탕(附子湯)으로 주로 치료한다.

解說 소음병으로 온몸에 통증이 있고 손발이 차며 관절이 아프고 맥이 가라앉으면 부자탕(附子湯)으로 주로 치료한다는 것이 조문의 내용이다.

표 28 부자탕과 진무탕의 비교

	炮附子	茯苓	人蔘	白朮	芍藥	生薑		증상
附子湯	2매	3냥	2냥	4냥	3냥		少陰의 表寒	身體痛
眞武湯	1매	3냥		2냥	3냥	3냥	少陰의 裏水	下痢, 眩暈

제 306 조

少陰病, 下利便膿血者, 桃花湯主之.

소음병(少陰病)에 농혈(膿血)이 섞인 설사를 하는 경우에는 도화탕(桃花湯)으로 주로 치료한다.

桃花湯方

적석지(赤石脂) 1근 반은 전체를 쓰고 반은 체로 걸러 가루로 만든 것, 건강(乾薑) 1냥, 멥쌀 1승.
이상 세 가지 약재를 물 7승을 써서 쌀을 끓여 익히고 찌꺼기를 제거하고 적석지 가루를 방촌(方寸)순가락으로 넣어서 7홉을 따뜻하게 복용한다. 하루에 세 번 복용한다. 만약 1번 복용에 나으면 나머지는 복용하지 말아야 한다.

解說

소음병으로 설사하고 변에 농혈(膿血)이 나오는 경우에는 도화탕(桃花湯)으로 주로 치료한다는 것이 조문의 내용이다.

적석지(赤石脂)는 농혈이 섞인 설사병과 복통을 치료하는 효능이 있다.

症例

한 남자가 여름에 온역(溫疫, 급성열성감염증)에 걸려 7, 8일이 지나서 고열이 있고 혀가 건조하였다. 맥은 현삭(弦數)하였고 소화되지 않은 설사를 하루에 3번 보았다. 집안의 처방인 지모가석고탕(知母加石膏湯)을 주어서 7, 8일이 되자 열은 점차로 높아져서 폐결핵과 같은 상태가 되었다. 맥은 가늘고 긴(緊)하고 빨라서 더 이상 석고제(石膏劑)를 주는 상태가 아니었다. 곧 도화탕(桃花湯)을 만들어 주었고 3제를 복용한 후에 열은 절반 정도로 내려가고 설사가 그쳤다. 5, 6제를 복용하고 다 나았다. (塩田陳庵『橘黃錄 · 外集』卷之一)

名醫의 論說

[尾台榕堂] 이질(痢疾)을 여러 날 앓은 후에 열기가 이미 쇠퇴하였고 맥은 느리고 약하거나 혹은 미세(微細)하며, 복통과 설사가 그치지 않고 변에 농혈(膿血)이 있는 자는 이 처방이 마땅하다.『類聚方廣義』

[淺田宗伯] 이 처방[桃花湯]을『천금방(千金方)』에서는 환(丸)으로 하여, 사용하기가 매우 편리하다. 농혈(膿血)의 설사는 이 처방이 아니면 치료되지 않는다. 대체로 뒤가 무지근하면(後重) 이 처방으로 치료하지 않고 백두옹탕(白頭翁湯)을 써야한다. 만약 후중(後重)하며 크게 복통이 있는 경우에 사용하면 반드시 해를 입게 된다. 병이 순전히 하초(下焦)에 있어 장활(腸滑, 慢性下痢)이라고 불러야 하는 경우에는 적석지우여량탕이 마땅하다.『方函口訣』

桃花湯의 요점	
自覺症狀	복통(腹痛), 하리(下痢), 농혈(膿血)의 변(便)

參考文獻 矢數道明: 桃花湯, 臨床應用漢方處方解說, 445쪽, 創元社, 1975년

제307조

少陰病, 二三日至四五日, 腹痛, 小便不利, 下利不止, 便膿血者, 桃花湯主之.

소음병(少陰病)이 2, 3일에서 4, 5일에 이르도록 배가 아프고 소변을 제대로 보지 못하며 설사가 그치지 않고 농혈(膿血)이 섞인 변을 보는 경우에는 도화탕(桃花湯)으로 주로 치료한다.

解說

소음병에 2, 3일로부터 4, 5일에 걸쳐 복통이 있고 소변이 적고 설사를 계속하면서 설사에 농혈(膿血)이 섞여 있는 경우는 도화탕(桃花湯)으로 주로 치료한다는 것이 조문의 내용이다.

제 308 조

少陰病, 下利便膿血者, 可刺.

소음병(少陰病)에 설사를 하면서 농혈(膿血)이 섞이면 침을 놓아 치료할 수 있다.

解說 소음병으로 설사가 있고 변(便)에 농혈(膿血)이 있는 경우는 침으로써 치료하는 것이 가능하다. 『상한래소집(傷寒來蘇集)』(청나라 柯琴)에서는 기문혈(期門穴)에 침을 놓으라고 기재되어 있다. 『상한론고주(傷寒論考注)』에서는 『갑을경(甲乙經)』을 인용하여 부류혈(復溜穴, 腸澼便膿血을 치료한다.), 유문혈(幽門穴, 설사, 농혈을 치료한다.)을 들고 있다. 부류혈(復溜穴)은 족내과(足內踝) 위 2촌에 위치하고 유문혈(幽門穴)은 배꼽 위로 6촌의 정중앙에서부터 0.5촌 옆의 위치에 있다.

제 309 조

少陰病, 吐利, 手足逆冷, 煩躁欲死者, 吳茱萸湯主之.

소음병(少陰病)에 구토와 설사를 하고 손발이 역랭(逆冷)하며 번조(煩躁)로 인해 죽을 것 같은 경우에는 오수유탕(吳茱萸湯)으로 주로 치료한다.

吳茱萸湯方

오수유(吳茱萸) 1승, 인삼(人蔘) 2냥, 생강(生薑) 6냥 썬 것, 대조(大棗) 12개 쪼갠 것.
이상 네 가지 약재를 물 7승을 써서 달여 2승을 취하고 찌꺼기를 버리고 7홉을 따뜻하게 복용한다. 하루에 3번 복용한다.

解說 소음병으로 구토와 설사를 하며 손발이 차고 가슴이 괴로우며 손발을 안절부절 못하고 답답해 하여〔煩躁〕 매우 괴로워하는 것〔죽고 싶다고 한다〕은 오수유탕(吳茱萸湯)으로 주로 치료한다는 것이 조문의 내용이다.

오수유탕(吳茱萸湯)은 243조에서 언급했지만 편두통에 효과가 있다.

제 310 조

少陰病, 下利, 咽痛, 胸滿, 心煩, 猪膚湯主之.

소음병(少陰病)에 설사를 하고 목구멍이 아프며 가슴이 그득하고 마음이 번거로운 경우에는 저부탕(猪膚湯)으로 주로 치료한다.

猪膚湯方

저부(猪膚) 1근.

이 약재를 물 1두를 써서 달여 5승을 취하고 찌꺼기를 버리고 꿀 1승, 백분(白粉) 5홉을 넣는다. 향이 날 정도로 끓여 알맞게 개어 따뜻하게 여섯 번에 나누어 복용한다.

解說 소음병으로 설사와 목구멍이 아프며 가슴이 그득하고 마음이 번거로운 경우에는 저부탕(猪膚湯)으로 주로 치료한다는 것이 조문의 내용이다. 저부(猪膚)는 돼지의 지방이며, 백밀(白蜜)은 좋은 품질의 벌꿀을 말하고, 백분(白粉)은 쌀가루를 말한다.

제 311 조

少陰病, 二三日, 咽痛者, 可與甘草湯, 不差, 與桔梗湯.

소음병(少陰病) 2, 3일에 목구멍이 아픈 경우에는 감초탕(甘草湯)을 복용하게 할 수 있으며 효과가 없으면 길경탕(桔梗湯)을 복용하게 한다.

甘草湯方

감초(甘草) 2냥.

이 약재를 물 3승을 써서 달여 1승반을 취하고 찌꺼기를 버리고 7홉을 따뜻하게 복용한다. 하루에 두 번 복용한다.

桔梗湯方

길경(桔梗) 1냥, 감초(甘草) 2냥.

이상 두 가지 약재를 물 3승을 써서 달여 1승을 취하고 찌꺼기를 버리고 따뜻하게 나누어 두 번 복용한다.

解說 소음병에 걸려 2, 3일이 지나서 목구멍이 아픈 경우에는 감초탕(甘草湯)으로 치료하는 것이 좋다. 감초탕으로 치료되지 않으면 길경탕(桔梗湯)으로 치료한다는 것이 조문의 내용이다.

감초탕과 길경탕은 병의 시기에 관계가 없이 목구멍이 아픈 것에 사용된다. 길경탕은 감초탕보다도 심한 환자를 치료해야 효과가 있다.

症例

감초탕(甘草湯)의 증례

60세의 남성. 감기에 걸렸지만 기타증상은 좋았다. 인두통(咽頭痛)이 남아있다고 호소하고 내원하였다. 맥은 가라앉고 가늘며 인두(咽頭)가 붉게 부은 것 이외에는 소견이 없었다. 감초탕 달인 약을 주었다. 달인 약을 목안에 머금었다가 마시라고 지시하였다. 3일 째에 인두통이 개선되었다. (저자 치험례)

甘草湯의 名醫의 論說	[吉益東洞] 감초탕(甘草湯)은 병이 핍박(逼迫)하거나 또는 인후(咽喉)가 급하게 아픈 자를 치료한다.『方極』 [淺田宗伯] 이 처방[甘草湯]도 쓰임이 넓다. 우선 인후통(咽喉痛)을 치료한다. 또한 모든 약을 토하고 마시지 못하는 자를 치료하며 약의 독을 풀어주고, 또 훈증하는 약으로 만들어 탈항(脫肛)으로 인한 통증을 치료하고, 가루로 만들어 붙여서 충석(蟲螫, 독충이 찌른 상처)이나 죽목자(竹木刺) 등을 치료한다.『方函口訣』

甘草湯의 요점	
自覺症狀	인두통, 급박증상

症例

길경탕(桔梗湯)의 증례

39세 여성. 199X년 5월 7일에 목구멍이 아프고 목소리를 내기 어렵다는 것을 주된 증상으로 내원하였다. 인두(咽頭)에 발적이 있었고, 맥은 가라앉고 가늘었으며 배는 연약하여 물렁물렁하였다. 길경탕가반하(桔梗湯加半夏, 半夏 1.0g)를 달여서 투여하였다. 한 번 마시고 바로 인두통(咽頭痛)이 좋아졌고 상쾌한 기분이라고 한다. 3일 만에 완치되었다. (저자 치험례)

반하를 가미한 의미는『의방집해(醫方集解)』에서 목소리가 나오지 않으면 반하를 더해야 한다고 기재된 것을 따랐다.

桔梗湯의 名醫의 論說	[吉益東洞] 길경탕(桔梗湯)은 감초탕증(甘草湯證)에 붓고 농(膿)이 있거나 혹은 끈끈한 담(痰)을 토하는 자를 치료한다.『方極』

桔梗湯의 요점	
自覺症狀	인두통(咽頭痛)

제 312 조

少陰病, 咽中傷, 生瘡, 不能語言, 聲不出者, 苦酒湯主之.

소음병(少陰病)에 목구멍 속이 손상되어 부스럼[瘡]이 생겨서 말을 할 수 없고 소리도 나오지 않는 경우에는 고주탕(苦酒湯)으로 주로 치료한다.

苦酒湯方

반하(半夏) 14개 씻어서 대추씨처럼 깨뜨린 것, 계란 1개 노른자를 제거하고 좋은 식초를 계란 껍질 속에 넣은 것.

이상 두 가지 약재를 반하를 넣어 식초 속에 담그고 계란 껍질을 도환(刀環)[2]에 걸쳐 불 위에 놓고 3번을 끓게 하여 찌꺼기를 버리고 조금씩 입에 머금었다가 삼킨다. 낫지 않으면 다시 3제를 짓는다.

解說

소음병에 목구멍이 심하게 문드러져 있어서 말을 하는 것과 소리를 내는 것이 불가능한 경우에는 고주탕(苦酒湯)으로 주로 치료한다는 것이 조문의 내용이다.

고주(苦酒)는 식초를 말한다. 고주탕은 반하고주탕(半夏苦酒湯)이라고도 말할 수 있다.

應用 인두염, 편도염

名醫의 論說	[吉益東洞] 반하고주탕(半夏苦酒湯)(苦酒湯)은 목구멍에 창(瘡)이 생겨서 목소리가 나지 않는 자를 치료한다.『方極』 [淺田宗伯] 이 처방[苦酒湯]은 전후풍(纏喉風, 디프테리아)으로 목구멍이 막혀 음식과 약즙(藥汁)을 넘기는 것이 불가능하고 말이 나오지 않는 자에게 뛰어난 효과가 있다. 일관문(一關門)을 뚫는 것은 대침(代鍼)을 써야한다. 喜多寸栲窓은 '인두상, 생창'이라는 말을 금창에 계란을 쓰는 의미로 보고, 목구멍에 상처가 생긴 경우에 두루 썼더니 효과가 있었다고 한다.『方函口訣』

苦酒湯의 요점	
自覺症狀	심한 인두통(咽頭痛), 목소리가 나오지 않음

2) 도환(刀環): 머리에 굴레가 있는 도형(刀形)의 고전(古錢)이다. 계란 껍질을 여기에 앉혀 불 위에 올린다.

제 313 조

少陰病, 咽中痛, 半夏散及湯主之.

소음병(少陰病)에 목구멍 속이 아프면 반하산(半夏散) 또는 반하탕(半夏湯)으로 주로 치료한다.

半夏散및湯方

반하(半夏) 씻은 것, 계지(桂枝) 껍질을 제거한 것, 감초(甘草) 구운 것.
이상 세 가지 약재를 똑같은 양으로 각각 따로 찧어서 체로 거르고 나서 합하여 치료하는데 끓인 물에 1방촌(方寸)숟가락씩 타서 복용하는데 하루에 3번 복용한다. 만약 산(散)으로 복용하기가 어려운 경우는 물 1승을 7번 끓이고 산(散)을 2방촌숟가락을 넣고 다시 3번 끓이고 불에서 내려 약간 식으면 조금씩 삼킨다. 반하가 독이 있으므로 모름지기 자주 복용하지 않아야 한다.

解說 소음병으로 목이 아픈 것은 반하산(半夏散) 또는 반하탕(半夏湯)으로 주로 치료한다는 것이 조문의 내용이다.

應用 인두염(咽頭炎), 편도염

名醫의 論說	[尾台榕堂] 후비(喉痺)로 붓고 아프며, 목소리가 나오지 않고 머리와 뒷목이 뻣뻣하게 아프며, 오풍과 오한이 있는 자는 이 처방을 쓴다. 반하산(半夏散) 또는 반하탕(半夏湯)에 길경, 대황(大黃)을 더하는데 달여 복용하여 시원한 설사를 보아야 한다.『類聚方廣義』 [淺田宗伯] 이 처방[半夏散및湯]은 겨울에 한기에 맞아서 인후가 붓고 아픈 자에게 마땅하다. 발열, 오한이 있어도 치료된다. 이 증상이 겨울에 많기 때문이다. 또한 후세의 음화후선(陰火喉癬, 후두결핵)이라고도 불리는 증에, 상초에 허열(虛熱)이 있어서 인후가 문드러지고 통증이 심하여 음식을 삼키지 못하는데 감길탕(甘桔湯, 길경탕)이나 기타 여러 인후 통증을 치료하는 약으로 효과가 없는 경우에 써서, 한 번에 즉효가 있다. 옛 본초서에서는 계지(桂枝)가 인통(咽痛)을 치료한다는 효능을 기재하고 있는데 반하의 신랄한 맛과 감초의 조화롭고 완만한 성질이 합쳐져서 그 효용을 촉진시킨다. 고방의 묘미를 느끼고도 남음이 있다.『方函口訣』

半夏散及湯의 요점	
自覺症狀	인두통(咽頭痛), 목소리가 나오지 않음

제 314 조

少陰病, 下利, 白通湯主之.

소음병(少陰病)에 설사를 하면 백통탕(白通湯)으로 주로 치료한다.

白通湯方

총백(葱白) 4뿌리, 건강(乾薑) 1냥, 부자(附子) 1개 생것을 껍질을 제거하여 8조각으로 쪼갠 것.
이상 세 가지 약재를 물 3승을 써서 달여 1승을 취하고 찌꺼기를 버리고 나누어 따뜻하게 2번 복용한다.

解說 소음병에 설사가 있는 것은 백통탕(白通湯)으로 주로 치료한다는 것이 조문의 내용이다. 소음병으로 설사하는 증이 여러 가지가 있어 이 조문만으로 백통탕을 사용하는 것은 곤란하다.

名醫의 論說	
	[吉益東洞] 백통탕(白通湯)은 하리복통(下痢腹痛), 궐(厥)하고 머리가 아픈 자를 치료한다. [加藤謙齋] 모든 사역탕증(四逆湯證)과 비교하면 위급한 것이다. 사역탕거감초가총백(四逆湯去甘草加葱白)을 백통탕이라고 부른다. 혹은 기역(氣逆)의 설사증에 이 처방을 사용한다.『醫療手引草』 [淺田宗伯] 이 처방[白通湯]은 사역탕과 비슷한 약으로서, 총백은 양기(陽氣)를 통하게 하고, 인뇨(人尿)는 음물(陰物)을 되돌려 그 진한(眞寒)의 음사(陰邪)와 합치게 하는 방법으로, 서양 화학(化學)의 조합과는 매우 차이가 있다.『方函口訣』

白通湯의 요점	
自覺症狀	심한 설사, 복통
他覺症狀	침맥(沈脈, 가볍게 만지면 촉지하기 어렵고 강하게 만지면 맥을 촉지할 수 있다.)

제315조

少陰病, 下利, 脈微者, 與白通湯, 利不止, 厥逆無脈, 乾嘔煩者, 白通加猪膽汁湯主之. 服湯脈暴出者, 死, 微續者, 生.

소음병(少陰病)에 설사를 하고 맥이 미약한 경우에는 백통탕(白通湯)을 주는데, 설사가 그치지 않고 사지가 궐역(厥逆)하면서 맥이 뛰지 않고 헛구역질을 하며 번(煩)하는 경우에는 백통가저담즙탕(白通加猪膽汁湯)으로 주로 치료한다. 복용 후 맥이 갑자기 나타나는 경우에는 죽고 미미하게 이어지는 경우에는 살아난다.

白通加猪膽汁湯方

총백(葱白) 4뿌리, 건강(乾薑) 1냥, 부자(附子) 1개 생것으로 껍질을 제거하고 8조각으로 쪼갠 것, 사람 오줌(人尿) 5홉, 저담즙(猪膽汁) 1홉.

이상 다섯 가지 약재를 물 3승을 써서 달여 1승을 취하고 찌꺼기를 버리고 담즙과 사람오줌을 넣고 잘 섞어서 나누어 따뜻하게 복용한다. 만약 담즙이 없으면 그대로 써도 된다.

解說

소음병에 설사를 하고 맥이 미약한 경우에는 백통탕(白通湯)을 준다. 설사가 멈추지 않고 손발이 차고〔厥逆〕 맥을 촉지하기 어렵고 헛구역질〔乾嘔〕을 하고 초조한〔煩〕 경우에는 백통가저담즙탕(白通加猪膽汁湯)으로 주로 치료한다. 탕약을 복용하여 맥이 갑자기 분명하게 나타나는 경우는 죽고, 맥이 서서하게 촉지되는 모습〔微緩〕인 경우는 산다는 것이 조문의 내용이다.

名醫의 論說	[目黑道琢] 이 처방[白通加猪膽汁湯]은 오직 곽란, 토사뿐만 아니라 중풍졸도, 소아만경풍(小兒慢驚風, 소아 경련성 질환) 기타 일체의 갑작스런 졸도, 양기가 탈한 병증, 심하비경(心下痞硬) 등이 심한 데에 효과를 얻을 수 있다.『餐英館療治雜話』

白通加猪膽汁湯의 요점	
自覺症狀	하리, 구토, 복통
他覺症狀	심하비경(心下痞硬)의 복증

제 316 조

少陰病, 二三日不已, 至四五日, 腹痛, 小便不利, 四肢沈重疼痛, 自下利者, 此爲有水氣, 其人或咳, 或小便利, 或下利, 或嘔者, 眞武湯主之.

소음병(少陰病) 2, 3일에 병이 낫지 않고, 4, 5일에 이르러 배가 아프고 소변을 잘 보지 못하며 사지(四肢)가 무겁고 아프며 저절로 설사를 하는 경우에는 이는 수기(水氣)가 있는 것이니, 그 환자가 기침하거나 혹은 소변을 잘 보거나 혹은 설사를 하거나 혹은 구토를 하는 경우에는 진무탕(眞武湯)으로 주로 치료한다.

眞武湯方

복령(茯苓) 3냥, 작약(芍藥) 3냥, 백출(白朮) 2냥, 생강(生薑) 3냥 썬 것, 부자(附子) 1개 포(炮)하여 껍질을 제거하여 8조각으로 쪼갠 것.

이상 다섯 가지 약재를 물 8승을 써서 달여 3승을 취하고 찌꺼기를 버리고 7홉을 따뜻하게 복용한다. 하루에 3번 복용한다. 만약 기침이 있는 경우는 오미자(五味子) 반승, 세신(細辛) 1냥, 건강(乾薑) 1냥을 더한다. 만약 소변을 잘 보는 경우는 복령을 빼고, 만약 설사하는 경우는 작약을 빼고 건강 2냥을 더한다. 만약 구토를 하면 부자를 빼고 생강을 전보다 더하는데 족히 반근이 되게 한다.

解說 소음병에 2, 3일이 지나도 좋아지지 않고 4, 5일이 지나서 복통이 생기고 소변이 잘 나가지 않으며 사지가 무겁고 아프며 설사를 하는 경우는 수기(水氣)가 있어서 그렇기 때문에 진무탕(眞武湯)으로 주로 치료한다는 것이 조문의 내용이다. 혹 이하는 중요하지 않다.

진무탕은 82조에 설명이 나온다. 매우 중요한 처방이다.

症例

35세 여성으로 소학교 교사임. 주된 증상은 추울 때의 두드러기이다. 199X년 7월이 시작할 무렵부터 풀장에 들어간다던지, 에어컨이 달린 추운 방에 들어가면 손발에 담마진(蕁麻疹, 두드러기)이 생기는데, 거의 매일 생겼다. 담마진은 신체가 따뜻하게 되면 1시간 전후로 사라진다고 한다. 8월 4일에 본 클리닉에서 진찰을 받았다. 대소변은 정상이었고 중간 체격으로 피부의 색은 약간 검었다. 사지에 팽진(膨疹)이 몇 곳에 있는데(대기실에서 기다리고 있는 사이에 나왔다.) 설진으로는 설질이 담황색이고 설태는 얇은 백태이었으며, 맥은 가라앉고 가늘었으며 복진으로는 배꼽부터 좌측으로 2횡지(橫指) 떨어진 곳에 압통점이 있었다. 이상의 소견으로 보아 진무탕(眞武湯, 附子 1g)을 달인 약으로 주었다. 다음 날 오후부터는 차가운 장소에 가서도 두드러기가 출현하지 않게 되었다. (저자 치험례)

제317조

少陰病, 下利淸穀, 裏寒外熱, 手足厥逆, 脈微欲絶, 身反不惡寒, 其人面色赤, 或腹痛, 或乾嘔, 或咽痛, 或利止, 脈不出者, 通脈四逆湯主之.

소음병(少陰病)에 음식이 소화되지 않은 채로 설사를 하고 이(裏)는 한(寒)하고 표(表)는 열이 있으며 손발이 궐랭(厥冷)하고 맥이 미(微)하여 끊어질 것 같은데 몸에는 오히려 오한이 없으며 환자의 안색이 붉고 혹은 배가 아프거나 혹은 헛구역질을 하거나 혹은 목구멍이 아프거나 혹은 설사를 하면서 맥이 나타나지 않는 경우에는 통맥사역탕(通脈四逆湯)으로 주로 치료한다.

通脈四逆湯方

감초(甘草) 2냥 구운 것, 부자(附子) 큰 것 1개 생것을 써서 껍질을 제거하고 8조각으로 쪼갠 것, 건강(乾薑) 3냥 강한 사람은 4냥으로 해야 함.
이상 세 가지 약재를 물 3승을 써서 달여 1승2홉을 취하고 찌꺼기를 버리고 나누어 따뜻하게 복용한다. 그 맥이 곧바로 나오는 자는 낫는다. 얼굴이 붉은 경우는 파 9뿌리를 더한다. 뱃속이 아픈 경우는 파를 빼고 작약(芍藥) 2냥을 더한다. 구토하는 경우는 생강(生薑) 2냥을 더한다. 목이 아픈 경우는 작약을 빼고 길경(桔梗) 1냥을 더한다. 설사가 멈추고 맥이 나오지 않는 경우는 길경을 빼고 인삼(人蔘) 2냥을 더한다. 병이 모두 처방과 상응하는 경우는 곧 이를 복용하도록 한다.

解說 소음병으로 소화되지 않은 채로 설사를 하고〔下痢淸穀〕 속은 차고 체표는 열이 나며〔裏寒外熱〕 손발이 차갑고〔手足厥逆〕 맥은 그다지 만져지지 않는 상태로 오한이 없고 얼굴이 붉고 혹은 배가 아프고 혹은 구토하며 혹은 목이 아프고 혹은 설사가 멈추어도 계속 맥이 잘 만져지지 않는 사람은 통맥사역탕(通脈四逆湯)으로 주로 치료한다는 것이 조문의 내용이다.
사역탕(四逆湯)보다도 한 단계 더 중한 증상에 사용되는데 이한외열(裏寒外熱)은 진한가열(眞寒假熱)이라고 부른다.

名醫의 論說	[吉益東洞] 통맥사역탕(通脈四逆湯)은 사역탕증(四逆湯證)보다 구토, 설사, 궐랭(厥冷)이 심한 것을 치료한다.『方極』 [尾台榕堂] 통맥사역탕(通脈四逆湯)은 모든 사역탕에 비하여 그 증(證)이 한층 위중하다. '면적색(面赤色)' 이하는 겸증이다.『類聚方廣義』

通脈四逆湯의 요점	
自覺症狀	소화되지 않은 설사, 발열, 사지냉증
他覺症狀	미세한 맥

표 29 사역탕, 복령사역탕, 통맥사역탕의 비교

	甘草	乾薑	生附子	茯苓	人蔘	증상
四逆湯	2냥	1.5냥	1개			
茯苓四逆湯	2냥	1.5냥	1개	4냥	1냥	煩燥, 動悸
通脈四逆湯	2냥	3.5냥	큰 것 1개			吐痢, 厥冷의 重症

제 318 조

少陰病, 四逆, 其人或咳, 或悸, 或小便不利, 或腹中痛, 或泄利下重者, 四逆散主之.

소음병(少陰病)에 사지(四肢)가 역랭(逆冷)하며 환자가 혹은 기침을 하고 혹은 가슴이 두근거리고 혹은 소변을 제대로 보지 못하고 혹은 뱃속이 아프고 혹은 설사를 하며 뒤가 무지근한[下重] 경우에는 사역산(四逆散)으로 주로 치료한다.

四逆散方

감초(甘草) 구운 것, 지실(枳實) 깨서 물에 적셔서 구워서 말린 것, 시호(柴胡), 작약(芍藥).

이상 네 가지 약재를 각 10푼씩 찧어 채로 걸러 끓인 물에 개어서 1방촌(方寸)숟가락씩 복용한다. 하루에 3번 복용한다.

기침을 하면 오미자(五味子), 건강(乾薑) 각각 5푼씩 가한다. 하리(下痢)에도 쓰인다. 가슴이 두근거리면 계지(桂枝) 5푼을 더한다. 소변이 잘 나오지 않으면 복령(茯苓) 5푼을 더한다. 뱃속이 아픈 경우는 부자(附子) 1개(종이에 싸서 터질 때가지 구운 것)를 넣는다. 설사를 하고 뒤가 무지근한 경우에는 우선 물 5승을 써서 해백(薤白) 3승을 달여 3승을 취하고 찌꺼기를 버리고 산(散)을 3방촌숟가락을 써서 탕중에 넣고 달여 1승 반을 취하여 나누어 따뜻하게 하여 2번 복용한다.

解說 소음병이 되었는데 사지가 냉하고〔四逆〕 그 사람이 혹은 기침을 하고 혹은 가슴이 뛰고 혹은 소변이 잘 나가지 않고 혹은 배가 아프고 혹은 배가 쥐어짜는 듯 하면서 설사를 하는〔泄利下重〕 경우에는 사역산(四逆散)으로 주로 치료한다는 것이 조문의 내용이다. 사역산은 시호제(柴胡劑)로서 소음병에 국한하지 않고 사용하는 것이 좋다. 복증(腹證)에 있어서 복력은 중등도이고 가슴과 옆구리가 괴롭고 그득하며〔胸脇苦滿〕, 배의 피부가 긴장하여 당기고〔腹皮拘攣〕, 명치가 딴딴하게 막히거나〔心下痞硬〕(그림 25), 부비강염 등에 사용할 때에는 천궁(川芎)과 신이(辛荑)를 더한다. 신경증, 간염에도 사용할 수 있다.

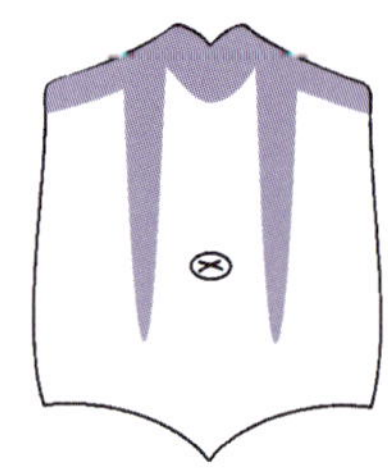

그림 25 사역산의 복증(腹證)
복력이 중등도이며 흉협고만(胸脇苦滿), 복피구급(腹皮拘急), 심하비경(心下痞硬)이 나타난다.

症例

한 부인이 나이가 51세임. 친척집에 가고자 하는데 200미터쯤 갔을 때 갑자기 쓰러져서 일어나려고 해도 좌반신마비 때문에 일어날 수가 없었다. 말도 혀가 잘 돌아가지 않고 행인에게 부탁하는 것도 할 수 없었다. 할 수 없이 가까운 집으로 기어가서 도움을 청하였다. 하루가 경과되어 회복되어 집으로 돌아갔는데 종종 이와 같은 일이 반복되어서 의사 선생에게 치료를 구하였다. 환자는 보통 때는 병세가 없어서 복약하지 않았는데 최근에 명치에 동계(動悸)가 생겨서 지금도 지속되고 있다. 맥은 느리고 열이 없어서 진무탕(眞武湯)의 증상과 유사하나 뱃속이 당기고 뒤틀리는 것〔腹中拘攣〕이 심한 것으로 보아 사역산가부자(四逆散加附子)를 주어서 마침내 치유하였다. (山田業廣『井見集附錄』)

症例

어비(飫肥)의 제후(諸侯)로 연령 40세. 이전에 어주자(御奏者)가 번(番)을 서고 있을 때에 기울(氣鬱)을 앓았다. 여러 가지 일에 미혹될까 두려워 결단하지 못하였다. 복중구급(腹中拘急)이 있고 동계(動悸)가 심하까지 뻗어나가 심할 경우에는 사지가 떨리고 만다. 식사 때에는 젓가락을 내리는 것조차 불가능했다. 식욕도 없고 하루에 교맥즙(蕎麥汁)을 먹는 것뿐이다. 죽내(竹內)의 위천원(渭天院)이라는 의사가 신경증으로 진단하여서 4년간 치료를 하였지만 효과가 없었다. 본인〔淺田宗伯〕은 사역산가오수유복령(四逆散加吳茱萸茯苓)을 주었고 기울이 심할 때에는 침향강기탕가오수유황련(沈香降氣湯加吳茱萸黃連)을 복용시켰다. 그후 어비후가 되었다. 덕천막부(德川幕府)가 열린지 200년이 되었는데 다이묘(大名)는 광대한 건물의 깊은 속에서 여자들에 의하여 갇혀져서 길러지고 큰 허물없이 생활을 하고 전쟁의 괴로움을 모르고 세간의 고달픔 등을 알지 못하여 인내가 없고 혹독함을 참지 못하고 무언가 문제가 생기면 기울이 생겼다. 의학서에는 심풍(心風, 신경증)이라고 되어있는데, 원래는 기(氣)의 병증이다. 맹자에는 호연지기(浩然之氣)를 기르는 것이 제일이다. 약은 다음이다. 그렇지 않으면 많은 약을 충족하게 써도 효과는 없다고 한다. 어비후(飫肥侯)는 나의 말을 알아듣고 기를 기르는 것에 열심히 노력하였는데 이전의 처방을 3년간 처방하여 병증을 치유하였으며 어비(飫肥)로 돌아갔다. 그 사이에 식욕이 없을 때에는 향사육군자탕(香砂六君子湯), 불면일 때에는 귀비탕(歸脾湯)을 겸용하였으나 사역산가오수유복령(四逆散加吳茱萸茯苓)으로 결정하여 바꿀 수 없었다. (淺田宗伯『橘窓書影』)

名醫의 論說	[和田東郭] 사역산(四逆散)은 대시호탕(大柴胡湯)의 변방이다. 대시호탕의 복진소견은 순전히 심하(명치)와 양 옆구리 아래가 강하게 뭉쳐있는데, 사역산의 경우 응결의 범위가 가슴 속까지 미치며 아울러 양 옆구리와 배[腹]도 강하게 땅긴다. 그래도 열실(熱實)은 적기 때문에 대황(大黃)과 황금(黃芩)을 쓰지 않는다. 오직 명치와 양 갈비뼈 아래를 완화시키고 조화롭게 하는 것을 주로 하는 약이다.『焦窓方意解』 [目黑道琢] 명치가 항상 막히고 양 옆구리 아래에 막대기를 세운 것과 같이 땡땡하게 뭉쳐 있다. 왼쪽 옆구리가 가장 심하고, 명치의 뭉침이 강해서 가슴 속까지도 비만(痞滿)이 느껴져서, 별 이유 없이도 가슴 속이 불쾌하여 매사에 화냄이 심하고 혹은 어깨와 등이 긴장되고 혹은 칠환의 언저리까지 긴장되니, 이러한 것들은 모두 간울(肝鬱)의 증후이다.『餐英館療治雜話』

四逆散의 요점	
自覺症狀	억울(抑鬱) 증상
他覺症狀	복증의 복력 중등도, 흉협고만(胸脇苦滿), 복피구급(腹皮拘急), 심하비경(心下痞硬)

參考文獻

大塚敬節: 副鼻腔炎, 漢方診療 30年, 165쪽, 創元社, 1985년

제 319 조

少陰病, 下利六七日, 咳而嘔渴, 心煩不得眠者, 猪苓湯主之.

소음병(少陰病)에 설사를 6, 7일 하고 기침하면서 구토와 구갈(口渴)이 있으며 마음이 번(煩)하여 잠을 자지 못하는 경우에는 저령탕(猪苓湯)으로 주로 치료한다.

猪苓湯方

저령(猪苓) 껍질을 제거한 것, 복령(茯苓), 아교(阿膠), 택사(澤瀉), 활석(滑石) 각 1냥.

이상 다섯 가지 약재를 물 4승을 써서 먼저 4가지를 달여 2승을 취하고 찌꺼기를 버리고 아교를 넣어 다 녹이고 7홉을 따뜻하게 복용한다. 하루에 3번 복용한다.

解說 소음병으로 6, 7일 설사를 계속하고 기침을 하여 구토와 구갈이 있고 초조해하며〔心煩〕 잠을 자지 못하는 사람은 지령탕(猪苓湯)으로 주로 치료한다는 것이 조문의 내용이다.

제 320 조

少陰病, 得之二三日, 口燥咽乾者, 急下之, 宜大承氣湯.

소음병(少陰病)이 생긴지 2, 3일에 입과 목구멍이 건조한 경우에는 급히 공하(攻下)해야 하니, 마땅히 대승기탕(大承氣湯)으로 치료한다.

大承氣湯方

지실(枳實) 5개 구운 것, 후박(厚朴) 반근 껍질을 제거하여 구운 것, 대황(大黃) 4냥 술에 씻은 것, 망초(芒硝) 3홉.

이상 네 가지 약재를 물 1두를 써서 먼저 2가지를 달여 5승을 취하고 찌꺼기를 버리고 대황을 넣어 다시 달여 2승을 취하고 찌꺼기를 버리고 망초를 넣어 다시 불 위에 놓고 한두 번 끓게 한다. 나누어 따뜻하게 2번 복용한다. 한 번 복용하여 설사를 하였으면 이후의 복용을 멈춘다.

解說 소음병을 얻은 지 2, 3일이 지나 입이 마르고 인후가 마르는 사람은 급히 대승기탕(大承氣湯)으로 공하(攻下)하면 좋다는 것이 조문의 내용이다.

제 321 조

少陰病, 自利淸水, 色純靑, 心下必痛, 口乾燥者, 可下之, 宜大承氣湯.

소음병(少陰病)에 저절로 물설사를 하는데 대변 색이 완전히 푸르며 심하(心下)가 반드시 아프며 입이 건조한 경우에는 공하(攻下)시킬 수 있으니, 마땅히 대승기탕(大承氣湯)으로 치료한다.

解說 소음병으로 자연히 물과 같은 더러운 색〔色純靑〕 나는 것을 설사하고〔自利淸水〕 상복부〔心下〕가 아프고 입이 건조한 사람은 대승기탕(大承氣湯)을 써서 공하시키는 것이 좋다는 것이 조문의 내용이다. '자리(自利), 청수(淸水)' 라 함은 형태가 없는 물과 같은 설사를 말하고 청(淸)은 결코 깨끗하다는 의미는 아니다. '色純靑' 은 더러운 색의 물과 같은 설사이다.

제 322조

少陰病, 六七日, 腹脹, 不大便者, 急下之, 宜大承氣湯.

소음병(少陰病) 6, 7일에 배가 창만(脹滿)하고 대변을 보지 못하는 경우에는 급히 공하(攻下)해야 하니, 마땅히 대승기탕(大承氣湯)으로 치료해야 한다.

解說 소음병으로 6, 7일 지나 배가 그득하고 변비인 사람은 급하게 하제(下劑)로써 치료해야한다. 하제로 대승기탕(大承氣湯)을 쓰는 것이 마땅하다는 것이 조문의 내용이다.
소음병에서 대승기탕으로 공하시키는 조문은 320조, 321조, 322조 세 개로 소음급하증(少陰急下證)으로 불리고 있고 옛날부터 난해한 조문이다. 소음병인데도 대승기탕으로 공하(攻下)하다니 어찌된 일일까? 대승기탕은 양명병(陽明病)의 대표 처방으로 복부팽만, 조열(潮熱), 변비로 인한 조시(燥屎) 등이 있는 상태에 사용할 수 있다. 따라서 대승기탕을 사용하는 경우는 복부팽만, 조열, 변비로 조시가 있는 상태에 사용한다.

소음급하증의 해석은 크게 나누어서 두 개의 설이 있는데 하나는 소음병과 양명병의 병병(并病)이라고 간주하는 견해이다. 다른 하나는 이 조문이 소음병이 아니라 양명병에 관해서 서술하고 있다고 하는 설이다. (山田正珍『傷寒論集成』)

실제 임상에서는 복부팽만, 조열, 변비, 조시가 있고 냄새가 나는 설사를 동반하고 신체를 둥글게 웅크리며 괴로워하는(소음병과 유사하긴 한데) 환자를 진찰한다면, 양명병이라고 진단하는 것은 가능한 얘기다. 물론 '소음병과 양명병의 병병이기 때문에 먼저 표(表)를 치료하고 후에 리(裏)를 치료하는 원칙에 따라서 우선 양명병을 치료한다' 고 하는 생각으로 대승기탕을 주어도 결과는 마찬가지이다.

필자는 산전정진(山田正珍)씨의 해석이 합리적이라고 생각한다. 320, 321, 322 세 조문에는 소음병이라고 되어있으나, '맥은 미세하고 다만 자고 싶어 한다' 고 하는 소음병과 유사하기는 하지만 진짜 소음병은 아니라고 생각된다. 복부팽만, 조열, 변비, 조시로 인한 복통도 있고, 그 때문에 괴로워서 몸을 웅크리기도(소음병과 비슷해 보이지만) 하는 등, 이것은 양명병의 상태라고 생각한다.

제 323조

少陰病, 脈沈者, 急溫之, 宜四逆湯.

소음병(少陰病)에 맥이 침(沈)한 경우에는 급히 따뜻하게 해야 하니, 사역탕(四逆湯)으로 치료해야 한다.

四逆湯方

감초(甘草) 2냥 구운 것, 건강(乾薑) 1냥 반, 부자(附子) 1개 생것을 써서 껍질을 제거하고 8조각으로 쪼갠 것. 이상 세 가지 약재를 물 3승을 써서 달여 1승2홉을 취하여 찌꺼기를 버리고 나누어 따뜻하게 복용한다. 강한 사람에게는 큰 부자 1개, 건강 3냥이 가능하다.

解說 소음병으로 맥이 가라앉은 사람은 급히 따뜻하게 해줘야 한다. 사역탕(四逆湯)으로 따뜻하게 해줘야 한다는 것이 조문의 내용이다. 사역탕은 29조에서 상세하게 설명하였다.

제 324조

少陰病, 飮食入口則吐, 心中溫溫欲吐, 復不能吐, 始得之, 手足寒, 脈弦遲者, 此胸中實, 不可下也, 當吐之. 若膈上有寒飮, 乾嘔者, 不可吐也, 當溫之, 宜四逆湯.

소음병(少陰病)에 음식을 먹으면 금방 토하고 속이 울렁거려 토할 것 같으나 토하지 못하며, 처음 병을 얻었을 때에 손발이 차고 맥이 현지(弦遲)한 경우에는 이는 가슴 속이 실(實)한 것이니 공하(攻下)해서는 안 되고 마땅히 토하게 해야 한다. 만약 가슴 위에 한음(寒飮)이 있어서 헛구역질을 하는 경우는 토법(吐法)을 사용해서는 안 되고 마땅히 따뜻하게 해야 하니 사역탕(四逆湯)이 좋다.

解說 소음병에 음식물을 섭취하면 바로 토한다. 미식미식하고〔溫溫〕 구역감이 있지만 토하지는 않는다. 병증의 시작에는 손발이 차고 맥이 현하며 느린 것은 흉중에 실사(實邪)가 있기 때문이니 공하해서는 안 되고 구토시켜야 한다. 만약에 가슴의 차가운 수독〔寒飮〕 때문에 구역질을 하는 경우에는〔乾嘔〕 구토시켜서는 안되고, 따뜻하게 해줘야 하는데 사역탕(四逆湯)으로 따뜻하게 해주는 것이 좋다는 것이 조문의 내용이다. 격(膈)은 횡격막을 말하며 흉강과 복강을 구별하는 것이다. 격상(膈上)이 흉강(胸腔)이고 흉중(胸中)과 동일하다.

제 325조

少陰病, 下利, 脈微濇, 嘔而汗出, 必數更衣, 反少者, 當溫其上, 灸之.

소음병(少陰病)에 설사를 하고 맥이 미색(微濇)하며 구토를 하면서 땀이 나고 반드시 자주 대변을 보지만 오히려 양이 적은 경우에는 마땅히 그 상부를 따뜻하게 해야 하니 뜸을 뜬다.

解說 소음병으로써 설사를 하면 맥이 매우 가늘고 연약하며 작은 칼로써 대나무를 깎아내는 것과 같이 까끌까끌한 맥〔脈微濇〕이 있다. 구역감이 있고 땀이 나며 빈번하게 대변을 보나〔更衣〕 배변량은 적은 경우는 뜸을 사용하여 복부를 따뜻하게 하면 좋다는 것이 조문의 내용이다.

제 8 장

궐음병(厥陰病)의 맥증(脈證)과 치료를 변(辨)한다.

辨厥陰病脈證幷治

제 326조

厥陰之爲病, 消渴, 氣上撞心, 心中疼熱, 飢而不欲食, 食則吐蚘, 下之利不止.

궐음(厥陰)의 병이 됨은, 소갈(消渴)이 있고 기(氣)가 가슴으로 치밀어 오르며 심중(心中)이 아프고 열이 나며 굶주려도 음식을 먹으려 하지 않고 먹으면 회충(蛔蟲)을 토하며 공하(攻下)시키면 설사가 그치지 않는다.

解說 궐음병(厥陰病)은 구갈(口渴)이 심하고 기(氣)가 올라가 가슴으로 치받아 상충하여 흉중이 뜨겁고 견딜 수 없다. 굶주려 있는데도 먹고 싶지 않고 먹으면 바로 회충〔蚘〕을 토하고 하제를 주면 설사가 멈추지 않는다는 것이 조문의 내용이다.

소갈(消渴)은 목이 마르고 소변을 많이 보는 상태이다. 당(撞)이라 함은 종(鐘)을 친다는 의미이며 때린다 라고도 한다. '동열(疼熱)'의 '동(疼)'이라 함은 '동통(疼痛)'에서의 '동(疼)'의 의미는 아니고 열의 고통이 견딜 수 없다는 것을 말한다. 궐음병이라 함은 음증(陰證)의 극치로서 가장 한(寒)이 강하고 심한 상태이다. 궐음병의 일반적인 증상은 심한 냉증과 설사, 구토, 발한 등이다. 맥은 미(微)하고 가늘며 가라앉고 느리다. 천전종백(淺田宗伯)은『상한론지(傷寒論識)』중에서 궐음(厥陰)은 삼음(三陰)이 끝나는 곳, 치법이 다한 곳으로서 사기(邪氣)가 사람을 침범하여 원기(元氣)가 없게 되는 것을 말한다고 하였다. "궐음의 증치(證治)는 사역탕(四逆湯), 통맥사역탕(通脈四逆湯), 오매환(烏梅丸)을 논하는 바에 지나지 않는다."라고 대담하게 주장하고 있다.

표 30 궐음병(陰證으로서 가장 심한 상태)

〈궐음병의 주된 증상〉

自覺症狀	심한 냉증, 설사, 구토, 발한
他覺症狀	微脈(극히 가늘고 부드럽고 압박하면 사라져 버린다.)
	細脈(실을 가볍게 땡길 때 가늘고 부드럽게 곧바로 만질 수 있는 맥이다.)
	沈脈(가볍게 누르면 만지기 어렵고 강하게 누르면 맥을 만질 수 있다.)
	遲脈(1회 호흡의 시간에 맥이 3회 이하인 것)

〈궐음병의 특수한 증상〉

구갈, 다뇨(多尿)가 있으며 기가 가슴으로 상충하여 가슴 속이 뜨겁고 동통이 있으며 굶주려 있는데 식욕이 없다. 먹으면 바로 후에 회충을 토하며 하제(下劑)를 복용하면 설사가 멈추지 않는다.

대표적 처방	烏梅丸, 通脈四逆湯, 茯苓四逆湯, 當歸四逆加吳茱萸生薑湯

제 327 조

厥陰中風, 脈微浮爲欲愈, 不浮爲未愈.

궐음(厥陰)의 중풍(中風)에 맥이 미약하면서 뜨면 병이 나으려는 것이고 뜨지 않으면 아직 병이 낫지 않는 것이다.

解說 궐음(厥陰) 중풍(中風)에 맥이 미약하면서 뜨면 나으려고 하는 징후이고, 뜨지 않으면 아직 낫지 않는다는 것이 조문의 내용이다.

제 328 조

厥陰病, 欲解時, 從丑至卯上.

궐음병(厥陰病)이 나아지려는 시간은 축시(丑時)부터 묘시(卯時)까지이다.

注 축(丑)이라 하면 오전 2시 혹은 그 전후의 두 시간, 묘(卯)는 오전 6시 혹은 그 전후 두 시간을 말한다.

解說 궐음병이 낫는 시각은 오전 2시경으로부터 오전 6시경까지라는 것이 조문의 내용이다.

제 329 조

厥陰病, 渴欲飮水者, 少少與之, 愈.

궐음병(厥陰病)에 갈증이 나서 물을 마시려고 하는 경우에는 조금씩 주면 낫게 된다.

解說 궐음병으로 입이 마르고 물을 마시고자 하는 때에는 조금 물을 주면 낫는다는 것이 조문의 내용이다.

제 330 조

諸四逆厥者, 不可下之, 虛家亦然.

모든 사지(四肢) 궐역(厥逆)이 있는 경우에는 공하(攻下)해서는 안 되며 평소에 허(虛)한 사람도 또한 그러하다.

解說 사지가 모두가 차갑게 되면 하제(下劑)를 주면 안 된다. 허약한 자도 마찬가지로 하제로 공하(攻下)시켜서는 안 된다는 것이 조문의 내용이다.

제 331 조

傷寒, 先厥, 後發熱, 而利者, 必自止, 見厥復利.

상한(傷寒)에 먼저 손발이 궐랭(厥冷)한 이후에 열이 나면서 설사를 하는 경우에는 반드시 설사가 저절로 그칠 것이니, 손발이 궐랭하면 다시 설사를 할 것이다.

解說 상한에 우선 손발이 차갑게 된 후에 열이 나면서 설사를 하는 사람은 반드시 설사가 멈춘다. 손발이 차가워지면 또 설사한다는 것이 조문의 내용이다.

제332조

傷寒始發熱六日, 厥反九日而利, 凡厥利者, 當不能食, 今反能食者, 恐爲除中, 食以索餠, 不發熱者, 知胃氣尙在, 必愈, 恐暴熱來出而復去也, 後三日脈之, 其熱續在者, 期之旦日夜半愈, 所以然者, 本發熱六日, 厥反九日, 復發熱三日, 并前六日, 亦爲九日, 與厥相應, 故期之旦日夜半愈, 後三日脈之, 而脈數, 其熱不罷者, 此爲熱氣有餘, 必發癰膿也.

상한(傷寒) 초기에 발열(發熱)이 6일 동안 있고 사지의 궐랭(厥冷)이 9일 동안 있다가 설사를 하는데, 일반적으로 궐랭에 설사를 하는 경우는 마땅히 음식을 먹을 수 없는데 지금 오히려 음식을 먹을 수 있는 것은 제중(除中)의 증(證)으로 의심되니 이때에 환자에게 면 종류의 음식을 먹어보게 해서 열이 나지 않으면 위기(胃氣)가 아직 남아 있는 것으로 병이 반드시 나을 것이나, 혹여 갑자기 열이 났다가 다시 사라지는 것이 우려된다. 이후 3일이 지나 맥을 보아 그 열이 계속 남아 있는 경우 그 다음날 밤에 나을 것을 예상할 수 있는데, 그 이유는 발열이 6일간 있었고 궐랭이 9일간 있다가 다시 3일간 발열을 하였으므로 이전의 6일과 합하면 역시 9일로서 궐랭의 일수와 서로 맞기 때문이니 다음날 밤이 되면 마땅히 나을 것을 예측할 수 있다. 이후에 3일이 지나 맥을 보아 맥이 삭(數)하여 그 열이 없어지지 않은 경우에는 이는 열기(熱氣)가 유여(有餘)한 것이니 반드시 옹농(癰膿)이 생기게 된다.

解說

상한으로 처음 6일간 열이 났고 손발의 냉이 9일간 지속되고 설사를 하였다. 손발이 냉하고 설사하는 사람은 먹지 못하는데, 오히려 잘 먹는 것은 아마도 제중(除中)이라고 염려된다. 제중은 병세가 위독할 때에 본래는 식욕이 없는 것인데 많이 식사를 하는 것을 말하니 위독한 증상이다. 면류〔索餠〕를 먹었는데 열이 나지 않는 것은 위기(胃氣)가 아직 남아 있는 것임을 알 수 있다. 반드시 낫는다. 아마도 면류를 먹어서 급하게 열이 났고 다시 열이 이후에 내려갔기 때문일 것이다. 후일 맥을 보아 열이 있는 것은 다음날 밤에 낫는다. 원래 6일간 발열하는 것인데 손발이 차가운 것은 9일간 지속되고, 또한 3일간 발열하여 앞의 6일과 합하여 9일이 된다. 이것은 손발이 냉한 기간과 마찬가지 날자 수이다. 따라서 다음날 밤에 낫는 것이다. 그 후에 3일 지나 맥을 보아 맥이 빠르고 열이 지속되는 것은 열기(熱氣)가 지나친 것이다. 반드시 옹농(癰膿, 화농성 질환)이 발생한다는 것이 조문의 내용이다.

단일(旦日)은 내일을 의미이며, 색병(索餠)에 대해서는 색(索)은 새끼줄을 말하는 것이고 병(餠)은 곡물로 만든 식품을 말하는 것인데 즉 면류를 말한다.

제 333 조

傷寒, 脈遲六七日, 而反與黃芩湯徹其熱. 脈遲爲寒, 今與黃芩湯, 復除其熱, 腹中應冷, 當不能食, 今反能食, 此名除中, 必死.

상한(傷寒)에 맥이 지(遲)한 상태로 6, 7일 지났는데 오히려 황금탕(黃芩湯)을 써서 그 열을 제거하였다. 지맥(遲脈)은 본래 한(寒)을 나타내는데 지금 황금탕(黃芩湯)을 써서 다시 열을 제거하면 뱃속도 같이 차가워져서[寒] 당연히 음식을 먹을 수 없게 되는데 지금 오히려 음식을 먹을 수 있으니 이를 제중(除中)이라고 부르며 반드시 죽게 된다.

解說 상한으로 맥이 느리고 6, 7일이 지나 황금탕(黃芩湯)을 주어서 열을 제거하였다. 맥이 느린 것은 한(寒)을 의미한다. 지금 황금탕을 주어서 나아가 열을 제거하면 뱃속이 차갑게 되고 먹을 수 없게 되어야 하는데, 역(逆)으로 먹을 수 있다. 이것을 제중(除中)이라고 부르는데 반드시 죽는다는 것이 조문의 내용이다.

철(徹)이라 하면 취하여 버린다는 뜻인데 진정(鎭靜)시킨다는 의미가 있다. 제중은 이전의 조문에서 설명하였다.

제 334 조

傷寒, 先厥後發熱, 下利必自止, 而反汗出, 咽中痛者, 其喉爲痺, 發熱無汗, 而利必自止, 若不止, 必便膿血, 便膿血者, 其喉不痺.

상한(傷寒)에 먼저 궐랭(厥冷)이 있다가 후에 발열하면 설사가 반드시 저절로 그치는데, 오히려 땀이 나면서 목구멍이 아픈 경우에는 후비(喉痺)가 생기며, 열이 나고 땀이 없으면 설사는 반드시 저절로 그친다. 만약 그치지 않으면 반드시 대변에 농혈(膿血)이 섞여 나오는데, 이러한 경우에는 후비(喉痺)가 생기지 않는다.

解說 상한에 우선 손발이 차고 뒤에 열이 나는 때에 설사는 자연히 멈춘다. 그러나 땀이 나오고 목이 아픈 사람은 인두염〔喉痺〕이 된다. 열이 나는데 땀이 나오지 않을 때에는 설사는 자연히 멈춘다. 만약 설사가 멈추지 않으면 농(膿)과 혈이 섞인 변이 나온다. 대변에 농과 혈이 섞인 것은 인두염〔喉痺〕으로는 되지 않는다는 것이 조문의 내용이다.

후비는 인후가 붓고 아픈 증상을 만드는 질환으로서 후두염이라고 생각되어 진다.

제 335 조

傷寒一二日, 至四五日, 厥者, 必發熱, 前熱者, 後必厥, 厥深者, 熱亦深, 厥微者, 熱亦微. 厥應下之, 而反發汗者, 必口傷爛赤.

상한(傷寒) 1, 2일에서 4, 5일까지 사지(四肢)가 궐랭(厥冷)한 경우에는 반드시 열이 나며, 먼저 열이 나는 경우에는 후에 반드시 궐랭이 나타나는데, 궐랭이 심하면 열도 또한 심하며 궐랭이 미약하면 열도 또한 미약하다. 궐증(厥證)은 마땅히 공하(攻下)시켜야 하는데 오히려 땀을 내면 반드시 입에 상처가 나서 붉게 문드러질 것이다.

解說 상한으로 1, 2일로부터 4, 5일이 되어 손발이 궐(厥)한 자는 반드시 열이 난다. 먼저 열이 나는 경우는 뒤에 반드시 손발이 차갑게 된다. 손발의 차가움이 심하면 열도 심하다. 손발의 냉이 가벼우면 열도 약해진다. 이 손발의 차가움은 하제(下劑)로 공하(攻下)하면 좋다. 반대로 발한시키면 반드시 입 속이 붉게 문드러진다〔爛赤〕는 것이 조문의 내용이다.

난적(爛赤)은 점막이 빨갛게 문드러지는 것을 말한다.

제 336 조

傷寒病, 厥五日, 熱亦五日, 設六日當復厥, 不厥者自愈, 厥終不過五日, 以熱五日, 故知自愈.

상한병(傷寒病)에 궐증(厥證)이 5일간 계속되고 발열도 5일간 계속되면 6일째에는 당연히 다시 궐랭(厥冷)해야 하는데 그렇지 않은 경우는 저절로 나을 것이다. 궐증이 마침내 5일을 넘기지 않고 발열이 5일간 지속되었기에 저절로 나을 것임을 알 수 있다.

解說 상한병으로 손발이 차서〔厥〕 5일 지나면 열도 또한 5일 동안 지속되어 6일째가 되면 손발이 차갑게 되어야 하는 것인데 손발이 차갑게 되지 않는 사람이 자연히 낫는다. 손발의 찬 것이 5일을 지나는 경우가 없고 열이 5일간 지속되므로 자연히 낫는다는 것을 알 수 있다는 것이 조문의 내용이다.

제 337 조

凡厥者, 陰陽氣不相順接, 便爲厥. 厥者, 手足逆冷者是也.

궐증(厥證)은 모두 음기(陰氣)와 양기(陽氣)가 서로 순조롭게 교접하지 못해서 궐랭(厥冷)한 것이다. 궐증(厥證)이라는 것은 손발에 찬 기운이 거슬러 올라오는 것이다.

解說 무릇 손발이 차갑게 되는 것은 음(陰)과 양(陽)의 기(氣)가 정상적으로 접속하지 못하기 때문에 생기는 것인데 이 때문에 손발이 차갑게 되는 것이라는 것이 조문의 내용이다.

제338조

傷寒, 脈微而厥, 至七八日膚冷, 其人躁無暫安時者, 此爲藏厥, 非蚘厥也. 蚘厥者, 其人當吐蚘, 今病者靜, 而復時煩者, 此爲藏寒, 蚘上入膈, 故煩, 須臾復止, 得食而嘔, 又煩者, 蚘聞食臭出, 其人當自吐蚘. 蚘厥者, 烏梅丸主之, 又主久利.

상한(傷寒)에 맥이 미(微)하고 사지가 궐랭(厥冷)하며 7, 8일에 이르러서 피부가 차갑고 환자가 조동(躁動)하여 잠시도 편안하게 있지 못하니, 이것은 장궐(藏厥)이며 회궐(蚘厥)은 아니다. 회궐은 환자가 마땅히 회충을 토하게 되는데, 지금 환자가 평소에 조용하다가 다시 때때로 번한 경우는 장(藏)에 한기가 있어서 회충이 횡격으로 올라가므로 번하다가 잠시 후에 다시 그치는 것이며, 음식을 먹고 구토를 하며 또 번(煩)한 경우는 회충이 음식 냄새를 맡고 나오니 환자가 저절로 회충을 토하게 된다. 회궐(蚘厥)은 오매환(烏梅丸)으로 주로 치료한다. 또한 오래된 설사병도 치료할 수 있다.

烏梅丸方

오매(烏梅) 300개, 세신(細辛) 6냥, 건강(乾薑) 10냥, 황련(黃連) 16냥, 당귀(當歸) 4냥, 부자(附子) 6냥 포(炮)하여 껍질을 제거한 것, 촉초(蜀椒) 4냥 땀을 낸다, 계지(桂枝) 6냥 껍질을 제거한 것, 인삼(人蔘) 6냥, 황백(黃柏) 6냥.

이상 열 가지 약재를 따로따로 가루 내어 합한다. 식초에 오매를 하루 동안 담궈 씨를 버리고 쌀 5두의 밑에 놓고 찐다. 밥이 익으면 찧어서 진득하게 만든다. 약가루를 개어서 고루 섞는다. 절구 속에 꿀과 함께 넣고 찧는 것을 2천 번 하여 환을 오동씨 크기와 같이 하여 식사에 앞서 10환을 복용한다. 매일 3번 복용하는데 점차 늘려서 20환에 달하도록 한다. 날것이나 찬 것, 끈적하고 미끌미끌한 음식, 냄새나는 음식 등을 금한다.

注 장궐(臟厥)은 내장의 양(陽)이 줄어들어 손발이 냉한 것, 회궐(蛔厥)은 회충병에 의하여 발작성 복통이 일어나는 것, 번조(煩躁)는 손발이 차가운 것 등을 나타내는 병증이고 장한(臟寒)은 내장이 차가워지는 것을 말한다.

解說 상한에 걸려 맥이 미(微)하고 손발이 차고 7, 8일이 지나 피부가 차가운데 환자는 손발을 가만히 두지 못하고 답답해하며〔躁〕 괴로워하고 조금이라도 편안한 때가 없다. 이것을 장궐(臟厥)이라고 한다. 회궐(蛔厥)은 아니다. 회궐은 회충을 토해야 한다. 환자가 조용하고 때때로 초조해하는〔煩〕 것은 장한(臟寒)이다. 회충이 올라와서 격(膈)에 들어가기 때문에 초조해하고〔煩〕 곧바로 얼마 있다가 멈춘다. 먹으면 구토하고 또한 초조해 하는 경우는 회충이 음식 냄새를 맡아서인데 환자가 스스로 회충을 토하는 것이다. 회궐은 오매환(烏梅丸)으로 주로 치료한다. 만성의 설사〔久痢〕에도 사용한다는 것이 조문의 내용이다.

症例

오매환(烏梅丸) 치험. 환자는 한 여아로 10세임. 어떤 날 반리 정도 떨어진 친구의 집에 갔을 때에 그 집에서 오른쪽 흉복부에 통증이 생겨서 울면서 귀가하였다. 그 후에 크게 열이 나고 갈증이 나타났으며 헛소리를 하였고 때때로 자고 때때로 회충을 토하였다. 회충은 항문으로부터 배출되었고 또 입에서 더러운 물을 토하는 경우도 있었다. 식사하지 않고 다만 따뜻한 물을 마시는 것뿐이었다. 의식장애는 없지만 대소변 둘 다 자력으로 볼 힘이 없기 때문에 부모가 도와줘서 하고 있었다. 이때에는 동통은 없었고 제 3발병일(1905년 8월 28일)에 진찰 의뢰가 있었다. 맥은 현(弦)하고 빠르며 약간 색(濇)하고 설태(舌苔)는 조금 희며 가시가 돋고 건조한 끼가 있으며 피부에 크게 열이 있어도 장시간 누르면 가라앉는다. 발은 뜨겁지 않고 복부는 때때로 꾸륵꾸륵 소리가 나며 막힌 것〔痞結〕은 없다. 오매환을 주어서 16마리의 회충을 토하였고 6첩으로 하여 모든 증상이 태반은 없어지고 나아가 7첩을 주어 합계는 13첩이 되었는데 일수는 7일 만에 전부 완쾌하였다. (山田業精 『井見集附錄』)

名醫의 論說	[淺田宗伯] 이 처방[烏梅丸]의 회궐(蛔厥)은 냉통(冷痛)인데 통증과 번조를 발작하다가 멈추게 된다. 가벼운 증에는 일어나는 때에만 궐(厥)하는 경우가 있다. 종종 회궐뿐만 아니라 모든 궐음병(厥陰病)의 주된 방제로 사용한다. 원래 궐음(厥陰)은 한열착잡(寒熱錯雜)의 증(證)이 많기 때문에 복령사역탕(茯苓四逆湯), 오수유탕(吳茱萸湯) 이외에 여러 가지로 이 처방을 운용하여 그 효력을 보는 경우가 많다. 따라서 별도로 회충의 증후가 없어도 가슴에 들이밀치는 통증이 있는 자에게 사용하고, 또한 반위(反胃)의 괴증에도 이 처방을 반하건강인삼환(半夏乾薑人蔘丸)과 함께 복용하면 신기한 효과가 있다. 또한 능히 오래된 설사를 치료할 수 있다.『方函口訣』

烏梅丸의 요점	
自覺症狀	회충을 토함, 구토, 냉증, 흉통, 하리

參考文獻 荒木性次: 新古方藥囊, 438쪽, 方術信和會, 1989년

제 339 조

傷寒, 熱少微厥, 指頭寒, 黑黑不欲食, 煩躁, 數日, 小便利, 色白者, 此熱除也, 欲得食, 其病爲愈. 若厥而嘔, 胸脇煩滿者, 其後必便血.

상한(傷寒)에 발열이 적고 조금 궐증(厥證)이 있으며 손가락 끝이 차고 묵묵히 있으며 입맛이 없고 번조(煩躁)하다가, 며칠 후에 소변을 잘 보며 소변 색이 흰 경우에는 이는 열이 없어진 것이며 음식을 먹으려 하면 그 병이 나은 것이다. 만약 궐랭(厥冷)하면서 구토를 하고 가슴과 옆구리가 답답하면서 그득한 경우에는 그 후에 반드시 혈변(血便)을 보게 된다.

解說 상한으로 열이 적고 약간 손발이 냉하며 손가락 끝이 차갑고 기분이 안 좋아 조용하며〔默默〕 식욕이 없고 가슴이 괴롭고 손발을 안절부절 못하여 답답하고 며칠이 지나 맑은 소변이 나오는 것은 열이 없기 때문이다. 식욕이 생기는 자는 병증이 낫는다. 손발이 냉하고 구역감이 있으며 가슴과 옆구리가 번조(煩躁)하면서 땅기는 경우는 반드시 혈변(血便)이 나온다는 것이 조문의 내용이다.

제 340 조

病者手足厥冷, 言我不結胸, 小腹滿, 按之痛者, 此冷結在膀胱關元也.

환자가 손발이 궐랭(厥冷)한데 스스로 결흉(結胸)이 없다고 하고 아랫배가 그득하며 누르면 아픈 경우에는 이것은 냉기(冷氣)가 뭉친 것이 방광과 관원(關元)에 있는 것이다.

解說 환자의 손발이 차며 스스로 결흉(結胸)은 아니라고 한다. 하복부가 땅기며 압통이 있는 것은 냉기가 방광과 관원(關元)에 모이기 때문이라는 것이 조문의 내용이다.

관원은 신체의 정 중앙의 배꼽으로부터 3촌 아래쪽의 혈(穴)로서 양(陽)을 회복하며 기(氣)를 돕는 작용이 있다.

제 341 조

傷寒, 發熱四日, 厥反三日, 復熱四日, 厥少熱多者, 其病當愈, 四日至七日, 熱不除者, 必便膿血.

상한(傷寒)에 발열이 4일간 지속되다가 궐증(厥證)이 오히려 3일간 지속되고 다시 발열이 4일간 지속되어서 궐증은 적고 발열이 많은 경우에는 그 병은 당연히 낫게 되니, 만약 4일에서 7일째에 이르러서도 열이 없어지지 않는 경우에는 반드시 농혈(膿血)이 섞인 대변을 보게 된다.

解說 상한으로 4일간 열이 나고 3일간 손발이 차며 다시 4일간 열이 나는데 손발이 찬 것은 적고 발열이 많은 경우는 병증이 낫는 것이다. 4일째에 열이 내려가지 않는 자는 반드시 농(膿)과 피가 섞인 대변을 본다.

제 342 조

傷寒, 厥四日, 熱反三日, 復厥五日, 其病爲進, 寒多熱少, 陽氣退, 故爲進也.

상한(傷寒)에 궐증(厥證)이 4일간 지속되다가 발열이 오히려 3일간 지속되고 다시 궐증이 5일간 지속되면 그 병이 진행하는 것이니, 한(寒)은 많고 열(熱)은 적어서 양(陽)이 물러나는 것이므로 진행하는 것이다.

解說 상한으로 4일간 손발이 차며 3일간 열이 나고 다시 5일간 손발이 냉하면 병증이 진행한다. 한(寒)이 많고 열(熱)이 적으니 양기(陽氣)가 없어지는 것으로 병증이 진행하는 것이라는 것이 조문의 내용이다.

제 343 조

傷寒六七日，脈微，手足厥冷，煩躁，灸厥陰，厥不還者，死.

상한(傷寒) 6, 7일에 맥이 미약하고 손발이 궐랭(厥冷)하여 번조(煩躁)하면 궐음경(厥陰經)에 뜸을 뜨는데 만약 궐증(厥證)이 회복되지 않으면 죽는다.

解說 상한으로 6, 7일이 지나 맥은 미미하고 손발은 냉하며 번조(煩躁)하는 사람은 궐음경(厥陰經)의 혈(穴)에 뜸을 떠야 한다. 손발의 냉이 좋아지지 않으면 죽는다는 것이 조문의 내용이다.

제 344 조

傷寒，發熱，下利，厥逆，躁不得臥者，死.

상한(傷寒)에 열이 나며 설사를 하는데 궐역(厥逆)이 있고 조동(躁動)하여 잠을 자지 못하는 경우에는 죽는다.

解說 상한에 걸려 열이 나고 설사를 하여 손발이 냉하며 손발을 가만히 둘 수 없고 누울 수 없는 자는 죽는다는 것이 조문의 내용이다.

제 345 조

傷寒，發熱，下利至甚，厥不止者，死.

상한(傷寒)에 열이 나며 설사가 심해지고 궐랭(厥冷)이 그치지 않는 경우에는 죽는다.

解說

상한으로 열이 나고 설사가 심하여 손발이 찬 것이 계속되는 자는 죽는다는 것이 조문의 내용이다.

제 346 조

傷寒六七日，不利，便發熱而利，其人汗出不止者，死，有陰無陽故也.

상한(傷寒) 6, 7일에 설사가 없다가 바로 열이 나면서 설사를 하고 환자가 땀이 나는 것이 그치지 않는 경우에는 죽으니 음(陰)만 있고 양(陽)이 없기 때문이다.

解說

상한으로 6, 7일간 설사를 하지 않았는데 그 후에 열이 나며 설사를 하고 땀이 계속 나는 경우는 죽는다. 음(陰)이 있고 양(陽)이 없기 때문이라는 것이 조문의 내용이다.

제 347 조

傷寒五六日，不結胸，腹濡，脈虛復厥者，不可下，此亡血，下之死.

상한(傷寒) 5, 6일에 결흉(結胸)은 없고 복부가 유연하며 맥이 허(虛)하면서 다시 궐랭(厥冷)한 경우에는 공하(攻下)할 수 없으니, 이것은 혈을 손상한[亡血] 것으로 공하(攻下)하면 죽는다.

解說

상한으로 5, 6일이 지나서 결흉(結胸)은 아니며 복부는 연(軟)하고 맥은 허(虛)하고 손발이 차가운 경우는 하제(下劑)로 공하(攻下)하면 안 된다. 이것은 출혈에 의한 빈혈의 상태〔亡血〕가 있기 때문이다. 하제로 공하하면 죽는다는 것이 조문의 내용이다.

제 348 조

發熱而厥, 七日下利者, 爲難治.

열이 나면서 궐증(厥證)이 있고 7일이 지나 설사를 하는 경우에는 치료하기 어렵다.

解說 열이 나며 손발이 차고 7일이 지나 설사하는 사람은 치료하기 어렵다는 것이 조문의 내용이다.

제 349 조

傷寒, 脈促, 手足厥逆, 可灸之.

상한(傷寒)에 맥이 촉(促)하고 손발에 차가운 기운이 거슬러 오르면[厥逆] 뜸을 떠서 치료할 수 있다.

解說 상한으로 맥이 촉(促)하며 손발이 차가워지는 것은 뜸 치료를 하는 것이 가능하다는 것이 조문의 내용이다.

제 350 조

傷寒, 脈滑而厥者, 裏有熱, 白虎湯主之.

상한(傷寒)에 맥이 활(滑)하면서 궐증(厥證)이 있는 경우는 리(裏)에 열이 있는 것이니 백호탕(白虎湯)으로 주로 치료한다.

白虎湯方

지모(知母) 6냥, 석고(石膏) 1근 부수어 면(綿)으로 싼 것, 감초(甘草) 2냥 구운 것, 멥쌀 6홉.
이상 네 가지 약재를 물 1두를 써서 쌀을 끓여 익히고 탕이 만들어지면 찌꺼기를 버리고 1승을 따뜻하게 복용한다. 하루에 3번 복용한다.

解說 상한으로 맥이 활(滑)하며 손발이 차가운〔厥〕 경우는 리(裏)에 열(熱)이 있기 때문인데 백호탕(白虎湯)으로 주로 치료한다는 것이 조문의 내용이다.

백호탕에 대해서는 176조에 이미 설명하였다. 체내에 열이 충만한 상태에서 사용할 수 있다.

제 351조

手足厥寒, 脈細欲絶者, 當歸四逆湯主之.

손발이 궐랭(厥冷)하고 맥이 세(細)하여 끊어지려고 하는 경우에는 당귀사역탕(當歸四逆湯)으로 주로 치료한다.

當歸四逆湯方

당귀(當歸) 3냥, 계지(桂枝) 3냥, 작약(芍藥) 3냥, 세신(細辛) 3냥, 감초(甘草) 2냥 구운 것, 통초(通草) 2냥, 대조(大棗) 25개 쪼갠 것, 다른 방법에는 12개.
이상 일곱 가지 약재를 물 7승을 써서 달여 3승을 취하고 찌꺼기를 버리고 1승을 따뜻하게 하여 하루 3번 복용한다.

解說 손발이 차고 맥이 가늘며 촉지하기 어려운 경우는 당귀사역탕(當歸四逆湯)으로 주로 치료한다는 것이 조문의 내용이다.

症例

당귀사역탕(當歸四逆湯) 치험례. 우중천촌대자장곡(又中川村大字長谷)의 농부, 농본묵삼랑(瀧本默三郎)의 자식인 영팔(榮八)의 부인, 23세. 산후에 설사병에 걸려서 매일 저녁 반드시 1번의 물설사를 보았다. 복중이 꾸륵꾸륵하고 오른쪽 허리와 다리가 아프다. 입이 마르고 또 탕과 차를 많이 마시며 식욕은 변함이 없다. 기타의 증상은 없었고 진찰하자 맥은 뜨지도 않고 가라앉지도 않았으며 현(弦)하고 느렸다. 혀는 보통이고 복부는 약간 당기고 뒤틀리면서 쓰다듬는 식으로 누르면 장(腸)이 울리기만 한다. 물설사는 30일간 계속되었다. 본인은 당귀사역탕을 주었는데 3첩에서 완전히 설사는 치유되었다. (山田業精 『井見集附錄』)

名醫의 論說	[目黑道琢] 당귀사역탕(當歸四逆湯)의 결(訣). 일체 소복통의 증상에 효과가 있다. 또한 두통뇌호(頭痛腦户, 머리 위의 통증), 냉증 등의 오한증에 신기한 효험이 있다.『餐英館療治雜話』 [淺田宗伯] 이 처방[當歸四逆湯]은 궐음표한(厥陰表寒)의 궐랭(厥冷)을 치료하는 약이지만 원래 계지탕(桂枝湯)의 변방이니 계지탕증으로서 혈분(血分)이 폐색(閉塞)하는 자에게 사용하면 효력이 있다. 따라서 선현(先賢)은 궐음병만에 국한하지 않고 한열이 승복(勝復)하여 수족이 냉한 병증에 쓸 수 있다고 말하였다.『方函口訣』

當歸四逆湯의 요점	
自覺症狀	수족이 냉함, 하복부 통증
他覺症狀	세맥(細脈, 실을 끌어당기는 것 같이 세하고 연하고 곧바로 만질 수 있는 맥이다.)

제 352조

若其人內有久寒者, 宜當歸四逆加吳茱萸生薑湯.

만약 그 환자가 속에 오래도록 한기(寒氣)가 있었던 경우에는 마땅히 당귀사역가오수유생강탕(當歸四逆加吳茱萸生薑湯)으로 치료해야 한다.

當歸四逆加吳茱萸生薑湯方

당귀(當歸) 3냥, 작약(芍藥) 3냥, 감초(甘草) 2냥 구운 것, 통초(通草) 2냥, 계지(桂枝) 3냥 껍질을 제거한 것, 세신(細辛) 3냥, 생강(生薑) 반근 썬 것, 오수유(吳茱萸) 2승, 대조(大棗) 25개 쪼갠 것.
이상 아홉 가지 약재를 물 6승을 써서 청주(淸酒) 6승에 타서 달여서 5승을 취하고 찌꺼기를 버리고 따뜻하게 나누어 5번 복용한다.

解說 만약 체내에 장기간에 걸쳐서 냉이 있는 사람은 당귀사역가오수유생강탕(當歸四逆加吳茱萸生薑湯)으로 치료하는 것이 좋다는 것이 조문의 내용이다.

당귀사역가오수유생강탕의 복증(腹證)으로는 양 서혜부(鼠蹊部)에 압통(그림 26)으로 나타나는 경우가 있고 '용수철 손가락[1]' 에서 유효한 경우가 있다(大塚敬節).

症例

상야국고기본정여숙(上野國高岐本町旅宿)혜비수옥(惠比壽屋)의 부인. 30세. 날 때부터 허약하여 때때로 성기(性器) 출혈을 일으키는 경우가 있었고 언제나 당귀사역가오수유생강탕(當歸四逆加吳茱萸生薑湯)을 주어서 나았다. 그 증후는 배꼽 주변이 땅기며〔臍傍拘攣〕 혹은 허리 부위의 통증이 심하고 머리와 안면의 통증이 침으로 찌르는 것과 같다. 맥은 발작 초기에는 미하며 빠르다. 이것은 혈분(血分)이 산(疝)으로 움직이기 때문에 일어나는 것이다. (山田業精 『井見集附錄』)

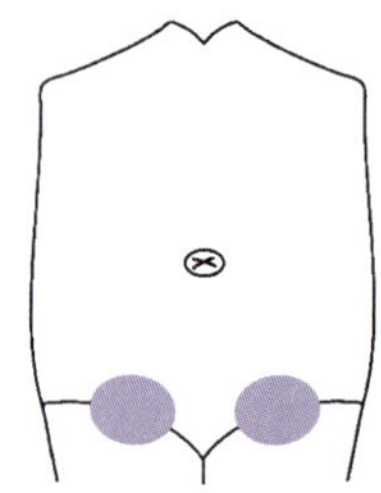

그림 26 당귀사역탕가오수유생강탕의 복증(腹證).
양 서혜부에 압통이 보인다.

症例

당귀사역가오수유생강탕(當歸四逆加吳茱萸生薑湯)에 의한 불임증의 치험례. 28세의 여성임. 냉증이 있어서 불임증의 치료 목적으로 199X년 8월 중순에 내원하였다. 결혼하여 4년이 지났는데 2년 전에 8주째에 자연 유산하였다. 여름 이외에는 냉하여 신체를 별로 움직일 수가 없었다. 어릴 때부터 가벼운 동상(凍傷)이 잘 생긴다. 맥은 가라앉고 가늘며 복력은 약하고 양쪽의 서혜부(鼠蹊部)에 압통이 있었다. 당귀사역가오수유생강탕가부자(當歸四逆加吳茱萸生薑湯加附子)(0.5g)를 주었다. 약을 복용한 지 2주 정도 후에 몸이 따뜻하게 되었다. 2개월 후에 임신 중이라고 말하였다. 다음해 6월 남자아이를 출산하였다는 보고가 있었다. (저자 치험례)

名醫의 論說	[目黑道琢] 당귀사역가오수유생강탕(當歸四逆加吳茱萸生薑湯)의 결(訣). 토혈(吐血)의 증이 있고 출혈 후에 사지가 궐랭(厥冷)하였는데 부자(附子)도 사용하기 어렵다. 또한 독삼탕(獨蔘湯)을 사용하는 정도로 허(虛)하지도 않고 다만 손발이 조금 냉하고 심하비(心下痞)가 있는 것을 목표로 한다. 『餐英館療治雜話』 [尾台榕堂] 당귀사역가오수유생강탕(當歸四逆加吳茱萸生薑湯). 당귀사역탕증(當歸四逆湯證)으로서 가슴이 그득하고 구토를 하며 복통이 심한 자를 치료한다. 산부(産婦)의 오로(惡露)가 멈추지 않고 몸에 열이 나고 머리가 아프며 뱃속이 차면서 아프고 토하면서 약하게 설사가 있고 허리와 다리가 시큰거리거나 혹은 조금 부어오르는 자를 치료한다. 『類聚方廣義』

1) 용수철 손가락: 탄발지라고도 하며 주로 엄지와 검지의 굴근건이 건초염을 일으켜 굴신이 잘 안되는 것을 말함.

當歸四逆加吳茱萸生薑湯의 요점	
自覺症狀	수족냉, 하복부 통증, 두통
他覺症狀	세맥(細脈, 실을 끌어당기는 것 같이 세하고 연하며 곧바로 만질 수 있는 맥이다.) 양쪽 서혜부의 압통

參考文獻 大塚敬節: 凍傷, 漢方診療三十年, 115쪽, 創元社, 1985년

제353조

大汗出, 熱不去, 內拘急, 四肢疼, 又下利厥逆而惡寒者, 四逆湯主之.

땀이 많이 나는데 열이 없어지지 않고 뱃속이 당기며 사지(四肢)가 아프고 또한 설사를 하면서 궐역(厥逆)이 나타나고 오한이 있는 경우에는 사역탕(四逆湯)으로 주로 치료한다.

四逆湯方

감초(甘草) 2냥 구운 것, 건강(乾薑) 1냥반, 부자(附子) 1매 생것을 써서 껍질을 제거하고 8조각으로 쪼갠 것. 이상 세 가지 약재를 물 3승을 써서 달여 1승2홉을 취하고 찌꺼기를 버리고 나누어 따뜻하게 다시 복용한다. 강한 사람은 큰 부자 1개 건강 3냥도 가능하다.

解說 많이 땀을 흘렸는데 열은 떨어지지 않는다. 복부의 근육이 끌어당겨지고〔內拘急〕 사지는 아프며 혹은 설사를 하고 냉하며〔厥逆〕 오한이 있는 사람은 사역탕(四逆湯)으로 주로 치료한다는 것이 조문의 내용이다.

증례는 29조에서 말하였다. 사역탕은 체내에 냉이 가득차 있는 경우에 사용한다. 백호탕(白虎湯)과 정확히 반대인 처방이다.

제354조

大汗, 若大下利, 而厥冷者, 四逆湯主之.

크게 땀이 나는데 만약 크게 설사를 하고 손발이 궐랭(厥冷)한 경우에는 사역탕(四逆湯)으로 주로 치료한다.

解說 대량으로 땀을 내거나 혹은 심하게 설사를 하여 손발이 냉한 자는 사역탕(四逆湯)으로 주로 치료한다는 것이 조문의 내용이다.

제355조

病人手足厥冷, 脈乍緊者, 邪結在胸中, 心下滿而煩, 飢不能食者, 病在胸中, 當須吐之, 宜瓜蒂散.

환자가 손발이 궐랭(厥冷)한데 맥이 간혹 긴(緊)한 것은 사기(邪氣)가 가슴속에 맺혀 있어 심하(心下)가 그득하면서 번(煩)하고 배가 고파도 잘 먹지 못하는 것이니, 병이 가슴에 있으므로 당연히 토하게 해야 하니 마땅히 과체산(瓜蒂散)으로 치료해야 한다.

瓜蒂散方

과체(瓜蒂), 적소두(赤小豆).

이상 두 가지 약재를 각각 등분(等分)하여 따로 찧어 체로 거른 다음 합쳐 절구에 넣고 잘 다스린다. 향두시(香豆豉) 1홉을 뜨거운 물 7홉으로 달여 죽처럼 물러지면 찌꺼기 버리고 즙을 취해서 약가루 1돈 숟가락을 개어서 따뜻할 때 돈복(頓服)한다. 약을 복용한 후 토하지 않으면 용량을 조금 늘린다. 토하면 더 복용하지 말아야 한다. 무릇 출혈 환자이거나 허(虛)한 환자에게는 과체산을 쓸 수 없다.

解說 환자의 손발이 차며 맥이 급하면서 긴(緊)하게 되는 사람은 사기(邪氣)가 흉중(胸中)에 모여 있는 것이다. 명치가 땅겨서 번하고 공복인데 먹지 못하는 사람은 사기가 흉중에 있다. 구토법으로 토하는 것이 좋다. 토하게 하는 데에는 과체산(瓜蒂散)이 좋다는 것이 조문의 내용이다. 과체산은 166조에서 설명하였다.

제 356 조

傷寒，厥而心下悸，宜先治水，當服茯苓甘草湯. 却治其厥，不爾，水漬入胃，必作利也.

상한(傷寒)에 손발이 궐랭(厥冷)하면서 심하(心下)가 두근거리면[悸] 마땅히 먼저 수기(水氣)를 치료해야 하니 당연히 복령감초탕(茯苓甘草湯)을 복용하고 나서 다시 궐증(厥證)을 치료해야 한다. 그렇지 않으면 수기(水氣)가 위(胃)로 스며들어 반드시 설사를 일으키게 된다.

茯苓甘草湯方

복령(茯苓) 2냥, 감초(甘草)1냥 구운 것, 생강(生薑) 3냥 썬 것, 계지(桂枝) 2냥 껍질을 제거한 것.
이상 네 가지 약재를 물 4승을 써서 달여 2승을 취하고 찌꺼기를 버리고 나누어 따뜻하게 3번 복용한다.

解說 상한으로 손발이 차고 명치에 동계가 있는 사람은 우선 복령감초탕(茯苓甘草湯)으로 수기(水氣)를 치료하는 것이 좋다. 그리고 나서 손발의 냉을 치료하는 것이 좋다. 그렇지 않으면 수독(水毒)이 위(胃)에 들어가 반드시 설사가 된다는 것이 조문의 내용이다.

복령감초탕에 대해서는 173조에서 설명하였다.

제 357 조

傷寒六七日，大下後，寸脈沈而遲，手足厥逆，下部脈不至，喉咽不利，唾膿血，泄利不止者，爲難治，麻黃升麻湯主之.

상한(傷寒) 6, 7일에 크게 공하(攻下)한 후 촌맥(寸脈)이 침(沈)하면서 지(遲)하고 손발이 궐역(厥逆)하며 척맥(尺脈)이 뛰지 않고 목구멍으로 잘 넘기지 못하며 농혈(膿血)을 뱉고 설사가 그치지 않는 경우에는 치료하기 어려운데 마황승마탕(麻黃升麻湯)으로 주로 치료한다.

麻黃升麻湯方

마황(麻黃) 2냥반 마디를 제거한 것, 승마(升麻) 1냥1푼, 당귀(當歸) 1냥1푼, 지모(知母) 18수, 황금(黃芩) 18수, 위유(萎蕤) 18수 창포(菖蒲)로 된 것도 있음, 작약(芍藥) 6수, 천문동(天門冬) 6수 속을 제거한 것, 계지(桂枝) 6수 껍질을 제거한 것, 복령(茯苓) 6수, 감초(甘草) 6수 구운 것, 석고(石膏) 6수 잘게 부수어 면(綿)으로 싼 것, 백출(白朮) 6수, 건강(乾薑) 6수.

이상 열네 가지 약재를 물 1두를 써서 먼저 마황을 달여 한두 번 끓으면 위의 거품을 버린다. 다른 약재들을 넣고 3승을 취하고 찌꺼기를 버리고 나누어 따뜻하게 3번 복용한다. 간격을 쌀 3두로 밥을 지을만한 시간으로 하여 약을 다 복용하고 나면 환자는 땀이 나면서 병이 낫는다.

解說 상한으로 6, 7일 지나 하제(下劑)를 써서 심하게 공하(攻下)한 후에 촌맥(寸脈)이 가라앉고 느리게 되며 손발은 냉하고 하부의 맥은 촉지하기 어렵게 된다. 인후의 통증이 심하고 농혈(膿血)이 섞인 침을 뱉고 설사〔泄痢〕가 멈추지 않는 사람은 난치이다. 마황승마탕(麻黃升麻湯)으로 주로 치료한다는 것이 조문의 내용이다.

하부의 맥은 『의종금감(醫宗金鑑)』에서는 척맥(尺脈)이라고 한다. 삼립지(森立之)가 저술한 『傷寒論攷注』에서는 소음부양(少陰趺陽)의 맥이라고 하고 있다. 소음부양의 맥이 족배동맥(足背動脈)인지 혹은 태계혈(太溪穴) 후경골동맥(後脛骨動脈)인지는 불명확하다.

제 358 조

傷寒四五日, 腹中痛, 若轉氣下趣少腹者, 此欲自利也.

상한(傷寒) 4, 5일에 뱃속이 아픈데 만약 뱃속의 기(氣)가 아랫배쪽으로 달려가는 느낌이 있는 경우에는 이것은 저절로 설사를 하려는 것이다.

解說 상한에 4, 5일이 지나 뱃속이 아프고 가스가 움직여서 하복부로 이동하는 자는 이로부터 설사하는 징후이라는 것이 조문의 내용이다.

제 359 조

傷寒本自寒下, 醫復吐下之, 寒格更逆吐下, 若食入口卽吐, 乾薑黃芩黃連人蔘湯主之.

상한(傷寒)의 본래 스스로 한(寒)하여 설사하던 것을 의사가 다시 토하고 설사하게 하여 한기가 막혀[寒格] 거슬러 올라 구토를 하고 설사를 하니, 만약 음식을 먹은 후 바로 토하면 건강황련황금인삼탕(乾薑黃連黃芩人蔘湯)으로 주로 치료한다.

乾薑黃芩黃連人蔘湯方

건강(乾薑), 황금(黃芩), 황련(黃連), 인삼(人蔘) 각 3냥.

이상 네 가지 약재를 물 6승을 써서 달여 2승을 취하고 찌꺼기를 버리고 나누어 따뜻하게 2번 복용한다.

解說 상한에 걸려 냉하며 자연히 설사하고 있는데 의사가 또한 하제(下劑)를 주어 설사를 시켰다. 체내가 냉한데 다시 하제로써 더 냉하게 하였다〔寒格〕. 이것은 잘못된 치료이다. 이 때문에 구토와 설사가 심하게 되었다. 음식이 입에 들어가자마자 바로 토하는 것은 건강황련황금인삼탕(乾薑黃連黃芩人蔘湯)으로 치료한다는 것이 조문의 내용이다.

症例

한 남자가 역병에 걸려 체표의 열이 이미 사라지고 손발은 약간 차가워졌다. 심기는 안정되지 않고 황홀하여 꿈을 본 듯하였다. 굶주려 있어도 먹지 못하고 토하며 신체는 매일매일 여위어 갔다. 길익남애(吉益南涯) 선생은 건강황련황금인삼탕(乾薑黃連黃芩人蔘湯)을 주어서 완치시켰다. (吉益南涯 『成蹟錄』)

名醫의 論說	[尾台榕堂] 위반(胃反, 구토증), 심흉울결(心胸鬱結, 흉부에 열이 차있음), 심하비경(心下痞硬) 혹은 조잡(嘈雜, 가슴이 타는 것)이 있는 자를 치료한다. 『類聚方廣義』 [淺田宗伯] 이 처방[乾薑黃連黃芩人蔘湯]은 횡격막 부근에 열이 있고 토역(吐逆)하여 먹을 수 없는 자를 치료한다. 반하(半夏), 생강(生薑)이라든지 여러 가지 구토를 멈추는 약을 주어도 조금이라도 효력이 없는 자에게 특효가 있다. 또한 금구리(噤口痢, 설사증으로 음식을 먹을 수 없음) 혹은 구토로 먹을 수 없는 자에게 사용한다. 『方函口訣』

乾薑黃連黃芩人蔘湯의 요점	
自覺症狀	구토, 하리
他覺症狀	심하비결(心下痞結)의 복증

제 360 조

下利, 有微熱而渴, 脈弱者, 今自愈.

설사를 하는데 열이 조금 있으면서 갈증이 있고 맥이 약(弱)한 경우에는 이에 저절로 낫게 된다.

解說 설사를 하고 미열이 있으며 갈증이 나고 맥이 약한 경우는 저절로 낫는다는 것이 조문의 내용이다.

제 361 조

下利, 脈數, 有微熱汗出, 今自愈, 設復緊爲未解.

설사를 하는데 맥이 삭(數)하고 조금 열이 있으면서 땀이 나는 것은 이에 저절로 나을 것이니, 만약 다시 긴맥(緊脈)이 나타나면 병이 풀리지 않은 것이다.

解說 설사하여 맥이 빠르고 미열이 있고 땀이 나는 경우는 저절로 낫는다. 만약에 맥이 긴하면 낫지 않는다는 것이 조문의 내용이다.

제362조

下利, 手足厥冷, 無脈者, 灸之, 不溫, 若脈不還, 反微喘者死, 少陰負趺陽者爲順也.

설사를 하는데 손발이 궐랭(厥冷)하며 맥이 없는 경우에는 뜸을 뜬다. 만약 따뜻해지지 않고 맥이 돌아오지 않으며 오히려 조금 숨이 찬 경우에는 죽게 되니, 소음맥(少陰脈)이 부양맥(趺陽脈)보다 약하면 순증(順證)이 된다.

解說 설사하고 손발이 차가우며 맥이 만져지지 않는 자는 뜸으로 치료하는데, 손발이 따뜻해지지 않고 맥도 만져지지 않으며 약간 천식(喘息)을 하는 자는 죽는다. 소음(少陰)의 맥, 태계혈(太溪穴, 後脛骨動脈의 박동)이 부양(趺陽)의 맥〔足背動脈〕보다 약한 경우가 이치에 맞다는 것이 조문의 내용이다.

제363조

下利, 寸脈反浮數, 尺中自澀者, 必淸膿血.

설사를 하는데 촌맥(寸脈)이 오히려 부삭(浮數)하고 척맥(尺脈)은 그대로 삽(澁)한 경우에는 반드시 농혈(膿血)이 섞인 대변을 볼 것이다.

解說 설사하여 촌맥(寸脈)이 뜨고 빠르게 되며 척맥(尺脈)이 색(濇)한 경우는 반드시 대변에 농혈(膿血)이 섞여 있다는 것이 조문의 내용이다. 성무기(成無已) "『주해상한론(注解傷寒論)』에는 청(淸)은 변소와 통하는 말이다. 『맥경(脈經)』에서 청(淸)은 측(厠, 변소)이다."라고 되어 있다.

제364조

下利淸穀, 不可攻表, 汗出必脹滿.

설사를 하는데 소화되지 않은 음식물을 설사하면 표(表)를 공략해서는 안 되니, 땀이 나면 반드시 배가 창만(脹滿)하게 될 것이다.

解說 소화되지 않은 설사를 하고 있는 경우에는 발한제(發汗劑) 등으로 표(表)를 치료하면 안 된다. 발한시키면 반드시 배가 부르게 된다는 것이 조문의 내용이다.

제365조

下利, 脈沈弦者, 下重也, 脈大者, 爲未止. 脈微弱數者, 爲欲自止, 雖發熱, 不死.

설사를 하는데 맥이 침현(沈弦)하면 뒤가 무지근한 것[下重]이며, 맥이 크면 설사가 아직 그치지 않는 것이며, 맥이 미약(微弱)하면서 삭(數)하면 저절로 설사가 그치려는 것이니 비록 열이 나더라도 죽지 않는다.

解說 설사를 하여 맥이 가라앉고 현(弦)한 경우는 후중(後重, 뒤가 무지근한 것)이 생긴다. 맥이 큰 경우는 설사가 계속 된다는 것을 보여준다. 맥이 미미하고 약하며 빠른 자는 저절로 멈추게 되는 징후이다. 열은 나지만 죽지는 않는다는 것이 조문의 내용이다.

제366조

下利, 脈沈而遲, 其人面少赤, 身有微熱, 下利淸穀者, 必鬱冒汗出而解. 病人必微厥, 所以然者, 其面戴陽, 下虛故也.

설사를 하는데 맥이 침(沈)하면서 지(遲)하고 환자의 얼굴이 조금 붉으며 몸에는 미열이 있고 소화되지 않은 설사를 하는 경우에는 반드시 기가 뭉쳐서 답답하다가 땀이 나면서 풀릴 것이다. 환자가 반드시 조금 궐증(厥證)이 나타나게 되니, 그 이유는 얼굴에 양기(陽氣)가 오르고〔戴陽〕 하부가 허(虛)하기 때문이다.

解說 설사를 하고 맥이 침(沈)하고 지(遲)하다. 얼굴색이 조금 붉고 몸에 조금 열이 있다. 소화되지 않은 변을 설사하는 경우는 기(氣)가 억울된 어지러움〔鬱冒〕이 있다가 땀이 나면서 치료된다. 환자의 손발이 반드시 조금 차갑다〔微厥〕. 이것은 양기(陽氣)가 상부를 뜨겁게 하여〔戴陽〕 안색이 붉어지며 하반신이 허하기 때문이라는 것이 조문의 내용이다. 대양(戴陽)은 양기가 상부를 뜨겁게 하는 것이다.

제367조

下利, 脈數而渴者, 今自愈, 設不差, 必淸膿血, 以有熱故也.

설사를 하는데 맥이 삭(數)하면서 갈증이 있는 경우는 이에 저절로 나을 것이니, 만약 낫지 않으면 반드시 농혈(膿血)이 섞인 대변을 볼 것이니, 이는 열이 있기 때문이다.

解說 설사를 하여 맥이 빠르고 목이 마른 경우는 저절로 낫는다. 낫지 않으면 열 때문에 대변에 농혈이 섞인다는 것이 조문의 내용이다.

제368조

下利後脈絕, 手足厥冷, 晬時脈還, 手足溫者生, 脈不還者死.

설사를 한 후에 맥이 끊어질 듯 약하고 손발이 궐랭(厥冷)하며 하루가 꼬박 지난 때에 맥이 돌아오고 손발이 따뜻해지는 경우에는 살고, 맥이 돌아오지 않는 경우에는 죽는다.

解說 설사한 후에 맥을 촉지하기 어렵게 되고 손발이 냉한데, 하루가 지나〔晬時〕 맥을 촉지할 수 있게 되며 손발이 따뜻해지는 사람은 살고, 맥이 돌아오지 않는 자는 죽는다는 것이 조문의 내용이다. '수(晬)'는 한 번 돈다는 뜻으로 '수시(晬時)'는 하루의 의미이다.

제369조

傷寒, 下利, 日十餘行, 脈反實者, 死.

상한(傷寒)에 설사를 하루에 10여 번 하는데 맥은 오히려 실(實)한 경우에는 죽는다.

解說 상한으로 설사가 하루에 10회 이상 있지만 맥이 실(實)한 경우는 죽는다는 것이 조문의 내용이다.

제370조

下利淸穀, 裏寒外熱, 汗出而厥者, 通脈四逆湯主之.

음식이 소화되지 않은 설사를 하며 표(表)는 한(寒)하고 리(裏)는 열(熱)하며 땀이 나면서 궐랭(厥冷)한 경우에는 통맥사역탕(通脈四逆湯)으로 주로 치료한다.

通脈四逆湯方

감초(甘草) 2냥 구운 것, 부자(附子) 큰 것으로 1개 생것을 써서 껍질을 제거하고 8조각으로 쪼갠 것. 건강(乾薑) 3냥 몸이 건장한 자는 4냥으로 할 수 있음.
이상 세 가지 약재를 물 3승을 써서 달여 1승 2홉을 취하고 찌꺼기를 버리고 나누어 따뜻하게 2번 복용한다. 그 맥이 곧 나타나면서 병이 낫는다.

解說 소화되지 않은 설사〔下痢淸穀〕를 하여 신체의 속에는 한이 있고 체표에는 열이 있다〔裏寒外熱〕. 땀이 나고 손발이 냉한 자는 통맥사역탕(通脈四逆湯)으로 주로 치료한다는 것이 조문의 내용이다. 통맥사역탕에 대해서는 이미 317조에서 말하였다. 음병(陰病)이 위중한 증상에 사용된다.

제 371 조

熱利下重者, 白頭翁湯主之.

열성의 설사로 뒤가 무지근한 경우에는 백두옹탕(白頭翁湯)으로 주로 치료한다.

白頭翁湯方

백두옹(白頭翁) 2냥, 황백(黃柏) 3냥, 황련(黃連) 3냥, 진피(秦皮) 3냥.
이상 네 가지 약재를 물 7승을 써서 달여 2승을 취하고 찌꺼기를 버리고 1승을 따뜻하게 복용한다. 낫지 않으면 다시 1승을 복용한다.

解說 열성의 설사가 있고 뒤가 무지근한〔後重〕 경우는 백두옹탕(白頭翁湯)으로 주로 치료한다는 것이 조문의 내용이다.

症例

신재목가(新材木街)에 사는 석옥삼사랑(石屋三四郎)의 차남인 반차랑(半次郎)이 이질에 걸렸다. 어떤 의사는 때때로 하제(下劑)를 주어서 공하(攻下)시켰기 때문에 설사가 더욱 심하게 되었고 심한 허증의 상태를 보였다. 구역도 심하였고 식사와 약도 섭취할 수 없었다. 본인〔淺田宗伯〕은 우선 소반하가복령탕(小半夏加茯苓湯)을 주어 보았는데 구역감이 약간 개선되었다. 따라서 그 이후에 백두옹가감초아교탕(白頭翁加甘草阿膠湯)을 주었는데 설사는 점차로 약해지고 치유되었다. (淺田宗伯『橘窓書影』)

名醫의 論說	[尾台榕堂] 열성 설사로 하중(下重)하며 물을 마시고자 하며 심계(心悸)와 복통이 있는 자는 이 처방[白頭翁湯]으로 주로 치료한다. 맥구잠(貉丘岑) 선생이 말하기를, 일찍이 야마나시현(甲斐懸)에 있을 때 이질이 유행하여 병에 걸리지 않은 자가 없었다. 그 증상은 대변을 볼 때마다 항문에 작열감이 있는데, 마치 불과 같았다. 이 처방을 사용하니 많은 효과가 있었다고 한다. 나는 이 설을 믿고 따라서 여러 차례 효과를 보았다.『類聚方廣義』 [淺田宗伯] 이 처방[白頭翁湯]은 음부(陰部)의 열리(熱痢)를 주로 치료한다. 열리라고 하면 표증은 진무탕(眞武湯) 등과 거의 같지만, 리(裏)에 열이 있어서 목이 건조하고 갈증이 심하며 대변에서 냄새가 나고 후중(後重)이 있으며 혀에는 오히려 설태가 없다. 이 병증에 만약 허약이 심한 경우에는 아교, 감초를 가(加)하여 사용해야 한다.『금궤요략(金匱要略)』에는 '산후(産後)'라고 되어 있는데, 일률적으로 얽매일 필요는 없다. 이 처방은 또한 상한론(傷寒論)에서 시역(時疫) 등으로 갈증이 심한데 물을 마시기만 하면 곧 설사하는 경우에 마땅하다.『方函口訣』

白頭翁湯의 요점	
自覺症狀	발열, 설사, 구갈

參考文獻 大塚敬節: 症候에 의한 漢方治療의 實際, 323쪽, 南山堂, 1988년

제 372 조

下利, 腹脹滿, 身體疼痛者, 先溫其裏, 乃攻其表, 溫裏宜四逆湯, 攻表宜桂枝湯.

설사를 하는데 배가 창만(脹滿)하고 온몸이 아픈 경우에는 먼저 그 리(裏)를 따뜻하게 하고 나서 이내 그 표(表)를 발한(發汗)시켜야 하니, 리를 따뜻하게 하는 데에는 마땅히 사역탕(四逆湯)을 쓰며 표(表)를 공략하는 데에는 마땅히 계지탕(桂枝湯)을 써서 치료해야 한다.

桂枝湯方

계지(桂枝) 3냥 껍질을 제거한 것, 작약(芍藥) 3냥, 감초(甘草) 2냥 구운 것, 생강(生薑) 3냥 썬 것, 대조(大棗) 12개 쪼갠 것.
이상 다섯 가지 약재를 물 7승을 써서 달여 3승을 취하고 찌꺼기를 버리고 1승을 따뜻하게 복용한다. 잠깐 지나 뜨거운 묽은 죽을 마셔서 약의 힘을 돕는다.

解說 설사하고 배가 창만하고 신체가 아픈 경우는 우선 신체의 리(裏)를 따뜻하게 하고 그 후에 표(表)를 공격하는 것이다. 리를 따뜻하게 하는 것은 사역탕(四逆湯)이 좋고, 체표를 공격하는 데는 계지탕(桂枝湯)이 좋다는 것이 조문의 내용이다.

제 373 조

下利, 欲飮水者, 以有熱故也, 白頭翁湯主之.

설사를 하는데 물을 마시고 싶어하는 경우에는 속에 열이 있기 때문이니, 백두옹탕(白頭翁湯)으로 주로 치료한다.

解說 설사하여 물을 마시고자 하는 것은 열이 있기 때문이다. 백두옹탕(白頭翁湯)으로 주로 치료한다는 것이 조문의 내용이다.

제 374 조

下利, 譫語者, 有燥屎也, 宜小承氣湯.

설사를 하는데 헛소리를 하는 경우에는 조시(燥屎)가 있는 것이니 마땅히 소승기탕(小承氣湯)을 써서 치료해야 한다.

小承氣湯方

대황(大黃) 4냥 술에 씻은 것, 지실(枳實) 3개 구운 것, 후박(厚朴) 2냥 껍질을 제거한 것.
이상 세 가지 약재를 물 4승을 써서 달여 1승 2홉을 취하고 찌꺼기를 버리고 2번 복용으로 나눈다. 처음 복용에 섬어(譫語)가 그치는데, 만약 다시 대변을 보는 경우는 이후의 복용을 멈춘다. 그렇지 않으면 그것을 다 복용한다.

解說 설사를 하며 헛소리〔譫語〕를 하는 것은 조시(燥屎)가 있기 때문이다. 소승기탕(小承氣湯)을 주면 좋다는 것이 조문의 내용이다.

제 375조

下利後更煩, 按之心下濡者, 爲虛煩也, 宜梔子豉湯.

설사를 한 후에 다시 번(煩)하고 심하(心下)를 누르면 유연한 경우에는 허번(虛煩)이 되니 마땅히 치자시탕(梔子豉湯)을 써서 치료해야 한다.

梔子豉湯方

튼실한 치자(梔子) 14개 쪼갠 것, 향시(香豉) 4홉 면(綿)으로 싼 것.
이상 두 가지 약재를 물 4승을 써서 먼저 치자를 달여 2승반을 취하고 두시를 넣어 다시 달여 1승반을 취하고 찌꺼기를 버리고 나누어서 2번 복용한다. 한 번 복용하여 토하게 되면 이후의 복용을 중지한다.

解說 설사를 한 후에 번(煩)하고 복부를 누르면 명치가 부드러운 것은 허번(虛煩)이고 치자시탕(梔子豉湯)을 주는 것이 좋다는 것이 조문의 내용이다. '유(濡)'는 '연(軟)'과 동일하다. '심하유(心下濡)'는 대황황련사심탕(大黃黃連瀉心湯) 194조에도 나오는 복증이다.

제376조

嘔家, 有癰膿者, 不可治嘔, 膿盡自愈.

평소 잘 토하는 사람이 옹농(癰膿)이 있을 경우에는 구토를 치료해서는 안 되니, 농(膿)이 나오면 저절로 낫는다.

解說 때때로 잘 구토하는데 화농성 질환이 있는 사람은 구토를 치료해서는 안 된다. 농(膿)이 다 나오면 자연히 낫는다는 것이 조문의 내용이다.

제377조

嘔而脈弱, 小便復利, 身有微熱, 見厥者, 難治, 四逆湯主之.

구역질을 하면서 맥이 약(弱)하고 소변은 또 잘 나오며 몸에 미열이 있고 궐증(厥證)이 나타나는 경우에는 치료하기 어려우니 사역탕(四逆湯)으로 주로 치료한다.

解說 구토하여 맥이 약하고 소변은 잘 나오며 신체에 미열(微熱)이 있으며 손발이 찬 사람은 치료하기 어렵고 사역탕(四逆湯)으로 주로 치료한다는 것이 조문의 내용이다.

제378조

乾嘔, 吐涎沫, 頭痛者, 吳茱萸湯主之.

헛구역질을 하며 연말(涎沫)을 토하고 머리가 아픈 경우에는 오수유탕(吳茱萸湯)으로 주로 치료한다.

吳茱萸湯方

오수유(吳茱萸) 1승 7번 씻은 것, 인삼(人蔘) 3냥, 대조(大棗) 12개 쪼갠 것, 생강(生薑) 6냥 썬 것.
이상 네 가지 약재를 물 7승을 써서 달여 2승을 취하고 찌꺼기를 버리고 7홉을 따뜻하게 복용한다. 하루에 3번 복용한다.

解說

헛구역질을 하며 침을 토하고 두통이 있는 사람은 오수유탕(吳茱萸湯)으로 주로 치료한다는 것이 조문의 내용이다. 오수유탕은 243조에서 설명하였다. 편두통에 사용할 수 있다. 연말(涎沫)은 타액이나 묽은 가래를 말한다.

제 379조

嘔而發熱者, 小柴胡湯主之.

구역질을 하면서 열이 나는 경우에는 소시호탕(小柴胡湯)으로 주로 치료한다.

小柴胡湯方

시호(柴胡) 8냥, 황금(黃芩) 3냥, 인삼(人蔘) 4냥, 감초(甘草) 3냥 구운 것, 생강(生薑) 3냥 썬 것, 반하(半夏) 반승 씻은 것, 대조(大棗) 12개 쪼갠 것.
이상 일곱 가지 약재를 물 1두2승을 써서 달여 6승을 취하고 찌꺼기를 버리고 다시 달여 3승을 취하고 1승을 따뜻하게 복용한다. 하루에 3번 복용한다.

解說

구토하며 발열하는 사람은 소시호탕(小柴胡湯)으로 주로 치료한다는 것이 조문의 내용이다. 소시호탕은 37조, 96조에서 설명하였다.

제380조

傷寒, 大吐大下之, 極虛, 復極汗者, 其人外氣怫鬱, 復與之水, 以發其汗, 因得噦, 所以然者, 胃中寒冷故也.

상한(傷寒)에 크게 토하고 설사를 한 후 극도로 허(虛)해졌는데, 다시 심하게 땀을 낸 경우에 그 환자의 표(表)에 있는 기가 뭉쳐 울체되고, 다시 물을 주고 땀을 내면 그로 인하여 딸꾹질을 하게 되니, 그러한 이유는 위중(胃中)이 한랭(寒冷)하기 때문이다.

解說 상한으로 구토제(嘔吐劑)와 하제(下劑)를 써서 심하게 구토시켰든지 혹은 하리를 시켰든지 하여 매우 심한 허증(虛證)에 빠졌는데 심하게 땀을 내면 체표의 기(氣)가 막혀서 열을 간직하게 된다. 다시 물을 주어 땀을 내게 하면 딸꾹질이 나타난다. 이것은 위 속이 냉하기 때문이라는 것이 조문의 내용이다.

제381조

傷寒, 噦而腹滿, 視其前後, 知何部不利, 利之卽愈.

상한(傷寒)에 딸꾹질을 하면서 복부가 그득하면 그 대소변을 살펴서 어디가 잘 통하지 않는가를 보아 통하게 하면 바로 낫는다.

解說 상한으로 딸꾹질이 나오고 배가 그득할 때는 변비 때문인지 아니면 소변이 안 나오기 때문인지, 대소변 어느 쪽의 이상인가를 알아서 대변을 통하게 하든지 소변을 나가게 하면 바로 낫는다는 것이 조문의 내용이다. '전후(前後)'는 대소변을 말하는 것으로 전(前)은 소변을 말하고 후(後)는 대변을 말한다.

찾아보기

일반색인

ㅅ

ㅇ

ㅈ

처방색인

ㄱ

ㄷ

ㅁ

ㅂ

ㅅ

ㅇ